■編集
百枝幹雄
聖路加国際大学聖路加国際病院女性総合診療部

基礎からわかる
女性内分泌
Comprehensive gynecologic endocrinology: from basic to clinic

診断と治療社

序　文

　女性内分泌の知識は，産婦人科における生殖，周産期，腫瘍，女性医学のすべての領域の診療に必要なことは誰もが認めるところです．しかし，内分泌を専門としない方には「ホルモンは難しい」と苦手意識をもっている方が多いようです．その理由のひとつは，女性内分泌について集中して系統的に学ぶ機会が少ないためでしょう．学生教育の中で，内分泌の知識は生化学，生理学などの基礎科目や，内科学，産婦人科学などの臨床科目の中で教育されますが，それぞれの科目の一部であり，「女性内分泌学」という独立した科目はありません．また，卒後研修の初期には，まず分娩や手術の技術修得が優先され，自らホルモン療法を行う機会が少ないので，女性内分泌の知識の習得が遅れがちです．

　そのような状況で内分泌学を学ぼうとする場合，まずはコンパクトな入門書を利用するとよいでしょう．中でも故武内裕之先生の書かれた「わかりやすい女性内分泌」（診断と治療社刊，現在は順天堂大学生殖内分泌グループによる改訂版）は，女性内分泌の基本を必要最小限，文字どおりわかりやすくまとめた不朽の名入門書です．短時間で抵抗感なく女性内分泌を理解できるはずです．

　そして，女性内分泌の基本が身についた方，興味をもった方には，もう一歩深い知識を得ていただくために本書「基礎からわかる女性内分泌」をおすすめします．目次を見ていただけばおわかりのとおり，女性内分泌に関する知識のすべてを，基礎から臨床まで系統的に盛り込んだ構成になっています．各項目は2～4ページにコンパクトにまとめてありますから，さほど時間も要さず，また，大項目事典のように必要な部分だけを読むこともできます．それぞれの内容は女性内分泌の第一人者に最新の知識を含めて解説していただきましたので，少し高度な内容もありますが，それこそが本書の特徴です．何事も一段階高いレベルの知識によって理解が深まるものです．本書のレベルで女性内分泌を理解すれば，新しいホルモン療法や複雑な症例に対応できる応用力が身につくはずです．

　私は多くの学生や産婦人科医を育成する中で，女性内分泌を効率よく基礎から学べて，しかも応用力を獲得できる教科書の必要性を強く感じていました．それを実現したのが本書です．その結果，医学生，初期研修医，専攻医ぐらいまでの初学者はもちろん，産婦人科専門医にも十分有益な教科書となりました．本書によって，多くの方がより深く女性内分泌を理解し，興味をもっていただけることを願っています．

2016年4月

聖路加国際大学聖路加国際病院女性総合診療部

百枝　幹雄

◆ 執筆者一覧 ◆

◆ 編集

百枝幹雄　　聖路加国際大学聖路加国際病院副院長　女性総合診療部部長

◆ 執筆者（執筆順）

安部由美子	群馬大学大学院保健学研究科生体情報検査科学
峯岸　敬	群馬大学大学院医学系研究科産科婦人科学
楠木　泉	京都府立医科大学大学院女性生涯医科学
北脇　城	京都府立医科大学大学院女性生涯医科学
田中絢香	大阪大学大学院医学系研究科産科学婦人科学
木村　正	大阪大学大学院医学系研究科産科学婦人科学
大石　元	国際医療研究センター産婦人科
矢野　哲	国際医療研究センター産婦人科
泉玄太郎	東京大学医学部女性診療科・女性外科
大須賀穣	東京大学医学系研究科産婦人科学
河野康志	大分大学医学部産科婦人科
楢原久司	大分大学医学部産科婦人科
生水真紀夫	千葉大学大学院医学研究院生殖医学
浅田裕美	山口大学産科婦人科
杉野法広	山口大学産科婦人科
丸山哲夫	慶應義塾大学医学部産婦人科学
岡垣竜吾	埼玉医科大学産婦人科
平池　修	東京大学医学部附属病院女性診療科・産科
綾部琢哉	帝京大学医学部産婦人科
溝口千春	大分大学医学部産科婦人科
山下聡子	大分大学医学部産科婦人科
柴原浩章	兵庫医科大学産科婦人科学
和田　龍	兵庫医科大学産科婦人科学
加藤　徹	兵庫医科大学産科婦人科学
脇本　裕	兵庫医科大学産科婦人科学
森本真晴	兵庫医科大学産科婦人科学
河村和弘	聖マリアンナ医科大学産婦人科学
浦田陽子	東京大学医学部附属病院女性診療科・産科
甲賀かをり	東京大学医学部附属病院女性診療科・産科
武田　卓	近畿大学東洋医学研究所
原田　省	鳥取大学医学部生殖機能医学
廣田　泰	東京大学医学部附属病院女性診療科・産科
髙松　潔	東京歯科大学市川総合病院産婦人科
髙井　泰	埼玉医科大学総合医療センター産婦人科

目次

略語一覧 viii

第1章 内分泌臓器の基礎知識

1. 視床下部の構造 2
2. 視床下部の機能調節 4
3. 下垂体の構造 6
4. 下垂体の機能調節 8
5. 卵胞発育の機序 10
6. 排卵の機序 12
7. 卵胞でのステロイド合成の調節 15
8. 黄体機能の調節 18
9. 子宮内膜の構造 21
10. 子宮内膜の増殖の機序 23
11. 子宮内膜の脱落膜化と着床 26
12. 月経の機序 29

第2章 ホルモンの基礎知識

1. GnRHの構造と生合成 32
2. GnRH受容体の構造と機能 34
3. GnRHの作用 37
4. GnRHの産生・分泌の調節 40
5. ゴナドトロピンの構造と生合成 43
6. ゴナドトロピン受容体の構造と機能 45
7. ゴナドトロピンの作用 48
8. ゴナドトロピンの産生・分泌の調節 51
9. プロラクチンの構造と生合成 53
10. プロラクチン受容体の構造と機能 55
11. プロラクチンの作用 58
12. プロラクチンの産生・分泌の調節 60
13. エストロゲンの構造と生合成 63
14. エストロゲン受容体の構造と機能 66
15. エストロゲンの作用 69
16. エストロゲンの産生・分泌の調節 70
17. プロゲステロンの構造と生合成 72

18. プロゲステロン受容体の構造と機能 …………………………… 74
  19. プロゲステロンの作用 …………………………………………… 77
  20. プロゲステロンの産生・分泌の調節 …………………………… 80
  21. ホルモン測定法の原理 …………………………………………… 83
  22. ホルモン検査と注意点 …………………………………………… 87
  23. ホルモン負荷試験 ………………………………………………… 92

第3章　ホルモン製剤

  1. エストロゲン製剤 ………………………………………………… 98
  2. 黄体ホルモン製剤・ダナゾール製剤 …………………………… 101
  3. エストロゲン・プロゲスチン配合薬 …………………………… 104
  4. ゴナドトロピン製剤 ……………………………………………… 107
  5. GnRHアナログ製剤 ……………………………………………… 110
  6. 選択的エストロゲン受容体調節薬（SERM） ………………… 114
  7. 選択的プロゲステロン受容体調節薬（SPRM） ……………… 118
  8. アロマターゼ阻害薬 ……………………………………………… 122

第4章　疾患・症候

  1. 思春期発来異常の診断と治療 …………………………………… 128
  2. 無月経の病態と診断 ……………………………………………… 132
  3. 甲状腺機能異常に伴う月経異常の病態と診断 ………………… 135
  4. 無月経の治療 ……………………………………………………… 138
  5. 多嚢胞性卵巣症候群の病態と診断 ……………………………… 141
  6. 多嚢胞性卵巣症候群の治療 ……………………………………… 144
  7. 高プロラクチン血症の病態と診断 ……………………………… 147
  8. 高プロラクチン血症の治療 ……………………………………… 150
  9. 黄体機能不全の病態と診断 ……………………………………… 153
 10. 黄体機能不全の治療 ……………………………………………… 156
 11. 一般不妊治療における排卵誘発法 ……………………………… 158
 12. 生殖補助医療における排卵誘発法 ……………………………… 161
 13. 早発卵巣不全の病態と診断 ……………………………………… 165
 14. 早発卵巣不全の治療 ……………………………………………… 168
 15. 異常子宮出血の病態と診断 ……………………………………… 171
 16. 機能性子宮出血の治療 …………………………………………… 174
 17. 過多月経の病態と診断 …………………………………………… 176
 18. 過多月経の治療 …………………………………………………… 178
 19. 月経前症候群の病態と診断 ……………………………………… 180

20. 月経前症候群の治療	183
21. 月経困難症の病態と診断	186
22. 機能性月経困難症の治療	189
23. 子宮内膜症の病態と診断	192
24. 子宮内膜症の治療	195
25. 子宮筋腫の病態と診断	198
26. 子宮筋腫の治療	200
27. 子宮腺筋症の病態と診断	202
28. 子宮腺筋症の治療	204
29. 更年期症状・更年期障害の病態と診断	206
30. 更年期障害の治療	210
31. 閉経後骨粗鬆症の病態と診断	213
32. 閉経後骨粗鬆症の治療	217
33. ホルモン製剤による避妊	222
34. 多毛症の診断と治療	227
35. 子宮内膜増殖症・子宮内膜癌のホルモン療法	232
薬剤一覧	236
索引	244

P.24 イラスト　イオジン　小牧良次

略語一覧

【ホルモン】

略語	欧文	和文
ACTH	adrenocorticotropic hormone	副腎皮質刺激ホルモン
AMH	anti-müllerian hormone	抗ミュラー管ホルモン
CRH	critical relative humidity	副腎皮質刺激ホルモン放出ホルモン
E	estradiol	エストラジオール
E_1	estrone	エストロン
E_2	estradiol	エストラジオール
E_3	estriol	エストリオール
EE	ethinylestradiol	エチニルエストラジオール
FSH	follicle stimulating hormone	卵胞刺激ホルモン
FT_3	free T_3	遊離トリヨードサイロニン
FT_4	free T_4	遊離テトラヨードサイロキシン
GH	growth hormone	成長ホルモン
GHRH	growth hormone releasing hormone	成長ホルモン放出ホルモン
Gn	gonadotropin	ゴナドトロピン
GnIH	gonadotropin-inhibitory hormone	生殖腺刺激ホルモン放出抑制ホルモン
GnRH	gonadotropin-releasing hormone	ゴナドトロピン放出ホルモン
LHRH	luteinizing-releasing hormone	黄体化ホルモン放出ホルモン
hCG	human chorionic gonadotropin	ヒト絨毛性ゴナドトロピン
hMG	human menopausal gonadotropin	ヒト閉経期尿性ゴナドトロピン
hPL	human placental lactogen	ヒト胎盤性ラクトーゲン
LH	luteinizing hormone	黄体化ホルモン
P4	progesterone	プロゲステロン
PIF	prolactin releasing-inhibiting factor	プロラクチン放出抑制因子
PRF	prolactin releasing factor	プロラクチン放出因子
PRL	prolactin	プロラクチン
T	testosterone	テストステロン
T_3	triiodothyronine	トリヨードサイロニン
T_4	tetraiodthyronine	テトラヨードサイロキシン
TRH	thyrotropin-releasing hormone	甲状腺刺激ホルモン放出ホルモン
TSH	thyroid-stimulating hormone	甲状腺刺激ホルモン

【薬剤関連】

略語	欧文	和文
AI	aromatase inhibitor	アロマターゼ阻害薬
CC	clomiphene	クロミフェン
CEE	conjugated equine estrogen	結合型エストロゲン
Cu-IUD	copper-bearing intrauterine device	銅付加子宮内避妊具
DNG	dienogest	ジエノゲスト
DRSP	drospirenone	ドロスピレノン

略語	欧文	和文
DSG	desogestrel	デソゲストレル
DYD	dydrogesterone	ジドロゲステロン
ECP	emergency contraceptive pills	緊急避妊薬
LEP	low dose estrogen progestin	低用量エストロゲン・プロゲスチン配合薬
LNG	levonorgestrel	レボノルゲストレル
LNG-IUS	levonorgestrel-releasing intrauterine system	レボノルゲストレル放出子宮内システム
ME	mestranol	メストラノール
MPA	medroxyprogesterone acetate	酢酸メドロキシプロゲステロン
NET	norethisterone	ノルエチステロン
OC	oral contraceptive	経口避妊薬
rFSH	recombinant FSH	リコンビナント FSH
SERM	selective estrogen receptor modulator	選択的エストロゲン受容体調節薬
SPRM	selective progesterone receptor modulator	選択的プロゲステロン受容体調節薬
SNRI	serotonin and noradrenaline reuptake inhibitor	セロトニン・ノルアドレナリン再取り込み阻害薬
uFSH	urinary FSH	尿由来 FSH

【治療】

略語	欧文	和文
ART	assisted reproduction technology	生殖補助医療
COS	controlled ovarian stimulation	調節卵巣刺激
EPT	estrogen/progestogen therapy	黄体ホルモン製剤併用療法
ERT	estrogen replacement therapy	エストロゲン補充療法
ET	estrogen therapy	エストロゲン単独療法
HRT	hormone replacement therapy	ホルモン補充療法
IVA	*in vitro* activation	卵胞活性化療法
IVF-ET	*in vitro* fertilization-embryo transfer	体外受精胚移植
LOD	laparoscopicovarian drilling	腹腔鏡下卵巣多孔術
MEA	microwave endometrial ablation	マイクロ波子宮内膜焼灼術
MRgFUS	MRI guided focused ultrasound surgery	MRI ガイド下集束超音波療法
OI	ovulation induction	排卵誘発
OS	ovarian stimulation	卵巣刺激
TCRE	transcervical resection of the endometrium	子宮鏡下子宮内膜切除術
UAE	uterine artery embolization	子宮動脈塞栓術

【検査】

略語	欧文	和文
CLEIA	chemiluminescent enzyme immunoassay	化学発光酵素免疫測定法
CLIA	chemiluminescence immunoassay	化学発光免疫測定法
EIA	enzyme immunoassay	酵素免疫測定法
ELISA	enzyme-linked immunosorbent assay	酵素結合免疫吸着法
ECLIA	electro-chemiluminescence immunoassay	電気化学発光免疫測定法
IRMA	immunoradiometric assay	免疫放射定量法
RIA	radioimmunoassay	放射免疫測定法

【疾患・症候】

略語	欧文	和文
APS	antiphospholipid syndrome	抗リン脂質抗体症候群
IHH	idiopathic hypogonadotropic hypogonadism	特発性低ゴナドトロピン性性腺機能低下症
OHSS	ovarian hyperstimulation syndrome	卵巣過剰刺激症候群
PCOS	polycystic ovary syndrome	多嚢胞性卵巣症候群
PMDD	premenstrual dysphoric disorder	月経前気分不快障害
PMS	premenstrual syndrome	月経前症候群
POF	premature ovarian failure	早発卵巣不全
POI	premature ovarian insufficiency	早発卵巣不全
RA	rheumatoid arthritis	関節リウマチ
SLE	systemic lupus erythematosus	全身エリテマトーデス
STUMP	smooth muscle tumors of uncertain malignant potential	平滑筋腫瘍
VTE	venous thromboembolism	静脈血栓塞栓症

第1章

内分泌臓器の基礎知識

第1章　内分泌臓器の基礎知識

1　視床下部の構造

安部由美子　峯岸　敬

視床下部の位置と形態

　視床下部は間脳の一部で，視床の下部（腹側），下垂体の上部に位置し，第3脳室により左右に分けられている．視床下部の前方には終板と視神経交叉（視交叉）が，後方には乳頭体が位置する．乳頭体の前方の正中隆起（灰白隆起）の突出部は下垂体茎（漏斗茎）を形成し，下垂体後葉に移行する[1)2)]（図1）．

　視床下部は内側から外側に向かって脳室周囲部，内側部，外側部の3領域からなる．脳室周囲部は最内層に位置し，第3脳室に接する神経核群があり，小神経内分泌細胞の細胞体が存在する[3)]．前方から後方に向かっては，視索前野，前域（視索上部），中間域（隆起域），後域（乳頭域）の領域がある[1)4)]．前域には視索上核や室傍核が，中間域には弓状核や第3脳室にそって脳室周囲核が存在する（図2, 3）．正中隆起は3層構造で，中間層を大細胞性ニューロンの軸索が通る．外層には上下垂体動脈からの毛細血管網が存在する．視索前野，脳室周囲核，室傍核，弓状核などからの小細胞性神経分泌ニューロンは正中隆起の外層に達している（図4）．

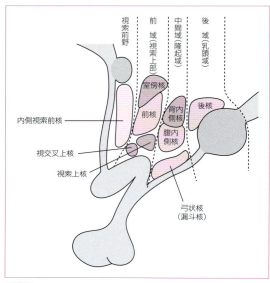

図2　視床下部の前方（左）から後方（右）の領域とおもな核を示す模式図
〔Blumenfeld H：Neuroanatomy through Clinical Cases. 2nd edition. Sinauer Associated Inc, 2010；pp792-817，平田結喜緒，他（編）：下垂体疾患診療マニュアル．診断と治療社，2012；pp18-21 より引用・改変〕

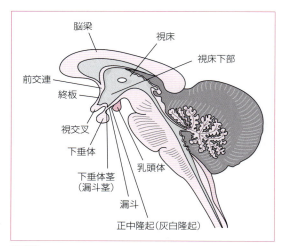

図1　視床，視床下部，下垂体の位置を示す矢状断

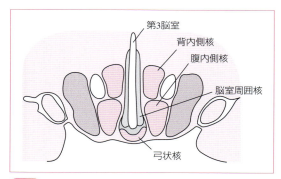

図3　視床下部中間域の前額断
〔Blumenfeld H：Neuroanatomy through Clinical Cases. 2nd edition. Sinauer Associated Inc, 2010；pp792-817 より引用・改変〕

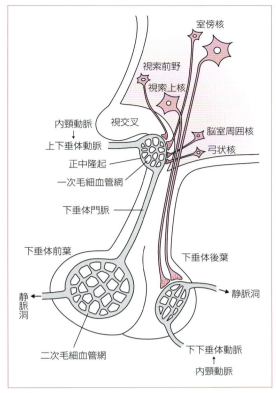

図4 視床下部-下垂体系の模式図
〔平田結喜緒，他（編）：下垂体疾患診療マニュアル．診断と治療社，2012；pp18-21 より引用・改変〕

表1 視床下部の領域・神経核と産生される視床下部ホルモン，下垂体後葉ホルモン

領域・神経核	神経細胞	産生されるホルモン
視索前野		
内側視索前野	小神経内分泌細胞	GnRH
前域（視索上部）		
視索上核	大神経内分泌細胞	オキシトシン，バゾプレシン
室傍核	大神経内分泌細胞	オキシトシン，バゾプレシン
	小神経内分泌細胞	CRH，TRH，ソマトスタチン
中間域（隆起域）		
脳室周囲核	小神経内分泌細胞	CRH，TRH，ソマトスタチン
弓状核	小神経内分泌細胞	GnRH，GHRH，ドーパミン

〔文献1～4をもとに作成〕

大神経内分泌細胞

　視床下部ホルモンを合成・分泌する神経内分泌細胞のうち，視索上核と室傍核の大神経内分泌細胞（大細胞性ニューロン）は大細胞性神経分泌系を構成する[3]．これらのニューロンは，オキシトシンとバゾプレシンを合成・分泌するニューロンで，細胞体は視索上核と室傍核に存在する（**表1**）．神経軸索は下垂体茎を経て下垂体後葉に至るが，後葉には下下垂体動脈からの毛細血管網が存在する．下垂体後葉で分泌されたバゾプレシンとオキシトシンは毛細血管，流出静脈を経て体循環に入る（**図4**）．

小神経内分泌細胞

　小神経内分泌細胞（小細胞性神経分泌ニューロン）は正中隆起に投射する（**図4**）．細胞体は，内側視索前野，室傍核，脳室周囲核，弓状核などに存在し，下垂体前葉ホルモンの分泌調節に関与する視床下部ホルモン（副腎皮質刺激ホルモン放出ホルモン〔CRH〕，甲状腺刺激ホルモン放出ホルモン〔TRH〕，GnRH，成長ホルモン放出ホルモン〔GHRH〕，ソマトスタチン，ドーパミン）を合成する（**表1**）．合成されたホルモンは，軸索を介し，神経終末から，正中隆起の一次毛細血管網に放出され，下垂体門脈を介して下垂体前葉に運ばれる（**図4**）．正中隆起の神経線維と一次毛細血管網の血管との間には血液脳関門が存在しないため，ペプチドホルモンの移行も容易である．

● 文　献 ●

1) Blumenfeld H：Neuroanatomy through Clinical Cases. 2nd edition. Sinauer Associated Inc, 2010；pp792-817.
2) Melmed S, et al：Williams textbook of endocrinology. 12th edition. Elsevia, 2011；pp 103-174.
3) ジョン・H・マーティン（著），野村 嶬，他（監訳）：マーティン 神経解剖学 テキストとアトラス，2007；pp293-313.
4) 平田結喜緒，他（編）：下垂体疾患診療マニュアル．診断と治療社，2012；pp18-21.

2 視床下部の機能調節

安部由美子　峯岸　敬

● 視床下部の機能と内分泌腺との関係

　視床下部は，血圧と体液電解質組成の調節，体温調節，エネルギー代謝，生殖機能，緊急事態への応答体制の構築など，生存に必要な身体機能の大部分の調節に関与しており，種々の神経ペプチドやノルアドレナリン，セロトニン，アセチルコリン，アミノ酸神経伝達物質が視床下部への求心性信号を伝達している．視床，網様体賦活系，辺縁系，眼，新皮質など中枢神経系の広い範囲からの信号を視床下部は受けて，下垂体に伝達している[1]．視床下部に存在する神経内分泌細胞は神経細胞と内分泌細胞の両者の形態と機能をもつ細胞で，神経系と内分泌系を結びつけている．また，視床下部－下垂体前葉－標的内分泌腺系では，視床下部からのreleasing hormoneの分泌は標的内分泌腺から分泌されるホルモンによる制御を受ける（図1）．

● キスペプチンによるGnRH分泌の調節

1） げっ歯類における調節（図2）

　キスペプチンは，当初，癌転移抑制物質メタスチンとして発見されたペプチドで[2]，GnRH分泌を促進する神経ペプチドである[3]．GnRHニューロンはキスペプチンレセプター（GPR54）を発現しており，キスペプチンニューロン終末から分泌されるキスペプチンに応答し，GnRHを分泌する．げっ歯類のGnRHニューロンは視索前野に局在しており，キスペプチンニューロンの細胞体は雌では視床下部の弓状核と前腹側室周囲核に局在する．

　弓状核のキスペプチンニューロンの分布には雌雄差がなく，エストロゲンやアンドロゲンに

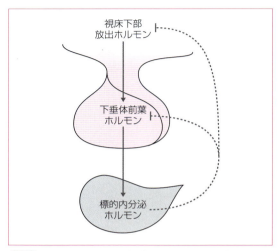

図1 視床下部－下垂体前葉－標的内分泌腺系における分泌調節の模式図
→：分泌促進　⊣：分泌抑制

よるnegative feedbackによりキスペプチンの合成は抑制される．弓状核のキスペプチンニューロンはneurokinin Bとdynorphinも発現しており，kisspeptin-neurokinin B-dynorphin neuron（KNDyニューロン）ともいわれる．キスペプチン分泌に対してneurokinin Bは促進的に，dynorphinは抑制的に作用して，キスペプチンのパルス状分泌を惹起し，このパルス状分泌がGnRHのパルス状分泌を生じさせる．すなわち弓状核のキスペプチンニューロンはエストロゲンのnegative feedbackのターゲットであり，GnRHのパルスジェネレーターである．

　前腹側室周囲核のキスペプチンの発現は雌で顕著で，エストロゲンにより合成が亢進する．エストロゲンのpositive feedbackのターゲットであり，GnRHのサージ状分泌を引き起こす．

2） ヒトにおける調節

　ヒトのGnRHニューロンは視索前野から漏斗核（げっ歯類の弓状核に相当）まで広く分布して

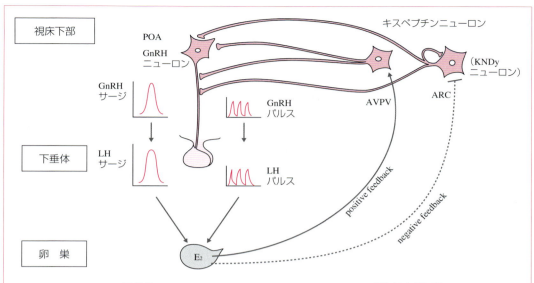

図2 げっ歯類におけるキスペプチンによるGnRH分泌調節の模式図
弓状核のキスペプチンニューロン(KNDyニューロン)はGnRHパルスジェネレーターであり、エストロゲンのnegative feedback作用を仲介する。前腹側室周囲核のキスペプチンニューロンはGnRHサージジェネレーターであり、エストロゲンのpositive feedback作用を仲介する。

いる。キスペプチンニューロンの弓状核/漏斗核の局在には種差はみられない一方で、前腹側室周囲核周辺のキスペプチンニューロンの局在には種差がみられる[4]。ヒトでは、視索前野にキスペプチンニューロンが散在しているが、げっ歯類の前腹側室周囲核のキスペプチンニューロンと同様の働きをしているかどうかはわかっていない。ヒト漏斗核のキスペプチンニューロンが、げっ歯類の弓状核と前腹側室周囲核のキスペプチンニューロンの両機能を担っている可能性も考えられている。不活性型のキスペプチンやキスペプチンレセプターを生じる遺伝子変異による低ゴナドトロピン性性腺機能低下症や、活性型のキスペプチンレセプターを生じる遺伝子変異による中枢性思春期早発症などが報告されており、キスペプチンを用いた臨床試験が行われている。

オキシトシンの合成と分泌の調節

オキシトシンは9個のアミノ酸からなるペプチドで、視床下部の視索上核と室傍核のオキシトシンニューロンの細胞体で、軸索輸送の担体蛋白質であるニューロフィジンとともに合成され、軸索を輸送され、下垂体後葉から分泌される。オキシトシンの合成と分泌は乳頭吸啜刺激により促進される。吸啜刺激による求心性神経情報は、脊髄視床路-脳幹-視床下部を多数の中継点を経て視索上核と室傍核のオキシトシンニューロンへと伝達され、刺激後数秒以内にオキシトシンが分泌される。持続的な吸啜刺激はオキシトシンの合成と後葉への輸送を促進する。

●文　献●

1) Levy MN, et al：Berne and Levy Principles of physiology. 4th edition. Elsevia, 2006.
2) Ohtaki T, et al：Metastasis suppressor gene KiSS-1 encodes peptide ligand of a G-protein-coupled receptor. Nature 2001；411：613-617.
3) Messager S, et al：Kisspeptin directly stimulates gonadotropin-releasing hormone release via G protein-coupled receptor 54. Proc Natl Acad Sci USA 2005；102：1761-1766.
4) Skorupskaite K, et al：The kisspeptin-GnRH pathway in human reproductive health and disease. Hum Reprod Update 2014；20：485-500.

3 下垂体の構造

安部由美子　峯岸　敬

下垂体の前葉・後葉と発生

下垂体はトルコ鞍上の直径約 1 cm，重さ約 0.5 g の小器官である．上部は鞍隔膜で覆われ，下垂体茎で視床下部正中隆起に繋がっている[1]（図 1）．前葉，中間部（中間葉），後葉からなり，ヒトでは前葉が全重量の約 75％，後葉が約 25％で，中間部は退化している[2]．前葉は腺細胞からなり腺性下垂体ともいう．後葉は視床下部から伸びている多数の神経線維（第 1 章「1. 視床下部の構造」図 2）とグリア細胞に似た後葉細胞からなり，神経性下垂体ともよばれている．

前葉と後葉は発生学的に異なる原基に由来する．すなわち，前葉は口腔外胚葉由来のラトケ嚢から生じ，後葉は間脳底の神経外胚葉から生じる．原始口蓋が上方に陥入してラトケ嚢を生じ，ラトケ嚢は上方に成長して，間脳底が腹側に発育した漏斗と接触する．その後，ラトケ嚢は口腔との連絡を消失し，下垂体前葉へと分化する[3]．間脳底部から形成された漏斗は腹側に成長し，正中隆起，下垂体茎，下垂体後葉が形成される（図 2）．

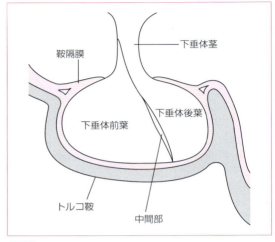

図 1　下垂体の矢状断面図

下垂体の血管

下垂体は左右内頸動脈由来の上下垂体動脈と下下垂体動脈からの血液供給を受ける[3]（第 1 章「1. 視床下部の構造」図 2）．上下垂体動脈は正中隆起に入り，一次毛細血管網を形成したのち，数本の下垂体門脈となって下垂体茎を下行して下垂体前葉に入り，二次毛細血管網の洞性血管（洞様毛細血管）となる．正中隆起の一次毛細血管網に放出された視床下部ホルモンは下垂体門脈を経て下垂体前葉の二次毛細血管網に到達し，下垂体前葉細胞に伝達される．二次毛細血管網は前葉細胞を網目のように取り囲み下垂体前葉ホルモンの血中への放出を容易にしている．下垂体後葉では下下垂体動脈からの血管が毛細血管網を形成し，視床下部の視索上核と室傍核からの大細胞性ニューロンの神経終末を取り囲み，分泌されたバゾプレシンとオキシトシンが毛細血管に入る．下垂体前葉と後葉の毛細血管の下垂体ホルモンを含んだ血液は海面静脈洞，上・下錐体静脈洞，内頸静脈を経て心臓に入り全身に運ばれる．

下垂体前葉の細胞

下垂体前葉には，下垂体前葉ホルモンを合成し，分泌顆粒を有する 5 種類の内分泌細胞が存在する．すなわち副腎皮質刺激ホルモン（ACTH）を合成するコルチコトローフ，LH と FSH を合成するゴナドトローフ，甲状腺刺激ホルモン（TSH）を合成するサイロトローフ，成長

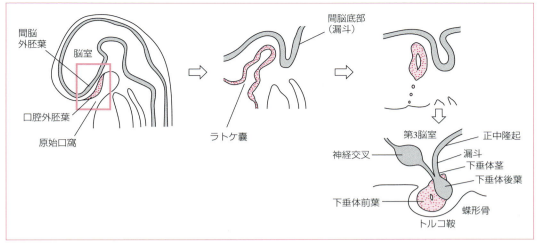

図2　下垂体の発生
下垂体前葉は口腔外胚葉由来のラトケ嚢から生じ，後葉は間脳底の神経外胚葉から生じる．原始口蓋が上方に陥入してラトケ嚢を生じ，ラトケ嚢は上方に成長して，口腔との連絡を消失し，下垂体前葉へと分化する．間脳底部から形成された漏斗は腹側に成長し，正中隆起，下垂体茎，下垂体後葉が形成される．

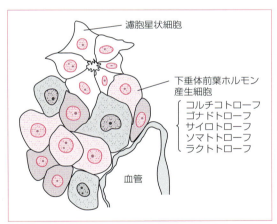

図3　下垂体前葉のホルモン産生細胞と濾胞星状細胞の模式図

表1　下垂体前葉のホルモン産生細胞と産生される下垂体前葉ホルモン

細胞	ホルモン
コルチコトローフ	ACTH
ゴナドトローフ	LH，FSH
サイロトローフ	TSH
ソマトトローフ	GH
ラクトトローフ	PRL

ホルモン（GH）を合成するソマトトローフ，プロラクチン（PRL）を合成するラクトトローフが存在する（**表1**）．分泌顆粒の特徴に違いがあるが，細胞型の同定は含有ホルモンに対する免疫組織化学染色による．同じ細胞型が密集していることもあるが，異なる細胞型が混じりあっていることが多い．ソマトトローフとラクトトローフが多く，ゴナドトローフは他の下垂体前葉ホルモン産生細胞とは異なり，LHとFSHという2種類の性腺刺激ホルモンを合成・分泌するという特徴をもつ．これらのホルモン産生細胞のほかに，下垂体前葉には分泌顆粒をもたない濾胞星状細胞が存在する（**図3**）．この細胞は偽濾胞を形成し，ホルモン産生細胞の間に突起を伸ばしており，下垂体前葉機能の調整に関与している可能性が考えられている．

●文　献●

1) Melmed S, et al：Williams Textbook of Endocrinology. 12th edition. Elsevia, 2011；pp 103-174.
2) 平田結喜緒，他（編）：下垂体疾患診療マニュアル．診断と治療社，2012；pp18-21.
3) Blumenfeld H：Neuroanatomy through Clinical Cases. 2nd edition. Sinauer Associated Inc, 2010；pp792-817.

第1章　内分泌臓器の基礎知識

4　下垂体の機能調節

安部由美子　峯岸　敬

視床下部-下垂体-標的内分泌腺の機能調節

　視床下部-下垂体-標的内分泌腺の下垂体前葉ホルモンは，主として，視床下部からのreleasing hormone（RH）による分泌促進刺激と，標的内分泌腺から分泌されるホルモンによる視床下部-下垂体に対する負の制御（negative feedback）により調節されている．さらに，性成熟期の女性のゴナドトロピン（FSH，LH）の分泌調節では，卵巣から分泌されるエストロゲンによる正の制御（positive feedback）が加わる．また，プロラクチン（PRL）の視床下部ホルモンによる分泌調節でドーパミンによる負の制御が中心となる．

ゴナドトロピンの分泌調節

1）視床下部ホルモンによる調節

　視床下部から分泌されるGnRHがゴナドトロピン（FSH，LH）分泌の主要な刺激因子である[1)2)]．視床下部からのGnRH分泌は律動的に行われており，GnRHは正中隆起の一次毛細血管網にパルス状に放出され，下垂体門脈を介して下垂体前葉に運ばれ，ゴナドトローフからはGnRHのパルスに同期してゴナドトロピンが分泌される．GnRHパルスは月経周期の時期により異なり，卵胞期は約1～2時間に1回，排卵期には高頻度で，黄体期後期には3～4時間に1回と低頻度であり，LHも同様の分泌パターンを示す．排卵期にはGnRHサージによりLH，FSHサージが惹起される（図1，2）．
　視床下部ホルモンのゴナドトロピン分泌に対するおもな作用はGnRHによる分泌刺激であるが，近年，生殖腺刺激ホルモン放出抑制ホルモン（gonadotropin-inhibitory hormone：GnIH）による抑制的調節も報告されている．

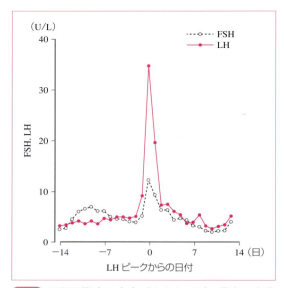

図1　月経周期中の血中ゴナドトロピン濃度の変動
〔Groome NP, et al：Measurement of dimeric inhibin B throughout the human menstrual cycle. J Clin Endocrinol Metab 1996；81：1401-1405 より引用・改変〕

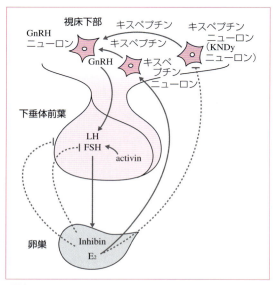

図2　ゴナドトロピンの分泌調節
→：分泌促進　---┤：分泌抑制

2）下垂体ホルモンによる調節

　ゴナドトローフから分泌されるホルモン/増殖因子であるアクチビン（アクチビンB）はオートクライン・パラクライン作用によりFSHの合成・分泌を促進する．また，ゴナドトローフと濾胞星状細胞から分泌されるフォリスタチンはアクチビンに結合し，アクチビンのレセプターへの結合を阻害することによりFSHの合成を抑制する（図2）．

3）卵巣ホルモンによる調節

　ゴナドトロピンは性腺の性ステロイドホルモンの分泌を促進するが，女性では，卵巣から分泌される性ステロイドホルモン，特にエストラジオールにより，負と正の制御を受ける．視床下部の神経ペプチド，キスペプチンはGnRH分泌を促進するが[3]，エストラジオールは視床下部のキスペプチン分泌を抑制し，GnRHのパルス状分泌を抑制することによりゴナドトロピン分泌を抑制する（negative feedback）．また，卵胞期後半のエストロゲンサージは視床下部のキスペプチン分泌を促進し，GnRH/LHサージを惹起する（positive feedback）（図2）．

　一方，卵胞から分泌される蛋白ホルモンであるインヒビン（特にインヒビンB）は，下垂体前葉のゴナドトーフでアクチビンのレセプターへの結合を阻害することにより，FSHの合成と分泌を抑制する[4]．卵胞発育に伴う血中インヒビンBの上昇はFSHの分泌を抑制し，閉経期の卵胞数の減少は，エストロゲン低下に先行してFSHを上昇させる[5]（図2）．

プロラクチンとオキシトシンの分泌調節

　下垂体前葉ホルモンのプロラクチンと下垂体後葉ホルモンのオキシトシンは乳腺に働くホルモンであり，プロラクチンは乳腺の発育と乳汁産生を促進し，オキシトシンは乳腺の筋上皮細胞に働いて射乳を引き起こす．プロラクチン分泌をTRHは促進し，ドーパミンは抑制するが，

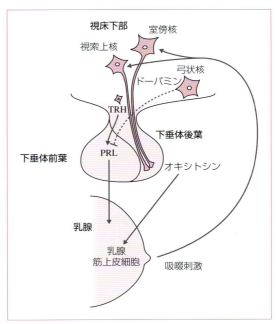

図3　プロラクチンとオキシトシンの分泌調節
→：分泌促進　---→：分泌抑制

視床下部ホルモンによるおもな分泌調節はドーパミンによる抑制的調節である．オキシトシンは視床下部の視索上核と室傍核のオキシトシンニューロンの細胞体で合成され，軸索を経て，下垂体後葉から分泌されるが，乳頭吸綴刺激は脊髄視床路と脳幹を経て視床下部に達し，視索上核と室傍核のオキシトシンニューロンを興奮させ，オキシトシンを放出させる（図3）．

●文　献●

1) Melmed S, et al：Williams Textbook of Endocrinology, 12th edition. Elsevia, 2011；pp103-174.
2) 平田結喜緒，他（編）：下垂体疾患診療マニュアル．診断と治療社，2012；pp26-27.
3) Skorupskaite K, et al：The kisspeptin-GnRH pathway in human reproductive health and disease. Hum Reprod Update 2014；20：485-500.
4) Groome NP, et al：Measurement of dimeric inhibin B throughout the human menstrual cycle. J Clin Endocrinol Metab 1996；81：1401-1405.
5) Burger HG, et al：A review of hormonal changes during the menopausal transition：focus on findings from the Melbourne Women's Midlife Health Project. Hum Reprod Update 2007；13：559-565.

5 卵胞発育の機序

楠木　泉　北脇　城

卵胞の発育

卵胞は，卵細胞とそれを取り巻く顆粒膜細胞，莢膜細胞からなり，原始卵胞，一次卵胞，前胞状卵胞，胞状卵胞，グラーフ卵胞（成熟卵胞）と発育する．

卵胞は，その発育過程においてゴナドトロピン感受性が変化する（図1）．原始卵胞から前胞状卵胞まではゴナドトロピン非依存性の時期であり，卵胞は卵胞局所のパラクライン・オートクラインにより発育する．前胞状卵胞から胞状卵胞まではゴナドトロピン感受性を獲得する時期で，そこにはアクチビン-インヒビン-フォリスタチン系などの局所調節因子が関与する．胞状卵胞からグラーフ卵胞を経て排卵期に至るまではゴナドトロピン依存性の時期で，顆粒膜細胞と莢膜細胞，そして2つのゴナドトロピン，すなわち黄体化ホルモン（luteinizing hormone：LH）と卵胞刺激ホルモン（follicle stimulating hormone：FSH）の相互作用，いわゆる two cell two gonadotropin theory により卵胞の発育とエストロゲンの産生が行われる．前周期の黄体後期に下垂体への negative feed back が解除され FSH 分泌が亢進すると，胞状卵胞が発育を開始する．卵胞期後期には FSH が抑制され，卵胞数の選択が起こり，これが成熟してグラーフ卵胞となる．グラーフ卵胞から分泌されるエストラジオール（estradiol：E_2）とインヒビンが下垂体に作用して FSH が抑制され，グラーフ卵胞以外は閉鎖卵胞となる．

原始卵胞

精巣では精子新生が起こるのに対して卵巣においては卵子新生は起こらず，胎生期において卵原細胞の増殖後に分化して一次卵母細胞となる．一次卵母細胞は周囲を一層の扁平上皮様細胞が取り囲んだ状態で原始卵胞を形成し，第1減数分裂前期の網糸期で減数分裂が停止して休眠状態となる．原始卵胞数は胎齢20週ころに約700万個と最多となるが，以後，胎生期が進むとともに減少し，出生時には約80万個となる．そして出生後に原始卵胞数はさらに大幅に減少し，初経までに約30〜40万個までに消失する．

一次卵胞

休眠中の原始卵胞が活性化すると，卵細胞は増大化し，原始卵胞の上皮細胞が一層の顆粒膜細胞へと分化して一次卵胞となる．この初期動員の機序はゴナドトロピン非依存性で，卵胞の局所調節因子によるパラクライン・オートクラインにより発育する．すなわち，下垂体からのゴナドトロピンの分泌にもかかわらず，卵巣内の大部分の卵胞は適切な時期まで FSH に不応の状態で貯蔵されている状態といえる．

前胞状卵胞

一次卵胞から顆粒膜細胞が重層化したものを二次卵胞といい，卵胞腔が存在しない状態を前胞状卵胞という．顆粒膜細胞の周囲に透明帯が形成される．FSH レセプターが顆粒膜細胞に発現し，FSH 感受性を獲得するようになる．また，顆粒膜細胞から抗ミュラー管ホルモン（anti-müllerian hormone：AMH）が分泌される．一次卵胞が二次卵胞に発育するのに約120日間を要する．

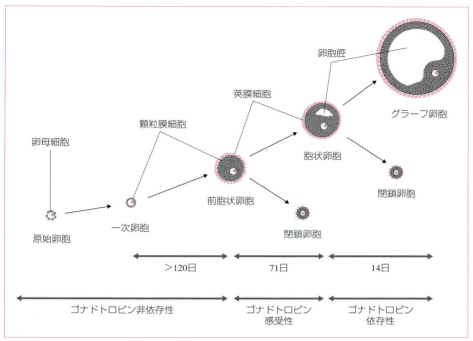

図1 卵胞の発育とゴナドトロピン依存性

胞状卵胞

前胞状卵胞が発育して卵胞腔が形成された状態を胞状卵胞という．ゴナドトロピン感受性を獲得すると卵胞は急速に増大する．莢膜細胞が発達してLH受容体をもち，アンドロゲンを産生する．顆粒膜細胞には，卵胞刺激ホルモンFSH受容体が出現する．莢膜細胞で産生されたアンドロゲンが顆粒膜細胞に運ばれ，アロマターゼによりエストロゲンに変換される．また，主席卵胞の選択が起こり，主席細胞以外は卵胞閉鎖に至る．この機序には，アクチビン-インヒビンが関与する．

グラーフ卵胞（成熟卵胞）

顆粒膜細胞は菲薄化し，卵胞壁は増大する．卵細胞周囲の顆粒膜細胞は卵丘を形成する．血中E_2濃度が200〜300 pg/mL以上，2〜3日間持続するとLHに対してpositive feedbackが起こり，LHサージが惹起されると，卵細胞の減数分裂が再開し，排卵に至る．排卵後の卵胞は，顆粒膜細胞，莢膜細胞が増殖分化して黄体となる．

卵胞閉鎖

ヒトは月経周期において1つの排卵が起こる単一排卵機構が特徴的である．胎齢20週頃に最多であった原始卵胞は出生時に約80万個，月経開始時に約30万〜40万個，閉経期頃にFSH濃度が上昇すると卵巣あたり1,000個程度に減少する[1]．排卵しなかった卵細胞はアポトーシスによる細胞死に至る．この現象は卵胞閉鎖とよばれる．

●文　献●

1) Faddy MJ, et al：A model conforming the decline in follicle numbers to the age of menopause in woman. Hum Reprod 1996；11：1484-1486.

第1章　内分泌臓器の基礎知識

 排卵の機序

楠木　泉　北脇　城

　ヒトは，月経周期に1つの卵胞のみが選別されて成熟し，排卵に至る．血中エストラジオール（estradiol；E_2）濃度が上昇することによりE_2のピークに一致して視床下部のGnRH抑制が解除され，positive feedback が起こりLHサージが惹起される．LHとFSHはLHサージ開始から約14時間でピークに達し，約20時間かけて徐々に下降する．卵胞は成熟してグラーフ卵胞（成熟卵胞）となり，卵細胞の成熟化が起こると同時に卵胞液の増加と卵胞液の性状変化が起こる．卵胞液が増加して卵胞が20～24 mmに発育すると，卵胞壁の構造的変化，卵胞周囲の筋収縮が起こり，卵胞が破裂して排卵が起こる．排卵はLHサージ開始の24～36時間後，ピークの10～12時間後に起こる．排出された卵は卵管采に捉えられ，卵管膨大部に運ばれる．排卵後の顆粒膜細胞と莢膜細胞は内腔に向かって増殖し，排卵後24～29時間後に黄体となる．

 LHサージ

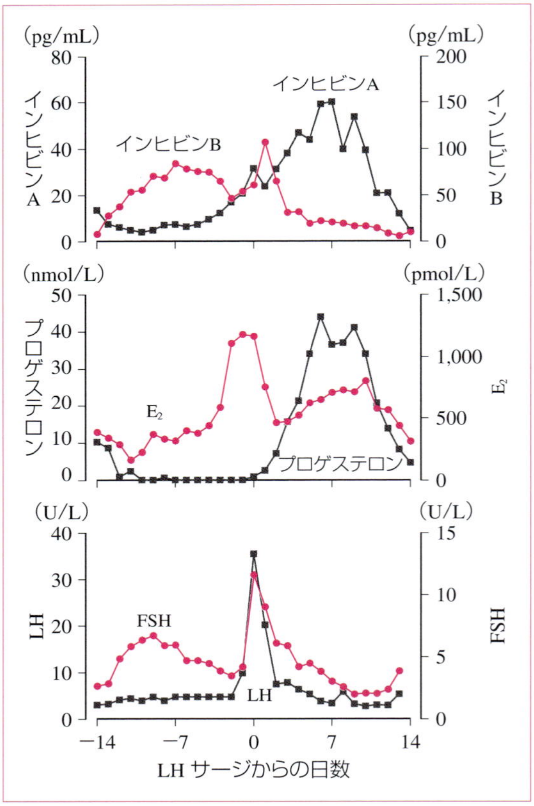

　卵胞の発育期には下垂体のLHおよびFSHに対してE_2はnegative feedback 作用をもつが，高濃度上昇によりpositive feedback を示すようになる．血中E_2濃度が200～300 pg/mL以上に上昇し，この状態が2～3日間持続するとpositive feedback が起こり，LHサージが惹起される．LHサージが起こると第1減数分裂前期で停止していた卵母細胞は減数分裂を再開する．LH受容体は顆粒膜細胞と莢膜細胞に局在し卵細胞

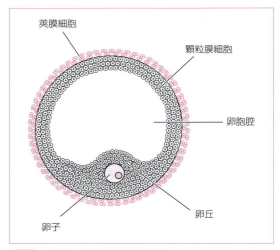

図2　グラーフ卵胞（成熟卵胞）

図1　LHサージとホルモン分泌，インヒビンの変動
〔Groom NP, et al：Measurement of dimeric inhibin B thoughtout the human menstrual cycle. J Clin Endocrinol Metab 1996：81：1401-1405 より引用・改変〕

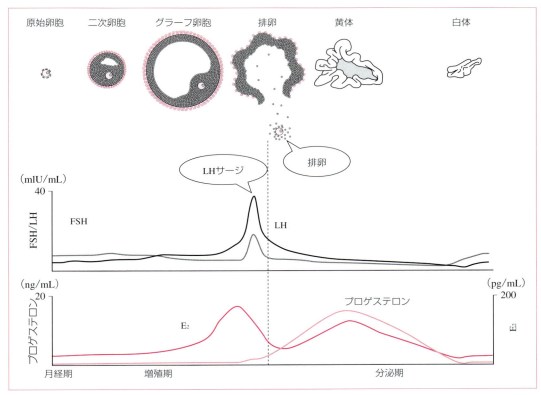

図3 卵胞の発育とホルモン分泌

には発現しないため，卵細胞の成熟には顆粒膜細胞，莢膜細胞からのパラクライン因子が関与していると考えられる．卵子と卵丘細胞間のgap junctionの消失による卵子内のcyclic adenosine monophosphate（cAMP）の低下がその一因となることが報告されている[1]．卵細胞内の核成熟は，第2減数分裂中期で再び停止する．ヒトでは，LHサージと同時にFSHサージも起こる．FSHサージは，卵丘細胞の膨化，減数分裂の再開，極体の放出などに影響すると考えられている．LHサージとホルモン分泌，インヒビンの変動を示す（図1）[2]．

粒膜細胞層の卵細胞を覆う層に分化した細胞である．LHサージ後により膨化し，細胞外基質が分泌蓄積され，卵丘細胞と顆粒膜細胞に解離が起こる．この現象はFSHの作用により起こると考えられている．顆粒膜細胞から解離した卵丘と卵細胞が卵丘・卵子複合体（cumulus oocyte complex：COC）を形成する．卵丘細胞は卵子に付着してgap junctionを介して卵子の機能をコントロールし，卵細胞の成熟に関与すると推察される．そして，顆粒膜細胞と異なり黄体化することなく，卵子とともに卵管へ排卵されることになる．

● 卵丘解離

グラーフ卵胞では卵子は局在し，顆粒膜細胞は卵胞腔の内面を覆う部分と卵子を覆う部分に分かれ，後者を卵丘という（図2）．卵丘細胞は顆粒膜細胞と同一起源と考えられ，FSHによる卵胞成熟の過程で卵胞腔が形成されたときに顆

● 卵胞破裂

LHサージが起こると内莢膜細胞の血管網の拡充と血管透過性の亢進が起こり，卵胞液の増加と性状変化が生じる．そのため，卵胞は急激に増大する．さらに，プロスタグランジン，プロゲステロン，サイトカインなどの作用により

プラスミノーゲンアクチベータが活性化されてプラスミンが産生されることによりコラゲナーゼの活性化が促進され，これらの蛋白分解酵素の活性化により卵胞壁の菲薄化と血栓（卵胞斑）の形成が起こる．プロスタグランジン（PGF2α），オキシトシン，ノルアドレナリン，アンギオテンシンⅡなどの作用により卵胞壁基底部付近の平滑筋が収縮して卵胞斑に向けて卵胞内液の内圧が上昇すると卵胞は破裂し，COCが放出されて排卵が起こる．以上のように，排卵はグラーフ卵胞におけるLHサージ後に起こる血流量の増加，毛細血管拡張，透過性亢進といった炎症類似反応[3]，卵胞壁の蛋白分解と菲薄化などの形態的変化，および卵胞壁の収縮性変化と捉えることができる．そして，これらの炎症類似反応，蛋白分解酵素の産生をプロゲステロンが促進する．排卵はLHサージ開始の24～36時間後，ピークの10～12時間後に起こる．

卵管采のpickup

排卵されたCOCは卵管采に捉えられ，卵管膨大部に運ばれる．

黄体の形成

排卵後，卵胞の顆粒膜細胞と莢膜細胞は内腔に向かって増殖し，黄体となる．卵胞から排卵を経て黄体への発育とホルモン分泌の推移を示す（**図3**）．

● 文　献 ●

1) Thomas RE, et al：Bovine cumulus cell-oocyte gap junctional communication during in vitro maturation in response to manipulation of cell-specific cysclic adenosine 3', 5'-monophosphate levels. Biol Reprod 2004；70：548-556.
2) Groom NP, et al：Measurement of dimeric inhibin B thoughtout the human menstrual cycle. J Clin Endocrinol Metab 1996；81：1401-1405.
3) Espey LL：Ovulation as an inflammatory reaction：a hypothesis, Biol Reprod 1980；22：73-106.

7 卵胞でのステロイド合成の調節

楠木　泉　北脇　城

卵巣の性ホルモン調節機能

卵巣における卵胞発育と成熟が，生殖年齢女性の性機能，すなわちエストロゲン産生と排卵機能の最も根幹をなす現象である．卵胞発育と成熟は視床下部-下垂体系からのホルモン調節と卵巣内での局所調節因子の調節を受ける．視床下部からパルス状に分泌されるゴナドトロピン放出ホルモン（gonadotropin-releasing hormone：GnRH）が下垂体門脈を経て下垂体からの性腺刺激ホルモン（ゴナドトロピン）の分泌を促す．下垂体から分泌されるゴナドトロピンには卵胞刺激ホルモン（follicle stimulating hormone：FSH）と黄体化ホルモン（luteinizing hormone：LH）がある．ゴナドトロピンは卵巣におけるステロイド産生を調節する．卵巣で産生されたステロイドは中枢にフィードバックしてゴナドトロピンの分泌をコントロールし，卵巣機能の調節を行う．卵巣におけるステロイド産生は卵巣皮質に存在する卵胞および排卵後の卵胞から形成される黄体で行われる．卵胞は，卵細胞とそれを取り巻く顆粒膜細胞，莢膜細胞からなる．ゴナドトロピンは顆粒膜細胞と莢膜細胞に存在するFSH受容体（FSHR），LH受容体（LHR）に結合してステロイドを分泌し，下垂体にnegative feedback，あるいはpositive feedbackを起こし，卵巣のステロイド分泌を調節する．すなわち，卵巣機能には顆粒膜細胞と莢膜細胞，そして2つのゴナドトロピン（LHとFSH）の相互作用が重要な役割を果たす．これがいわゆるtwo cell two gonadotropin theoryである[1]．なお，卵胞は初期にはゴナドトロピンの調節を受けず，卵胞成熟の過程でゴナドトロピン依存性となる．また，アクチビン-インヒビン-フォリ

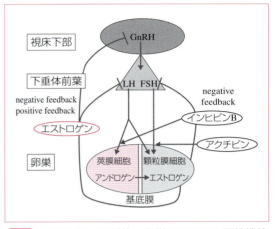

図1 視床下部・下垂体・卵巣のホルモン調節機能

スタチンがFSH分泌調節因子としての役割を果たす[2]．アクチビンはFSHの発現誘導作用を，インヒビンはFSHの分泌抑制作用を，フォリスタチンはアクチビンの作用の抑制を行う．ほかに，卵巣機能にはゴナドトロピン，ステロイド以外にインヒビン-アクチビンや多くの局所調節因子が関与し，これらの協調作用により成り立っている（図1）．

ゴナドトロピン非依存期の卵胞

卵胞成熟の過程において，原始卵胞から前胞状卵胞まではゴナドトロピン非依存性に発育する時期で，卵や顆粒膜細胞から分泌される局所調節因子がオートクライン・パラクライン作用により顆粒膜細胞の増殖と分化にかかわりFSH感受性が獲得されるようになる．顆粒膜細胞で産生されるアクチビンはFSH受容体の発現誘導作用をもち，FSHに対する感受性を増強させる．アクチビンは，おもにオートクライン・パラクライン作用で機能する．FSH感受性が獲得

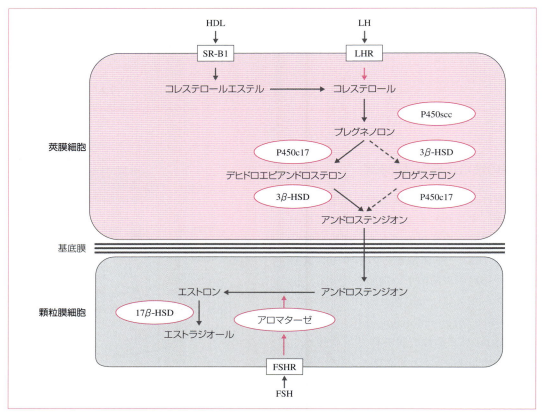

図2 卵胞におけるステロイド合成

されてFSH受容体にFSHが作用するとアクチビン結合タンパクであるフォリスタチンの合成が促進し，フォリスタチンが結合したアクチビンは受容体に結合できなくなるため，アクチビンの作用が抑制されてインヒビン合成が促進される．

ゴナドトロピン依存期の卵胞におけるステロイド合成（図2）

1）顆粒膜細胞

　顆粒膜細胞のFSH感受性が獲得されてFSH受容体にFSHが作用すると，卵胞発育が促進され，顆粒膜細胞と莢膜細胞が増殖する．また，アクチビンの産生が低下してインヒビンの産生が上昇する．インヒビンBは顆粒膜細胞から分泌され，下垂体からのFSH合成，分泌を抑制することにより，卵巣局所のFSH濃度が低下する．主席卵胞以外の卵胞はアポトーシスが起こって閉鎖卵胞となり，主席卵胞の選択の機序となると考えられている．莢膜細胞で産生されたアンドロゲンが顆粒膜細胞に移行してFSHの作用によりアロマターゼを介してエストロゲンとなる．FSHによりエストロゲン産生が亢進すると，顆粒膜・莢膜細胞の増殖が促され，顆粒膜細胞におけるLH受容体の発現が増加する．やがてエストラジオールが高濃度になると下垂体へのfeedbackがpositive feedbackに切り替わり，LHサージが惹起されて排卵が起こる．卵胞が成熟してグラーフ細胞になり排卵すると，顆粒膜細胞は莢膜細胞とともに黄体となり，エストロゲンに加えて大量のプロゲステロンを産生するようになる．また，インヒビンAを産生してゴナドトロピンを抑制する．やがて黄体はアポトーシスにより白体となって退縮する．

2）莢膜細胞

　卵胞が発育し，二次卵胞の前胞状卵胞におい

て顆粒膜細胞層が重層化すると，その外側に莢膜細胞層が出現する．莢膜細胞層は内莢膜細胞層と外莢膜細胞層に分かれ，内莢膜細胞層は上皮様の形態をもち，ステロイドを産生する．莢膜細胞にLH受容体が出現してゴナドトロピン依存性を獲得すると，莢膜細胞においてアンドロゲンが産生される．顆粒膜細胞においてインヒビンの産生が亢進するとインヒビンは莢膜細胞に働き，LHによるアンドロゲン産生を促進する．アンドロゲンは顆粒膜細胞に送られてFSH受容体発現を促す．また，顆粒膜細胞のアロマターゼ発現作用を促進する．アンドロゲンは顆粒膜細胞に移行し，アロマターゼによりエストロゲンに転換される．排卵後に莢膜細胞は黄体細胞となると，ステロイド産生の主体はアンドロゲンに加えてプロゲステロン産生に変わる．

●文　献●

1) Hillier SG, et al：Follicular oestrogen synthesis：the 'two-cell, two-gonadotrophin' model revisited. Mol Cell Endocrinol 1994；100：51-54.
2) Miyamoto K, et al：Isolation of porcine follicular fluid inhibin of 32 K daltons. Bipchem Biophys Res Commun 1985；129：396-403.

8 黄体機能の調節

楠木　泉　北脇　城

　排卵後の卵胞は顆粒膜細胞と莢膜細胞が肥大増殖し，排卵後24～29時間で黄体となる．排卵により莢膜細胞と間質との基底膜は破壊され，種々の免疫細胞が進入してくる．黄体はエストロゲン，プロゲステロンとインヒビンAを分泌し，ゴナドトロピン分泌を抑制する．排卵後8～9日で黄体に多数の毛細血管が進入し，ステロイド産生が増加，E_2がピークを迎える．また，増加したプロゲステロンが視床下部のGnRHの分泌を抑制する．妊娠が成立しなかった場合，排卵後10～11日で黄体機能が衰え，プロスタグランジン$F2α$（$PGF2α$）やオキシトシンの作用により黄体融解が始まる．黄体の寿命は12～16日で，黄体は萎縮して白体となる．黄体由来のステロイド，インヒビンが低下することにより下垂体へのnegative feedbackがなくなり，月経発来の1日前より血中FSHが増加し，次周期の卵胞発育が始まる．黄体の萎縮によりプロゲステロン産生は低下し，子宮内膜が萎縮して月経が起こる．

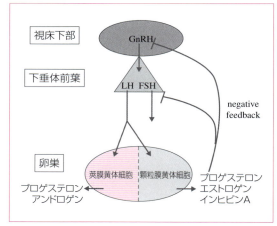

図1 黄体期の視床下部・下垂体・卵巣のホルモン調節機能

黄体形成

　黄体においてステロイドを産生する細胞には大細胞と小細胞があり，前者は顆粒膜細胞から分化し，後者は莢膜細胞から分化する[1]．黄体は大量のプロゲステロンを産生し，分泌するため，その基質であるコレステロールを血流を介して大量に供給し，産生されたプロゲステロンを血中に分泌する必要がある．そのため，黄体形成の過程で血管網の構築が最も重要な項目となる．排卵により卵胞が破裂すると，莢膜細胞の基底膜が崩壊して免疫細胞が進入する．莢膜細胞の血管内皮細胞が顆粒膜細胞に進入し，血管新生が始まる．この血管新生は血管内皮増殖因子（vascular endothelial growth factor：VEGF）により調節されている[2]．VEGFは顆粒膜細胞が黄体化することにより産生される．顆粒膜細胞は肥大化して顆粒膜黄体細胞（大細胞）となり，エストロゲンを合成するとともに大量のプロゲステロンを産生する．莢膜細胞は肥大化せず，莢膜黄体細胞（小細胞）となってアンドロゲンを合成するとともにプロゲステロンを産生する．

プロゲステロン産生と調節

　LHが黄体機能維持の中心となる．LHは，LH受容体を介して黄体におけるプロゲステロンの産生に関与し，黄体機能の維持を行っている．また，産生されたプロゲステロン自体が黄体維持に関与すると考えられている．そして，黄体から産生されるステロイドとインヒビンはnegative feedbackによりゴナドトロピン分泌を抑制する（図1）．さらに，黄体機能調節には局

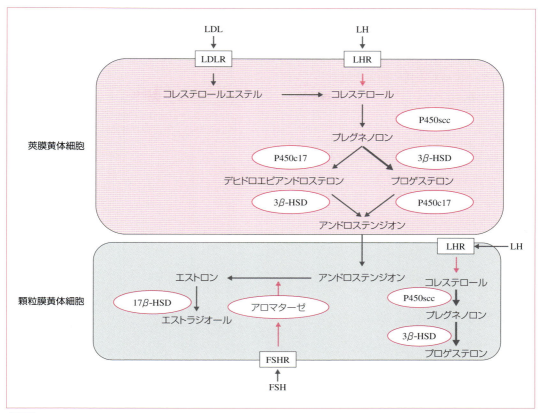

図2 黄体におけるステロイド合成

所調節因子が関与する．プロゲステロンはLHサージによる黄体化が始まって数時間は細胞内のコレステロールにより産生されるが，黄体化が進み血管新生が起こるとコレステロールは血中から供給されるようになり，LHの働きにより活発なプロゲステロン合成が行われるようになる．血中のLDLコレステロールがLDL受容体に結合して黄体細胞内に取り込まれ，LH刺激により steroidogenic acute regulatory protein (StAR) が増殖してコレステロールをミトコンドリアに運び，P450sccによりプレグネノロン，3β-HSDによりプロゲステロンが合成される．さらに，顆粒膜黄体細胞ではFSH受容体とアロマターゼが発現し，莢膜黄体細胞で産生されたアンドロゲンがFSHの働きでエストロゲンに変換される（図2）．

 黄体退縮

妊娠が成立しなかった場合，次の妊娠機会を得るために黄体を退縮させて次周期の卵胞発育を促す必要がある．ヒトでは，妊娠が成立しなければ黄体は約14日で退縮する．PGF2αはStAR発現を抑制し，プロゲステロン低下を起こす．また，TNFα，IL-1βなどのサイトカインが黄体後期の黄体に増加し，プロゲステロン分泌を抑制する．また，Bcl-2の低下とBaxの増加がみられ，黄体細胞のアポトーシスが起こる．

 妊娠黄体

妊娠が成立すると，絨毛から分泌されるhCGがLH/hCG受容体を介して黄体のプロゲステロン産生を促進し，黄体機能の延長を起こして妊娠黄体へと変化する．妊娠7週までの妊娠維持には妊娠黄体からのプロゲステロン産生が不可

欠であり，妊娠黄体は血管新生により増大して約10週間までプロゲステロンを分泌する．妊娠成立により，hCGが黄体細胞のアポトーシスを抑制することによって黄体の寿命を延長していると考えられる．

●文　献●

1) Sanders SL, et al：Localization of steroidgenic enzymes in macaque luteal tissue during the menstrual cycle and simulated early pregnancy：immunohistochemical evidence supporting the two-cell model for estrogen production in the primate corpus luteum. Biol Reprod 1997；56：1077-1087.
2) Yan Z, et al：Vascular endothelial growth factor（VEGF）messenger ribonucleic acid（mRNA）expression in luteinized human granulose cells in vitro. J Clin Endocrinol Metab 1993；77：1723-1725.

9 子宮内膜の構造

田中絢香　木村　正

 子宮内膜の組織像

　子宮内膜は粘膜上皮と粘膜固有層から構成される（図1）[1]．粘膜上皮は単層円柱上皮で覆われており，上皮細胞は明るい細胞質を有し核は基底側に偏在している．子宮内腔側には絨毛様突起がみられる[2]．上皮細胞は粘液を分泌する分泌細胞と，線毛を有する線毛細胞から構成されている．

　粘膜上皮の一部が粘膜固有層へ落ち込み，単一管状腺である子宮内膜腺を形成する．固有層の間質には膠原線維はほとんど含まれず，間質細胞から特殊な結合組織から構成されている．粘膜固有層の深部に粘膜下層は存在せず，そのまま筋層に移行する．

 月経周期に基づく機能的構造

　子宮内膜はエストロゲンとプロゲステロンの影響を受け，月経周期ごとに増殖・分化・再構築を繰り返す．成体の中でも時間的・空間的変化に富んだ特徴的な組織である．

　月経周期における形態学的変化の有無により，子宮内膜は機能層と基底層に分けられる（図2）．機能層は子宮内膜の表層約2/3を占め，エストロゲンの影響により腺上皮と間質細胞が増殖・肥厚していく子宮内膜の主要な部位である[3]．機能層はさらに子宮腔側の分泌細胞や線毛細胞などの上皮細胞に覆われた緻密層と，それより筋層側に存在し血管や腺管が豊富な海綿層に分けられる．機能層は子宮動脈の分枝である弓状動脈からさらに枝分かれしたらせん動脈によって栄養されている．妊娠が成立しなければらせん動脈の攣縮により組織の虚血・壊死が引き起こされ，月経時に深層の一部を残して機能層が剝脱する．

　一方，基底層は子宮内膜の深部に位置し，月経の周期的変化の影響を受けず存在し続ける．基底層は機能層の再構築に寄与する．基底層はこれも弓状動脈の分枝である基底動脈により栄養されている．

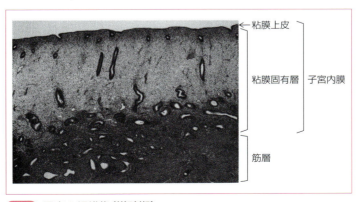

図1　子宮の組織像（増殖期）
〔森谷卓也，他（編）：腫瘍病理鑑別診断アトラス　子宮体癌．文光堂，2014；p141 より引用〕

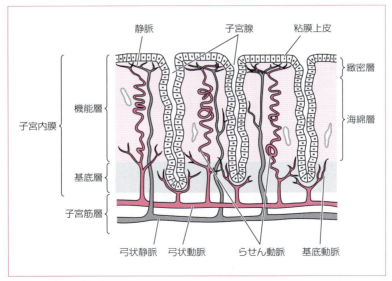

図2 子宮粘膜の機能的構造

子宮内膜幹細胞の存在の可能性

周期的に剥脱と再生を繰り返す子宮内膜の特性から,子宮内膜にも特有の幹細胞が存在し,上皮細胞や間質細胞,血管などの前駆細胞の供給源となることが示唆されてきた.Tanakaらは X 染色体が不活化された子宮内膜腺を検索し,単一クローンから形成されている内膜腺が多いことを報告し,内膜基底層における幹細胞の存在を示唆した[4].Taylorらは骨髄移植例において,ドナー由来の内膜上皮細胞や間質細胞がレシピエントより同定されたと報告し,骨髄由来の幹細胞が内膜組織の再生に寄与している可能性について言及した[5].最近では,幹細胞の多くがDNA染色色素を細胞外へ排出する機能を有するという特徴を利用し,Maruyamaらが子宮内膜にDNA未染色分画であるside population(SP)細胞が存在することを報告している[6].この細胞は自己複製能や多分化能,増殖能,自己組織構築能など幹細胞の特徴を有している.

このように子宮内膜幹細胞が基底層や機能層に存在し,内膜再生へ関与している可能性が考えられている.現在も子宮内膜幹細胞の同定とその機能解析が進められており,今後の成果が待たれる.

●文 献●

1) 森谷卓也,他(編):腫瘍病理鑑別診断アトラス 子宮体癌.文光堂,2014;p141.
2) Garry R, et al:Structural changes in endometrial basal glands during menstruation. BJOG 2010;117:1175-1185.
3) Jonathan S, et al:Berek and Novak's Gynecology. 15th edition. Wolters Kluwer Health, 2014;pp147-157.
4) Tanaka M, et al:Evidence of the monoclonal composition of human endometrial epithelial glands and mosaic pattern of clonal distribution in luminal epithelium. Am J Pathol 2003;163:295-301.
5) Taylor HS, et al:Endometrial cells derived from donor stem cells in bone marrow transplant recipients. JAMA 2004;292:81-85.
6) Maruyama T, et al:Human uterine stem/progenitor cells:their possible role in uterine physiology and pathology. Reproduction 2010;140:11-22.

10 子宮内膜の増殖の機序

田中絢香　木村　正

増殖期の子宮内膜

子宮内膜の機能層は，卵巣性ステロイドホルモンの刺激に反応して周期的な変化を示す[1)2)]（図1）．月経周期は子宮内膜像の変化により増殖期・分泌期・月経期に分類される．本項では増殖期における子宮内膜の変化について述べる．

増殖期とは，月経によって前周期の子宮内膜が剝脱したのち，次の受精卵の着床に向けて内膜が再び増殖・肥厚していく時期を指す．まず月経終了までに機能層が脱落し，内膜の厚みが2 mm程度になる．黄体の消失とともに卵胞刺激ホルモン（FSH）が上昇し始め，卵巣において卵胞発育が促される．卵胞の発育に伴って顆粒膜細胞からのエストロゲン産生・分泌が増加し，エストロゲンに反応して子宮内膜の上皮細胞と間質細胞が増殖し始める．

内膜腺は当初細く短い直線形であるが，この時期に伸長し迂曲するようになる．また腺上皮細胞の盛んな細胞分裂を反映して，まるで重層上皮であるかのように核が重なって見えるようになる（核の偽重層化）．間質細胞が増殖することにより細胞外マトリックスが拡大し機能層が肥厚する．機能層の栄養血管であるらせん動脈もエストロゲンによって増生が促され，機能層の増殖・肥厚の促進に寄与する．

超音波検査上，子宮内膜の厚みは月経4～5日目頃には約4 mmであるが，月経9～10日目になると約10 mmにまで達するようになる．

子宮内膜の増殖の制御

子宮内膜の増殖・肥厚は，卵巣性ステロイドホルモンの局所的な作用と多くの成長因子によって制御されている[3)]．

1）卵巣性ステロイドホルモン受容体

卵巣性ステロイドホルモンの作用は血中濃度による調節に加え，内膜組織でのホルモン受容体レベルでも制御されている．

エストロゲン受容体（ER），中でもERαは増殖期の上皮細胞と間質細胞に発現している．エストロゲンが間質細胞のERαに作用すると，成長ホルモンなどの生理活性因子を誘導して間質と上皮細胞の増殖を促す．この受容体はプロゲステロンが上昇すると減少する．ERβは月経周期を通して内膜組織に発現し，ERαと拮抗的に機能すると考えられている．

また，プロゲステロン受容体（PR）であるPR-A，PR-Bは増殖期の上皮細胞と間質細胞のどちらにも発現し，増殖期後半から分泌期にかけて強く発現するようになる．プロゲステロンが上昇すると上皮細胞の受容体は減少し，プロゲステロンは間質細胞のPR-Bを介して作用する．

2）様々な成長因子

多くの成長因子が膜タンパク受容体を介して子宮内膜の増殖を調節することが明らかになってきた[4)]．上皮成長因子（epidermal growth factor：EGF）は増殖期に上皮細胞に発現し，上皮細胞の増殖を促進する．またEGFは間接的にERαの活性化を誘導し，エストロゲンによる子宮内膜の細胞増殖において中心的な役割を果たすと推測されている．EGFファミリーの一つである形質転換成長因子（transforming growth factor：TGF）は増殖期後半に発現のピークに達し，エストロゲンによる細胞増殖活性を制御していると考えられている．線維芽細胞成長因子（fibroblast growth factor：FGF）のサブタイプの一つであるFGF-2は，増殖期に間質細胞で発現し

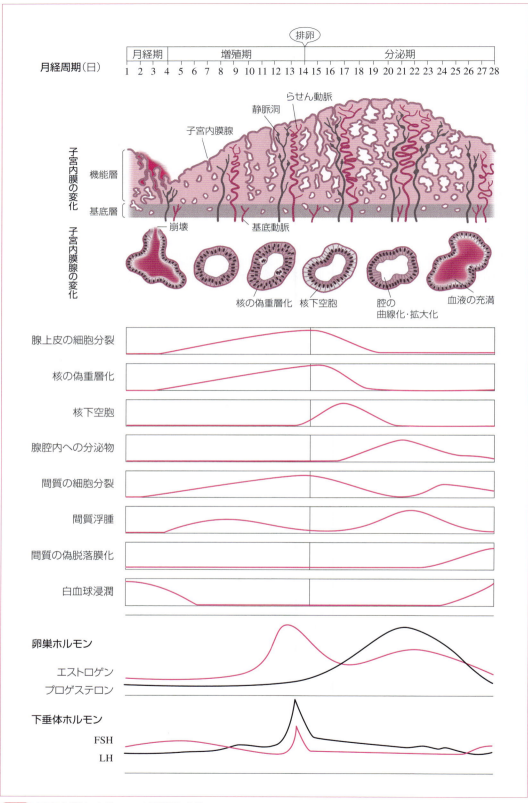

図1 子宮内膜とホルモンの周期的変化

〔Noyes RW, et al：Dating the endometrial biopsy. Fertil Steril 1950；1：3-25 を参考に作図〕

DNA合成と細胞分裂を誘導している．インスリン様成長因子（insulin-like growth factor：IGF）は月経周期を通して上皮細胞および間質細胞で発現しているが，IGF-1によって間質の線維芽細胞の増殖が誘導される．IGF-1はエストロゲンによりさらに増殖効果が促されるが，IGF-2はプロゲステロンにより内膜の分化を促進する．血小板由来成長因子（platelet-derived growth factor：PDGF）は間質細胞や血小板より産生され，間質細胞の増殖や血管新生を刺激する．

このほかにも様々な局所因子が子宮内膜の増殖に関与していることが報告されており，複数の局所因子が卵巣性ステロイドホルモンおよびその受容体と複雑に関与することにより，子宮内膜の細胞増殖を制御している．

●文　献●

1) Jonathan S, et al：Berek and Novak's Gynecology 15th edition. Wolters Kluwer Health, 2014；pp147-157.
2) Noyes RW, et al：Dating the endometrial biopsy. Fertil Steril 1950；1：3-25.
3) 日本生殖医学会（編）：生殖医療の必修知識．杏林舎，2014；pp23-27.
4) Nair AR, et al：Amenorrhea；A case-based, clinical guide：The mechanism of menstruation. Springer, 2010；pp21-34.

第1章　内分泌臓器の基礎知識

11　子宮内膜の脱落膜化と着床

田中絢香　木村　正

脱落膜化とは

　脱落膜（decidua）とは，妊娠時に卵膜の最外層を構成し，分娩終了後胎盤とともに排出される子宮内膜組織の一部である．胚の着床に伴って，妊娠を維持できるよう子宮内膜間質細胞が形態的および機能的に分化する過程を脱落膜化（decidualization）とよぶ[1]．ヒトにおいてはこの変化が受精卵の有無に関係なく分泌期に観察される．

　まず排卵後における子宮内膜の組織学的変化について述べる．子宮内膜の分化にはプロゲステロン分泌が必須である．排卵後，卵胞は黄体化ホルモン（LH）により黄体に変化し，プロゲステロンを分泌する．プロゲステロンの作用により子宮内膜のエストロゲン受容体はdown regulationを起こし，エストロゲンによる細胞増殖作用は減弱する．排卵後48時間頃より，グリコーゲンに富む分泌物が核の下に貯留し核下空胞として認められるようになる．その後，内膜腺は管腔内への分泌によりらせん状に拡張する．

　脱落膜化はらせん動脈の周囲から始まり，機能層全体へ広がる．プロゲステロンによりらせん動脈がさらに増生し，迂曲し血管壁が厚くなる．子宮内膜間質が浮腫状となり，間質細胞が類円型化・大型化し敷石状配列を形成する．脱落膜化した間質細胞は，プロラクチンやインスリン様増殖因子結合タンパク（insulin-like growth factor binding protein-1：IGFBP-1）などの様々なタンパクを分泌するようになる．

　このようにして分泌期に子宮内膜は着床に適した状態へ分化するが，胚が子宮内膜に着床しなければ，月経に先立って間質へナチュラルキラー細胞（NK細胞）やマクロファージ，T細胞

表1　着床に関連する因子

①形態的変化	pinopodes
②接着因子	インテグリン$\alpha v \beta 3$，トロフィニン，L-セレクチン
③サイトカイン	leukemia inhibitory factor（LIF），IL-11
④その他	MUC1，HOXA-10，STAT3，cyclooxygenase（COX）-2など

〔堤　治，他：現代生殖医療のメインストリーム．産婦の実際 2014；63：1535-1539 より引用〕

などの炎症性細胞の浸潤が始まる．

着床の機序

　着床とは，胚盤胞が子宮内膜へ接着・侵入し絨毛構造を形成するまでの現象を指す[2]．胚盤胞から発生した栄養膜細胞（トロホブラスト）が子宮内膜上皮細胞層と密接に向き合い（対立：apposition），胚と子宮内膜との相互応答により接着（attachment）し，内膜間質に浸潤（invasion）するという過程を経る[3]．

　子宮内膜には着床可能な時期（implantation window：着床ウィンドウ）が限られており，それ以前でもそれ以降でも胚盤胞は着床できない．排卵日を0日として排卵後約7±2日がその時期にあたり，その調節に性ステロイドホルモンをはじめとした多くの生理活性因子が関与していると考えられている（表1）[2]．

1）胚の対立（apposition）（図1）

　トロホブラストと子宮内膜間質細胞から分泌される透明帯融解酵素によって，胚盤胞は透明帯を脱出する（hatching）．その後，胚盤胞の内細胞塊側の表面と子宮内膜上皮細胞層が向き合うようになる．ハッチングした胚盤胞にL-セレクチンが発現する．

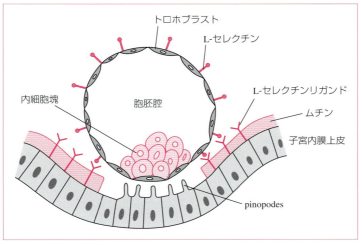

図1 胚の対立と接着

2）胚と子宮内膜の接着（attachment）

　子宮内膜上皮の表面には糖タンパク質ムチンであるMUC1が存在し，上皮細胞を保護して胚盤胞が子宮内膜に接着することを妨げる役割を担っている．MUC1上にはL-セレクチンリガンドが発現しており，胚盤胞のL-セレクチンと作用し胚の接着の初期段階に関与すると考えられている．胚が対立すると，向かい合った内膜上皮細胞に働きかけてMUC1の発現を抑制する．胚が対立する時期に一致して，プロゲステロンの作用により子宮内膜上皮の表面にpinopodesとよばれる細胞質の突起が誘導される．MUC1発現の抑制によりムチンが薄くなると，このpinopodesが露出するようになる．胚の接着はこのpinopodesや内膜上皮細胞に発現するトロフィニン，インテグリンなどの様々な接着因子を介して起こると考えられている[4]．

3）子宮内膜への浸潤（invasion）

　着床の成功には，胚が子宮内膜を局所的に破壊し浸潤することと破壊された内膜が再構築されることが不可欠である．胚が子宮内膜に接着すると，トロホブラストは合胚体栄養細胞（syncytiotrophoblast）と栄養膜細胞（cytotrophoblast）に分化する．合胚体栄養細胞がいくつかの融解酵素を産生し，細胞外マトリックスを局所的に破壊し，内膜上皮細胞のアポトーシスを誘導するシグナル経路を活性化する．このようにして胚の子宮内膜間質への浸潤が可能となる．

　以上，着床のメカニズムとそれにかかわる因子について述べてきたが，このほかにも多くの物質が着床に影響を及ぼしている可能性が示唆されている．leukemia inhibitory factor（LIF），IL-11受容体α，COX-2などの遺伝子欠損マウスでは着床不全を呈することが報告されている．また転写因子であるHOXA-10，STAT-3の発現をマウス子宮内膜局所で抑制すると着床不全を呈することが示されている[5]．一方，ヒトにおける検討では，不妊症女性の子宮内膜上皮細胞では，LIFおよびIL-11受容体αの発現は有意な低下を認めなかったという報告などがあり[6]，一定の見解が得られていない．

　このように着床現象にかかわる多くの因子の検討がされてきたが，これらの相互作用を含めてその全貌はヒトではいまだ解明されておらず，今後のさらなる研究が待たれる．

●文　献●

1) Nair AR, et al：Amenorrhea；A case-based, clinical guide：The mechanism of menstruation. Springer, 2010；pp21-34.
2) 堤　治，他：現代生殖医療のメインストリーム．産婦の実際 2014；63：1535-1539.
3) 末岡　浩：着床過程のメカニズムおよびその異常．日産婦会誌 2000；52：412-415.
4) Fukuda MN, et al：An integrated view of L-selectin and

trophinin function in human embryo implantation. J Obstet Gynaecol Res 2008 ; 34 : 129-136.
5) Nakamura H, et al : Mouse model of human infertility : transient and local inhibition of endometrial STAT-3 activation results in implantation failure. FEBS Lett 2006 ; 580 : 2717-2722.
6) Dimitriadis E, et al : Immunolocalisation of phosphorylated STAT3, interleukin 11 and leukaemia inhibitory factor in endometrium of women with unexplained infertility during the implantation window. Reprod Biol Endocrinol 2007 ; 5 : 44.

12 月経の機序

田中絢香　木村　正

月経の機序

　月経とは，エストロゲンとプロゲステロンによって増殖・分化した子宮内膜が，プロゲステロンの消退により剝脱して起こる出血を指す．

　月経は子宮内膜上皮細胞や間質細胞だけでなく，血管内皮細胞や炎症性細胞など様々な細胞がかかわり，サイトカインやケモカイン，プロスタグランジンといった多くの因子によって時間的・空間的に厳密にコントロールされている（図1）[1]．月経の発来には，らせん動脈の攣縮と内膜間質マトリックスの変性が重要な役割を果たす．

　プロゲステロン分泌は低下し始めると，内膜間質のマトリックスメタロプロテアーゼ（matrix metalloproteinase：MMPs）の産生と活性化が促進され，間質の細胞外マトリックスが分解される．また，プロゲステロンの低下により，好中球やマクロファージなどの白血球が間質に浸潤する．浸潤した白血球はIL-8などのケモカインを産生して，炎症性細胞の浸潤とMMPsの活性化をさらに促進する．このため，月経直前には白血球の浸潤や間質マトリックスの変性が著明となる．

　また，内膜におけるTGF-βやエンドセリン，プロスタグランジンE2・F2αなどの生理活性物質の産生が亢進し，らせん動脈の激しい攣縮と拡張が惹起される．これにより内膜組織，特に機能層の虚血とその後の再灌流による組織内出血が起こる．内膜間質マトリックスの変性とらせん動脈からの出血による組織破壊により，機能層が脱落する．

　月経時の内膜のプラスミン活性は高く，機能層で形成されたフィブリンやフィブリノーゲンは分解され非凝固性となり，血液成分は剝脱した内膜組織片とともに排泄される[2]．増加したプロスタグランジンの影響により子宮収縮・蠕動が促され，その排泄に関与する．

止血と内膜再生の機序

　先述したように月経血は非凝固性であるが，止血は基底層の凝固により完了する[3]．

　月経2日目では基底層は露出した状態であるが，内膜上皮細胞が徐々に表面を覆うように広がっていく．らせん動脈の攣縮による局所的な組織虚血により血管内皮増殖因子（vascular endothelial growth factor：VEGF）が誘導され，それにより血管周皮細胞や平滑筋細胞が補われ内膜上皮細胞の補充へとつながる．またMMPsによる組織の崩壊は内膜に存在する血小板を活性化し，血液凝集を亢進させる．

　子宮内膜の再生に関して，以前は月経により機能層が完全に剝離し，その後残存した基底層から数日で内膜が再生するとされていたが，最近になって新たな知見が複数報告されている．まず，月経終了までに機能層全体が完全に剝離するわけではない．基底層側の一部の組織は変性の程度が軽度で残存し，残存した組織も基底層とともに機能層の再生に寄与する．また，月経初日の子宮内膜において，内腔側で変性と剝離を示す像と，基底層側で細胞分裂と再生を示す像がしばしば同時に観察される．機能層の再生は月経終了後からではなく，月経初日から始まることが示されている．さらに，月経における変性と剝離のプロセスは間質に浸潤した炎症性細胞により局所的に進行するため，その程度やタイミングが子宮内の部位によって異なる．

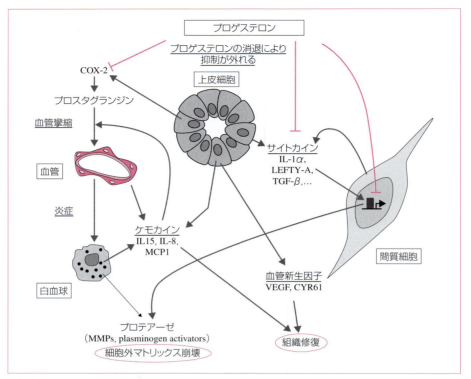

図1 月経発来における各組織の働き（シェーマ）
分泌期中期のプロゲステロン分泌によって内膜組織の傷害が妨げられているが，妊娠が成立しなければプロゲステロンの減少によって多くの生理活性因子の産生が促進される．これにより厳密に制御されていた内膜組織の崩壊が誘導され，早期の内膜再生に繋がる．
〔Henriet P, et al：The endocrine and paracrine control of menstruation. Mol Cell Endocrinol 2012；358：197-207 より引用〕

　月経は子宮内膜の脱落膜化からその再生までの一連のプロセスの中にあり，これを制御する様々な分子が同定されてきたが，それらの in vivo における正確な機能はいまだ不明瞭な部分も多い．月経や内膜のリモデリングの制御に関する今後のさらなる理解が，不正出血や子宮内膜症，内膜癌などの異常に対する治療戦略につながるだろう．

● 文　献 ●

1) Henriet P, et al：The endocrine and paracrine control of menstruation. Mol Cell Endocrinol 2012；358：197-207.
2) 日本生殖医学会（編）：生殖医療の必修知識．杏林舎，2014；pp31-34.
3) Nair AR, et al：Amenorrhea：A case-based, clinical guide；The mechanism of menstruation. Springer, 2010；pp21-34.

第2章

ホルモンの基礎知識

第2章 ホルモンの基礎知識

1 GnRHの構造と生合成

大石 元　矢野 哲

● GnRHの構造

ゴナドトロピン放出ホルモン（gonadotropin-releasing hormone：GnRH）はすべての脊椎動物に存在し，ヒトではGnRH-1およびGnRH-2が同定されている．特にGnRH-1は10アミノ酸からなるペプチドホルモンであり，哺乳動物では(pyro)Glu-His-Trp-Ser-Tyr-Gly-Leu-Arg-Pro-Gly-NH2となっている．長さが10アミノ酸であること，N末端がpGly-His-Try-SerでありC末端がPro-Gly-NH2であることは，脊椎動物の間では高度に保存されている（中央の下線部のアミノ酸が種により変化する）．哺乳動物のGnRHの構造については，N末とC末が並置された状態になっており，アミノ酸置換して得られたアナログや受容体の構造解析から，6番目のGly付近で折れ曲がった構造になっていると考えられている（図1）[1]．

GnRH-1遺伝子はヒト染色体では8番に位置し，92アミノ酸からなるprepro-GnRHが前駆体ペプチドとなり，N末から23アミノ酸がシグナル配列，GnRH（10アミノ酸），タンパク分解プロセシング配列（3アミノ酸），GnRH関連ペプチド（56アミノ酸）から構成される（図2）．GnRH関連ペプチドの機能はゴナドトロピン分泌を刺激し，プロラクチン分泌を抑制するといわれているが，詳細は明らかになっていない[2]．

また大部分の脊椎動物にはGnRH-2が存在する．GnRH-2はGnRH-1と似た構造をとる10アミノ酸で構成されるペプチドホルモンである．脊椎動物で種を超えて保存されており，(pyro)Glu-His-Try-Ser-His-Gly-Trp-Try-Pro-Gly-NH2（下線部がGnRH-1と異なる）と配列している．GnRH-2はGnRH-1と異なり中枢神経以外の末

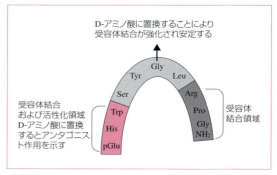

図1 哺乳類GnRHの構造
〔Millar RP, et al：Gonadotropin-releasing hormone receptors. Endocr Rev 2004；25：235-275 より引用〕

梢組織でも広く発現しているが，その意義はわかっていない．ニワトリからヒトまで保存されており，生殖行動の調節を司るとの知見もあることから，進化系統的に最も初期に現れたGnRHではないかと考えられている．ヒトでもGnRH-2受容体（type 2受容体）の相同遺伝子産物が明らかとなったが，フレームシフトにより中途で終始コドンが現れてしまうため受容体として機能しない．GnRH-2はヒトではおそらくGnRH-1受容体（type 1受容体）を介して作用していると考えられている[3]．

● GnRHの生合成

GnRH-1は視床下部前方にある約1,500〜2,000の少数の神経細胞の細胞体で合成分泌される．細胞内でプロセシングされ，軸索輸送を経て正中隆起部（medial eminence）にある軸先末端より下垂体門脈へ放出され，下垂体に到達しゴナドトロピンの分泌を促進する（図3）[2]．そのためGnRH-1は視床下部正中隆起部の軸索突起末端に最も多く局在する．GnRHニューロン

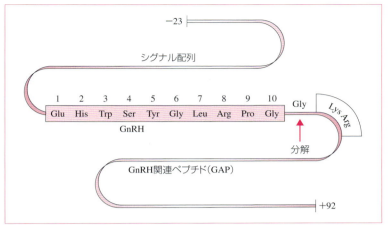

図2 GnRH前駆体からのプロセシング

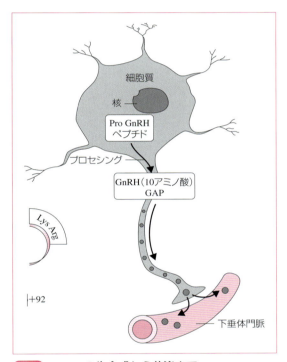

図3 GnRHの生合成から分泌まで
〔Strauss Ⅲ JF, et al：Yen & Jaffe's Reproductive endocrinology. Sanders, 2014；pp7-9 より引用〕

は弓状核，視交叉上核，視索前野などの視床下部前方に存在し，GnRHの転写翻訳の場はそれらの神経細胞の細胞体内である．生体内においてGnRHは視床下部より90分に1度，律動的に分泌され，2～3分遅れて下垂体よりLHが分泌される．GnRH-1の発現量は中枢神経で最も高くおもに視床下部で生合成される一方，GnRH-2は中枢神経以外での発現量が高く，生殖腺および乳腺ではパラクラインで作用している可能性が高いと考えられている[1]．

● 文　献 ●

1) Millar RP, et al：Gonadotropin-releasing hormone receptors. Endocr Rev 2004；25：235-275.
2) Strauss Ⅲ JF, et al：Yen & Jaffe's Reproductive endocrinology. Sanders, 2014；pp7-9.
3) Cheng CK, et al：Molecular biology of gonadotropin-releasing hoemone（GnRH）-Ⅰ, GnRH-Ⅱ, and their receptors in humans. Endocr Rev 2005；26：283-306.

第2章 ホルモンの基礎知識

2 GnRH受容体の構造と機能

大石 元　矢野 哲

GnRH受容体の構造

ゴナドトロピン放出ホルモン（gonadotropin-releasing hormone：GnRH）を含めたペプチドホルモンは，GTP結合タンパクと共役した受容体に結合する．GTP共役受容体（G protein-coupled receptor：GPCR）は7回膜貫通型タンパク質であり，このタイプの受容体にホルモンが結合するとGTP結合タンパクを介してセカンドメッセンジャー産生機構が活性化される．GTP結合タンパク質は異なる細胞内シグナリングとカップリングしており，受容体がどのタイプのGTP結合タンパクと共役するかでホルモン情報の性質や方向が決まる．下垂体前葉細胞のGnRH受容体ではGαq/G11ファミリーが関与し細胞内カルシウム機構を活性化するのに対して，生殖器腫瘍細胞ではGαiと相互作用し細胞内のcyclic AMP機構の活性化を抑制する（図1)[1]．

GnRH受容体をコードする遺伝子は18.7 kbであり，4番染色体q13.2に位置し3つのexonから構成される．GnRH受容体タンパク質は60KDaであり，大部分は細胞膜に存在する．C末側の配列が欠け，7回目の膜貫通領域がほぼカルボキシル末端となっているのがヒトGnRH受容体のアミノ酸構造状の特徴であり，GPCRの中でも特異的である[2]．N末端の細胞外領域と7つの膜貫通領域がリガンド結合ポケットを形成する（図2)[3]．一般的にGタンパク共役型受容体は，C末端領域のアミノ酸残基がリン酸化されることでリガンドによる脱感作と受容体の細胞内取り込み（internalization）を受けると考えられているが，C末端を欠如しているヒトGnRH受容体でもGnRH-1による脱感作が起こることから，別の機序が関与していると考えら

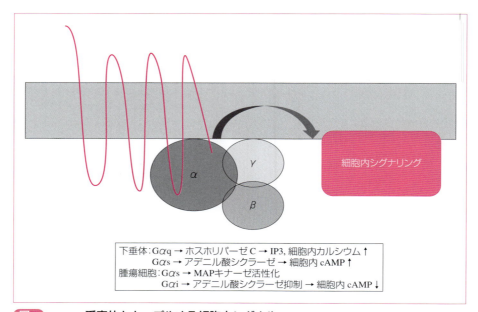

図1　GnRH受容体とカップルする細胞内シグナル
〔今井篤志，他：GNRHアンタゴニストの抗腫瘍効果の機序．HORM FRONT GYNECOL 2001；8：249-256より引用・改変〕

れる．下垂体前葉のゴナドトロピン産生細胞で細胞膜表面上の GnRH 受容体と結合し，細胞内カスケードを始動させゴナドトロピン (FSH あるいは LH) の生合成と分泌を司る．

GnRH 受容体の機能

典型的には一度 GnRH が受容体に結合すると，下垂体前葉細胞では $G\alpha q$ がホスホリパーゼ $C\beta$ を活性化し，セカンドメッセンジャーとしてイノシトール三リン酸 (IP3)，ジアシルグリセロール，細胞内カルシウムが産生され，ゴナドトロピン産生機構が動き出す．一方で上記以外の G タンパクとして，下垂体前葉細胞では $G\alpha s$，生殖腫瘍細胞では $G\alpha i$ が GnRH の細胞内情報伝達に関与している可能性がある．$G\alpha s$ はアデニル酸シクラーゼを刺激し，$G\alpha i$ は抑制することにより下流の cyclic AMP 系を調節していると考えられる．細胞の組織特異性に合わせて，異なる G タンパクと共役し異なる情報伝達機構を介して細胞応答を調節している．下垂体の GnRH 受容体は，持続的に刺激された場合 down regulation され，細胞膜上にリクルートされる受容体が減少し下流のシグナルが減弱する．一方で腫瘍細胞の GnRH 受容体は down regulate されないため，GnRH 受容体活性化による腫瘍の抗増殖効果が持続的に期待でき，GnRH による抗腫瘍効果が発揮される[1)4)]．

一方で GnRH 受容体のヒト変異体は，臭覚障害のない特発性低ゴナドトロピン性性腺機能低下症 (idiopathic hypogonadotropic hypogonadism：IHH) の原因として同定されており，常染色体

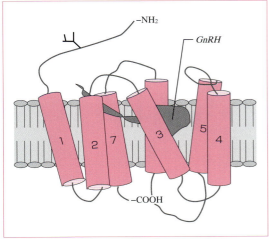

図2 GnRH 受容体と GnRH-1 との結合の模式図
〔Ulloa-Aguirre A, et al：Misrouted cell surface GnRH receptors as disease aetiology for congenital lisolated hypogonadotrophic hypogonadism. Hum Reprod Update 2004；10：177-192 より引用〕

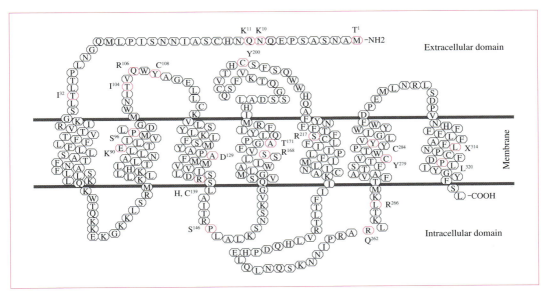

図3 GnRH 受容体におけるミスセンス変異
〔Noel SD, et al：G protein-coupled receptors involved in GnRH reguation：molecular insights from human disease. Mol Cell Endocrinol 2011；346：91-10 より引用〕

劣性遺伝の形式をとる．現在までにミスセンス変異を主として22種類の変異が報告されており，*in vitro*の解析でほとんどの変異でリガンド結合機能が損なわれることが報告されている（図3）[4]．GnRH受容体の変異体の頻度は臭覚障害のないIHHの20％を占めると推測され，変異陽性患者のゴナドトロピン分泌パターンは完全欠損から軽度の変異まで様々であり，ヘテロ変異体などの残存活性によるものと考えられる．興味深いことにGnRHの構造遺伝子の変異は，マウスでは自然発生例で知られておりIHHの表現型を示すものの，ヒトでは報告されていない[5]．

● 文　献 ●

1) 今井篤志, 他：GNRHアンタゴニストの抗腫瘍効果の機序．HORM FRONT GYNECOL 2001；8：249-256.
2) Kim HG, et al：The genotype and phenotype of patients with gonadotropin releasing hormone receptor mutateons. Front Horm RES 2010；39：94-110.
3) Ulloa-Aguirre A, et al：Misrouted cell surface GnRH receptors as disease aetiology for congenital lisolated hypogonadotrophic hypogonadism. Hum Reprod Update 2004；10：177-192.
4) Noel SD, et al：G protein-coupled receptors involved in GnRH reguation：molecular insights from human disease. Mol Cell Endocrinol 2011；346：91-101.
5) 緒方　勤, 他：低ゴナドトロピン性性腺機能不全：分子遺伝学的および臨床的側面．日生殖内分泌会誌 2006；11：11-16.

第2章　ホルモンの基礎知識

3　GnRHの作用

大石　元　矢野　哲

GnRHの作用機序

ゴナドトロピン放出ホルモン（gonadotropin-releasing hormone：GnRH）はすべての脊椎動物に存在し，進化系統的には原索動物まではGnRHが末梢組織を直接刺激するが，魚類以降では下垂体に作用するようになる．末梢器官（乳腺，卵巣，前立腺など）に作用して局所の機能を調節するものの方が進化論的には古く，下垂体に作用して性機能を調節する方が特殊であるといえる．GnRHは，ヒトではGnRH-1およびGnRH-2が同定されており，その受容体としてともにGnRH type 1受容体が機能していると考えられている（type 2受容体は不活性化されており発現していない）[1]．

GnRH-1の下垂体ゴナドトロピン分泌細胞における作用発現に最も関与するのはイノシトールリン脂質代謝回転とCa^{2+}の動員であるが，LH分泌，LH生合成，GnRH受容体の数あるいは機能の調節には他の情報伝達系が関与する．

GnRHは下垂体GnRH受容体数を2相性に調節しており，生理的濃度で律動的に投与されると受容体数は増加し（up regulation），高濃度で持続投与されると受容体数は減少する（down regulation）（図1）[2]．GnRHを持続投与した場合は脱感作によりゴナドトロピン分泌が減少し，律動分泌を再開するとその抑制は解除される（図2）[3]．おもにGnRH受容体の数を増減することで下垂体のGnRHに対する感受性調節が行われていると考えられている．

GnRHおよびゴナドトロピンの分泌様式

GnRHの律動的分泌は，長期間にわたりゴナドトロピンの合成および分泌を刺激し続けるのに必要である．GnRHの血中半減期は2〜3分であり，下垂体からのゴナドトロピン分泌もGnRHに同期して律動的になる[4]．GnRH分泌の頻度と振幅は狭い範囲で調節されており，下垂

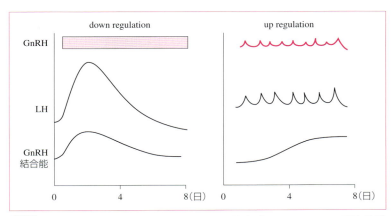

図1 GnRH持続投与と律動分泌によるLH分泌パターンとGnRH受容体数の変化

〔石塚文平，他：生殖卵巣学─臨床への発展．医歯薬出版，2011；pp54-62より引用〕

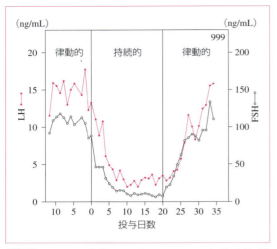

図2 GnRHの欠損したサルにGnRHを律動的/持続的投与した場合のLH分泌変化
〔Belchetz PE, et al：Hypophysial responses to continuous and intermittent delivery of hypothalamic gonadotropin-releasing hormone. Science 1978；202：631-633 より引用〕

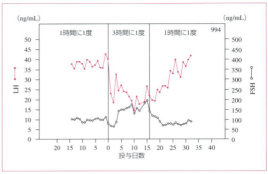

図3 GnRH分泌欠損サルへのGnRH律動投与パターンの変化によるLH/FSHの分泌パターンの変化
〔Wildt L, et al：Frequency and amplitude of gonadotropin-releasing hormone stimulation and gonadoropin secretion in the rhesus monkey. Endocrinology 1981；109：376-385 より引用〕

体からのゴナドトロピン分泌は月経周期の時期により周期と振幅が異なる．ゴナドトロピンの律動的分泌のパターンは卵胞期初期には80〜90分に1回で小さな振幅であるが，排卵期が近づくと頻度も振幅も大きくなり，排卵後は頻度が減少し振幅は卵胞期より大きく推移する[4]．

GnRHは下垂体前葉の7〜10%を占めるゴナドトロピン分泌細胞の細胞膜上にあるGnRH受容体に作用する．GnRHの律動分泌によりGnRH受容体の下垂体細胞膜上での数(密度)が増加し，self priming効果をもたらす．すなわちGnRH自体がGnRHの作用を調節している．またGnRHの律動分泌はエストロゲンにより負のフィードバックを受けているが，排卵に先行して起こるLHサージはエストラジオールによる正のフィードバックが引き金となり，およそ200 pg/mL以上のエストラジオールに48時間以上曝露されるとサージが惹起される．GnRHアンタゴニストでサージが抑制されることから，GnRHの律動的分泌がLHサージの惹起に重要であることはわかっているが，GnRH分泌自体が上昇あるいはサージを起こしているかは明らかになっていない．

またFSHおよびLHの合成分泌は同じゴナドトロピン分泌下垂体細胞でなされており，その刺激はGnRHによるものである．2つのゴナドトロピン分泌を単一のGnRHにより制御する機序は2つ提唱されている．1つ目はエストロゲンとインヒビンの両者が卵胞期中期から黄体期にかけて選択的にFSHの分泌を抑制するというものである．2つ目はGnRHの律動分泌パターンの相違により2つのゴナトロピンの生合成と分泌が制御されるというものである．具体的には高頻度(1時間に1度)のGnRHパルスではLH分泌が優勢となり，低頻度(3時間に1度)のパルスではFSH分泌が優勢となる(**図3**)[5]．

末梢器官でのGnRHの作用

GnRHとその受容体は全身に分布し，GnRHには末梢組織への直接作用があると考えられており，各組織で異なる作用を発現する．ヒト卵巣顆粒膜細胞にはGnRH-1とGnRH-2のmRNAが発現し，GnRHは顆粒膜細胞のアポトーシスを誘導する．また乳癌，子宮体癌，卵巣癌では半数前後の症例でGnRH受容体の存在が報告されており，GnRHアナログによる直接的な癌の増殖抑制効果も示されている．GnRHの半減期は短いため，生理的な条件で局所に作用するGnRHは視床下部由来のGnRH-1ではなく，受容体近傍からパラクラインで作用するGnRH-1

あるいは GnRH-2 と考えられているが，生理的意義はいまだ不明な点が多い．

● 文　献 ●

1) 綾部琢哉：GnRH による生殖機能調節．産と婦 2010；3：243-251．
2) 石塚文平，他：生殖卵巣学—臨床への発展．医歯薬出版，2011；pp54-62．
3) Belchetz PE, et al：Hypophysial responses to continuous and intermittent delivery of hypothalamic gonadotropin-releasing hormone. Science 1978；202：631-633.
4) Sollenberger MJ, et al：Specific physiclogical regulateon of luteinizeing hormone secretory events throughout the human menstrual cycle：new insights into the pulsatile mode of gonadotropin release. J Neuroendocrinol 1990；2：845-852.
5) Wildt L, et al：Frequency and amplitude of gonadotropin-releasing hormone stimulation and gonadoropin secretion in the rhesus monkey. Endocrinology 1981；109：376-385.

第2章 ホルモンの基礎知識

4 GnRHの産生・分泌の調節

大石 元　矢野 哲

GnRHの神経性分泌調節

　ゴナドトロピン放出ホルモン（gonadotropin-releasing hormone：GnRH）ニューロンは豊富なGnRHを含む顆粒を有しており，律動分泌およびサージなどを調節するのは，GnRH自体の発現調節ではなく他のニューロンからの神経性分泌調節である．GnRHの分泌は様々な神経伝達物質によって調節されており，ノルアドレナリン，ドーパミン，オピオイドペプチド等が関与している．外界からの刺激，また食欲や睡眠，情動などの機能に関連する神経伝達物質もGnRHニューロンに影響するため，過剰なストレス下での月経異常はこれらの機序で説明されている．またプロラクチンはドーパミンニューロンの活性を高め，GnRH分泌を抑制するため，高プロラクチン血症ではGnRH分泌が低下し，視床下部-下垂体機能障害が生ずる（図1）[1]．

　脳内の視床下部内側基底部には性ステロイド受容体がGnRHニューロンとは無関係に散在している．またGnRHニューロンにはエストロゲン受容体とプロゲステロン受容体の両者ともに存在が証明されておらず，卵巣性ステロイドのfeedbackがあるとすればGnRHニューロンに隣接する視床下部内側基底部のほかのニューロンを介して作用していると考えられている．

キスペプチンによる調節の機序

　GnRH分泌の調節が視索前野および視床下部

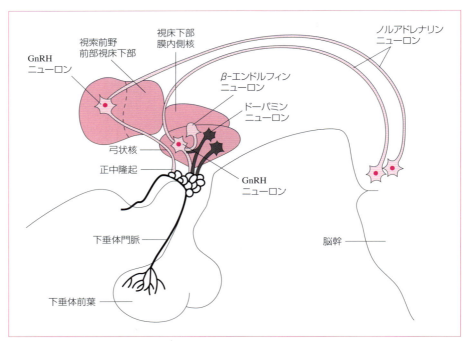

図1　GnRHニューロンと他のニューロンの関係
〔石塚文平，他（編）：生殖卵巣学―臨床への発展．医歯薬出版，2011；pp54-62 より引用〕

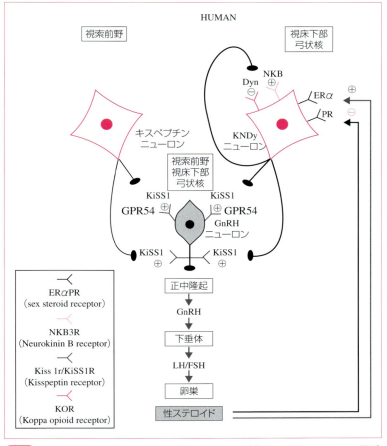

図2 KNDyニューロンとGnRHニューロンの関係とKisspeptin-GnRH経路の調節

〔Skorupskaite K, et al：The kisspeptin-GnRH pathway in human reproductive health and disease. Hum Reprod Update 2014；20：485-500 より引用〕

のキスペプチンニューロンにより調節されることは，家族性低ゴナドトロピン性性腺機能低下症の発見を端緒に明らかとなった[2]．キスペプチンは*Kiss1*遺伝子によりコードされており，ヒトでは54アミノ酸からなるペプチドである．その受容体であるGPR54（G protein-coupled receptor 54）の変異により低ゴナドトロピン性性機能低下症となり，性成熟に至らない家系が発見された．GPR54は視床下部に豊富に分布し，GnRHニューロンにも分布している．一方でキスペプチンニューロンは視索前野（preoptic area：POA）と視床下部弓状核に分布し，同部位にあるGnRHニューロンへと投射している．弓状核のキスペプチンによるGnRHニューロンへの刺激がGnRHのパルスジェネレーターとなっ

ていると推定され，実際に弓状核のキスペプチンニューロンにはエストロゲン受容体およびプロゲステロン受容体が発現し，negativeあるいはpositive feedbackを制御していると考えられている（**図2**）[3]．

弓状核にあるkiss1ニューロンはその他ニューロキニンB（neurokinin B：NKB）およびオピオイドペプチドであるダイノルフィンA（dynorphin A：DYN）を同時に発現しており，キャンディーニューロン（KNDy Neuron）とよばれている．NKBおよびDYNは，弓状核内でパラクラインあるいはオートクライン機序によりKNDyニューロン自身に作用し，キスペプチンおよびDYNの分泌を促進させる．DYNはキスペプチンの分泌を抑制する一方でNKBは促進

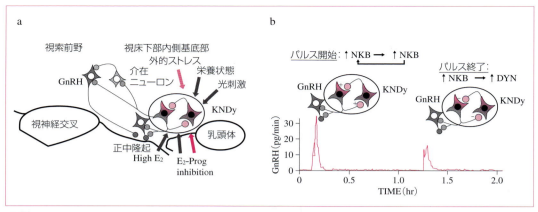

図3 弓状核のKNDyニューロンとGnRHニューロンの関係
a）外的要因と性ステロイドによるGnRH分泌の調節機構
b）GnRH律動分泌のパルスジェネレーターとしてのKNDyニューロン
〔Lehman MN, et al：Minireview：kisspeptin/neurokinin/dynorphin（KNDy）cells of the arcuate nucleus：a central node in the control of gonadotropin-releasinghormone secretion. Endocrinology 2010；151：3479-3489 より引用〕

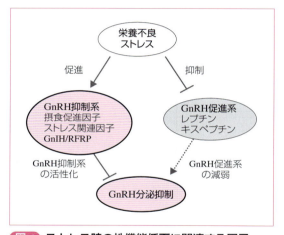

図4 ストレス時の性機能低下に関連する因子
〔岩佐 武, 他：摂食とストレスによる生殖機能調節への影響. 産と婦 2010；3：243-251 より引用〕

する方向に働き，パルス状分泌が調整されていると考えられている（図3）[4]．実際NKBの遺伝子 *TAC3* あるいはその受容体遺伝子 *TACR3* の変異により，NKBの機能が抑制され低ゴナドトロピン性性腺機能低下症となる例も報告されている．KNDyニューロンにはレプチン受容体も発現しており，栄養および代謝状態と性機能の調節に関与していると考えられている．

GnRH分泌抑制因子

栄養不良またはストレスによる性機能抑制は，視床下部におけるGnRH分泌の低下によるものと考えられる．レプチンおよびキスペプチンはGnRH分泌促進に働く一方で，摂食促進因子である neuropeptide Y（NPY），オレキシン，グレリンなどとストレス関連因子の一部および gonadotropin inhibiting hormone/RFsmide-related peptide（GnIH/RFRP）は，GnRH分泌抑制因子として作用する．栄養不良あるいはストレスの強い状態では，GnRHの分泌促進因子の作用が抑制され，GnRH分泌抑制因子の作用の活性化が起こると考えられている（図4）[5]．

●文　献●

1) 石塚文平, 他（編）：生殖卵巣学―臨床への発展. 医歯薬出版, 2011；pp54-62.
2) Seminara SB, et al：The GPR54 gene as a regulator of puberty. N Engl J Med 2003；349：1614-1627.
3) Skorupskaite K, et al：The kisspeptin-GnRH pathway in human reproductive health and disease. Hum Reprod Update 2014；20：485-500.
4) Lehman MN, et al：Minireview：kisspeptin/neurokinin/dynorphin（KNDy）cells of the arcuate nucleus：a central node in the control of gonadotropin-releasinghormone secretion. Endocrinology 2010；151：3479-3489.
5) 岩佐 武, 他：摂食とストレスによる生殖機能調節への影響. 産と婦 2010；3：243-251.

第2章 ホルモンの基礎知識

5 ゴナドトロピンの構造と生合成

泉　玄太郎　大須賀　穰

 ゴナドトロピンの構造について

ゴナドトロピンとは，性腺刺激ホルモンの総称であり，ヒトでは下垂体前葉から分泌される黄体形成ホルモン（luteinizing hormone：LH）と卵胞刺激ホルモン（follicle-stimulating hormone：FSH），および胎盤から分泌されるヒト絨毛性ゴナドトロピン（human chorionic gonadotropin：hCG）がそれにあたる．

ゴナドトロピンはいずれも，α鎖とβ鎖の二量体からなり，糖鎖の修飾を受けた糖化蛋白ホルモンである．α鎖はLH，FSH，hCGおよび甲状腺刺激ホルモン（thyroid-stimulating hormone：TSH）で共通であり，ヒトのα鎖は92アミノ酸から構成されている．一方，β鎖は各ホルモン固有のアミノ酸配列であり，ホルモンの作用を特徴づけている（表1）．

 ゴナドトロピンの立体構造

α鎖とβ鎖は単独でのホルモン活性はなく，結合してαβヘテロ二量体になった状態でのみホルモン活性を発揮する．ホルモンの立体構造を図1に示した．図の右後方にあるのがα鎖，左手前にあるのがβ鎖である．β鎖のシートベルト構造がα鎖のα2ループ構造を抱きかかえるようにし，さらにそのシートベルト構造がβ1とジスルフィド結合を形成し，錠をかけるようにして結合している．また，グレードで示した4つのY字構造は糖鎖を示している．

ゴナドトロピンの立体構造を形成する上で，システイン間のジスルフィド結合が大きな役割を果たしている．図2に各ゴナドトロピンおよびTSHのβ鎖アミノ酸配列を示している．システイン（C）の配列位置は，各ゴナドトロピンの間で保存されている．そのため，各配列や分子量の異なるβ鎖が，共通のα鎖と結合することが可能になっているわけである．さらに，hCGβ鎖はLHβ鎖と大半のアミノ酸配列が共通である．そしてhCGとLHは受容体も共通である．臨床では，hCG製剤を投与することでLHサージの代用とすることが行われているが，それはこのようなhCGとLHの類似性のために成立している．

α鎖とβ鎖はpHや温度，尿素の存在など，様々な要因で解離する．一部の悪性腫瘍でβ鎖のみが大量に分泌されるような状況を除けば，一般的には生体内ではα鎖の方が，β鎖よりも多く生合成されて血中に分泌されている．つまり，各ゴナドトロピンのβ鎖の産生が，そのゴナドトロピンの分泌の律速段階になると考えられている．

表1　各ゴナドトロピンの比較

	分泌臓器	血中半減期	α鎖 Location	α鎖 塩基数	β鎖 Location	β鎖 塩基数
FSH	下垂体前葉	2～4時間			11p13	117塩基
LH	下垂体前葉	20～90分	6q12-q21	92塩基	19q13.3	121塩基
hCG	胎盤	24～36時間			19q13.3	145塩基

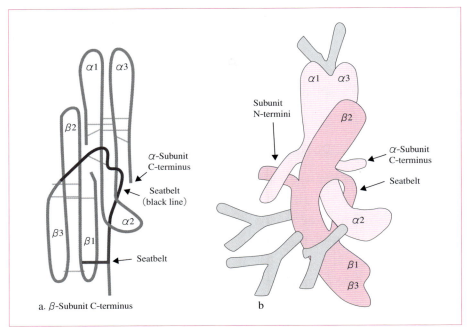

図1 ゴナドトロピンの立体構造
〔Moyle, et al：Functional homodimeric glycoprotein hormons：Implications for hormone action and evolution. Chem Biol 1998；5：241-254 より引用〕

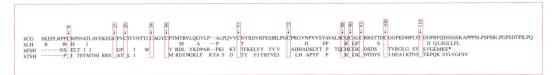

図2 各β鎖のアミノ酸配列

ゴナドトロピンの糖鎖修飾

　ゴナドトロピンは，いずれも糖鎖の修飾を受けたグリコプロテインである．そして，ゴナドトロピンの立体配座，半減期や生物学的活性は，この糖鎖の修飾に大きな影響を受けている．

　ガラクトースやガラクトサミンをもつ糖化蛋白は，肝実質細胞の受容体を介して代謝されやすいという特徴をもつ．また硫酸化糖鎖は，同じく肝臓の網内系細胞に取り込まれて代謝されやすい．つまりこれらの糖鎖が，血中のゴナドトロピンの半減期を定めている．LHの半減期が，FSHに比べて短いのは，LHには通常硫酸化N-アセチルガラクトサミンが含まれており，肝網内系に取り込まれやすいからであると考えられている．表1で，LHの半減期が諸報告によって差があるのも，糖鎖の修飾の影響があるためであると考えられる．また，シアル酸を含むホルモンは，クリアランスされにくいことが知られており，実際に高度にシアル化されているhCGの血中半減期は長い．

　また臨床的には，リコンビナント製剤の糖鎖の違いによって，半減期が下垂体由来のゴナドトロピンと異なるという現象がみられているが，これも製剤の糖鎖によるものと考えられる．

●文　献●

1) Moyle, et al：Functional homodimeric glycoprotein hormons：Implications for hormone action and evolution. Chem Biol 1998；5：241-254.

6 ゴナドトロピン受容体の構造と機能

泉　玄太郎　大須賀　穣

ゴナドトロピン受容体の発現と機能

　LHとFSHはそれぞれ特異的な受容体をもっている．FSHの受容体は，FSH受容体（以下FSHR）であるが，LHの受容体はhCGにも結合するため，LH/hCG受容体（以下LHCGR）とよばれている．

　これらの受容体はおもに男女の性腺に発現しているが，それ以外にも卵管，子宮，脳などにも発現があることが知られている．卵巣においては，FSHRはおもに顆粒膜細胞に発現して，卵胞の発育およびエストロゲンの生合成に重要な働きをもっている．一方，LHCGRはおもに莢膜細胞および排卵前卵胞の顆粒膜細胞にも発現して，アンドロゲンなどのステロイドホルモン生合成や，排卵や黄体化にも関与している．この顆粒膜細胞上のLHCGRの発現および維持は，FSHおよびエストロゲンを介して調整されている．

　男性においては，FSHRは精巣のSertoli細胞に発現しており，精子形成に重要な働きをもっている．一方，LHCGRは精巣のLeydig細胞に発現して，アンドロゲンの生合成に働いている．

ゴナドトロピン受容体の構造

　LHCGRおよびFSHRは，いずれもG protein-coupled receptor Superfamilyに属する膜蛋白である．どちらも2番染色体のp21領域にコードされている．N末端側が，巨大な細胞外のリガンド結合部位を形成している．C末端側は7回膜貫通ドメインおよび細胞内のG蛋白結合部位となっている（図1）．細胞外ドメインのうち図1のピンクで示された部分が，リガンドと結合す

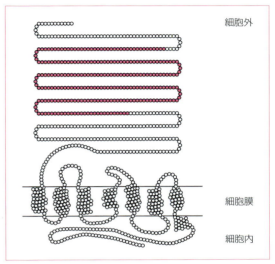

図1 FSHRの構造
〔Costagliora, et al：Specificity and promiscuity of gonadotropin receptors. Reproduction 2005；130：275-281 より引用〕

る部位となっている．

　LHCGRとFSHRのシグナルは，他のG protein-coupled receptorと同様にG蛋白（LHCGRとFSHRの場合はGs）を介して，アデニルシクラーゼを活性化させることで細胞内に伝達されている．一部の非薬剤性卵巣過剰刺激症候群は，FSHRの膜貫通部位の遺伝子異常で起こることが知られている．これらの膜貫通部位の遺伝子異常は，受容体の異常な活性を招くと考えられている．

ゴナドトロピン受容体の相同性

　図2にLHCGRとFSHRの遺伝子構造を示している．斜線で示された部分は7つの膜貫通部分であり，LHCGRとFSHRには約70％の相同性がある．また細胞外ドメインも約40％の相同性がある．図3には，甲状腺刺激ホルモン

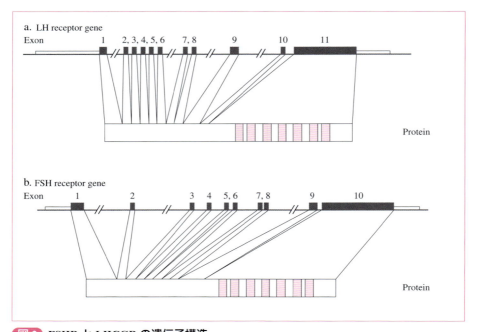

図2 FSHRとLHCGRの遺伝子構造
〔Melmed S, et al：Williams textbook of endocrinology, 12th edition. Saunders, 2011；p598 より引用〕

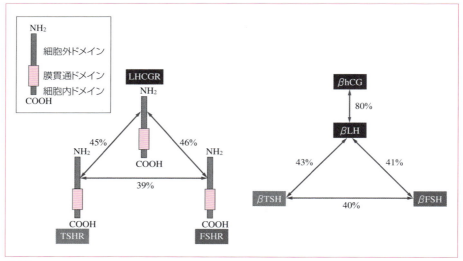

図3 LH，FSH，TSH，hCGとその受容体の相同性
〔Costagliora, et al：Specificity and promiscuity of gonadotropin receptors. Reproduction 2005；130：275-281 より引用〕

(TSH)受容体(TSHR)を含めたアミノ酸配列の相同性を示している．ここに示されたように，LHCGR，FSHR，TSHRは受容体にもリガンドにも非常に相同性が高い．

通常は，生理的な変動の範囲内においてはこれらのホルモンの交差反応がみられることはなく，LHとFSHの交差反応が臨床的に問題になることもない．しかし，甲状腺機能低下症でTSHが病的に上昇した場合には，FSHRも刺激を受けて早発初経となることがあることが知られている．また，妊娠初期に血中hCGが非常に高濃度になる時期には，TSHRも刺激を受けて，甲状腺機能亢進状態になる．これらのことから，α鎖を共有するLH，FSH，hCG，TSHに

は，それぞれの受容体の間にわずかではあるが交差反応があることがわかっている．近年，甲状腺ホルモンの分泌が正常でTSHだけが増加している潜在性甲状腺機能低下症合併の不妊症患者に対して，甲状腺ホルモンを投与することで妊娠率が向上することを示す報告がみられているが，この治療機序にもホルモン受容体の交差反応が仮説の一つとして考えられている．

●文　献●

1) Costagliora, et al：Specificity and promiscuity of gonadotropin receptors. Reproduction 2005；130：275-281.
2) Melmed S, et al：Williams textbook of endocrinology, 12th edition. Saunders, 2011；p598.

第2章 ホルモンの基礎知識

7 ゴナドトロピンの作用

泉 玄太郎　大須賀 穰

正常卵胞発育における LH と FSH の作用（図1）

卵巣において，LH はおもに莢膜細胞に作用して，細胞の分化やアンドロゲン産生に関与している．一方，FSH は顆粒膜細胞に作用して，卵胞の分化発育やエストロゲン産生に関与している．

FSH 受容体（以下 FSHR）は原始卵胞が一次卵胞に発育したころから，顆粒膜細胞に発現する．LH 受容体（以下 LHCGR）は二次卵胞が胞状卵胞に発育して，莢膜細胞が増殖しはじめたこ ろからその莢膜細胞に発現している．ただし，まだこの頃の卵胞発育はゴナドトロピン非依存性である．

胞状卵胞まで分化した卵胞は，ゴナドトロピン依存性の発育をする．FSH の刺激を受けた顆粒膜細胞は増殖しながらエストラジオールの合成を行う．また顆粒膜細胞の増殖に伴い，卵胞腔が増大することで，卵胞は 5 mm 以下から 12 mm 程度まで発育をする．この段階で，多くの卵胞は閉鎖卵胞となり，通常は 1 つの卵胞のみが最終的に発育して主席卵胞になる．主席卵胞の顆粒膜細胞には，FSH の作用によって

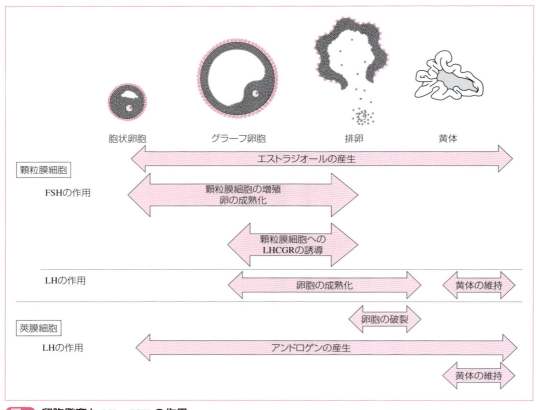

図1　卵胞発育と LH，FSH の作用

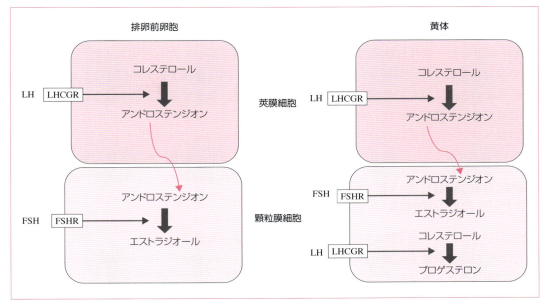

図2　two cell two gonadotropin theory

LHCGRが発現する．顆粒膜細胞にLHとFSHが協調的に作用することで，さらに卵が成熟しグラーフ卵胞となり，卵胞は20mm程度まで増大する．そして，LHサージとよばれるLHとFSHの急激な上昇が起こると約36時間後に排卵が起こる．排卵に重要な働きをもつのはLHである．LHの作用によって，顆粒膜細胞を中心とする卵胞の周囲にプロスタグランジンやプロゲステロンが分泌され，様々な蛋白分解酵素が発現する．これらの複合的な作用で，卵胞は破裂し成熟卵が卵巣外に放出される．臨床的にはLHサージの代用にhCGを使用することで排卵を誘発させており，FSHのサージはなくても排卵はみられる．このような事実からも，排卵そのものへのFSHの関与は少ないと考えられている．

排卵後は，卵胞は黄体に移行する．LHの作用でエストラジオールやプロゲステロンが産生される．排卵後の血中LH濃度は速やかに低下するが，わずかではあってもLHが存在することが，黄体の維持に重要であると考えられている．妊娠が成立しなかった場合，黄体の組織はアポトーシスを起こして退縮するが，ゴナドトロピンが黄体の退縮にどのように作用している

のかはまだ明らかにされていない．

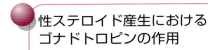

性ステロイド産生におけるゴナドトロピンの作用

卵巣における性ステロイド（エストラジオール，プロゲステロン）の産生は莢膜細胞と顆粒膜細胞の2種類の細胞の協調によって行われており，two cell two gonadotropin theoryとよばれるパラダイムによって説明されている（図2）．

排卵前の卵胞においては，莢膜細胞にはLHCGRが発現しており，LHの作用によってコレステロールからアンドロステンジオンが合成される．アンドロステンジオンは莢膜細胞から顆粒膜細胞に移動し，FSHの作用によってエストラジオールに変換される．

排卵前の卵胞では，FSHの作用を受けて顆粒膜細胞にLHCGRが発現するようになる．それによって顆粒膜細胞では，LHの刺激を受けて，それまでのエストラジオールの合成過程に加えて，コレステロールからプロゲステロンの合成も行われるようになる．

妊娠が成立しない場合は，黄体はやがて退縮してプロゲステロンは消退し，その結果月経が

発来する．一方，妊娠が成立した場合は，胎児のトロホブラストから分泌されるhCGがLHCGRを刺激して，黄体は維持されプロゲステロンの分泌も持続する．妊娠8〜12週ごろにluteoplacental shiftとよばれる胎盤からの性ステロイド合成が始まるまで，hCGの刺激による黄体からの性ステロイド合成は維持されている．

卵巣以外の組織におけるゴナドトロピンの作用

精巣においては，Leydig細胞にLHが作用してテストステロンが分泌される．テストステロンは精祖細胞の分化を促す作用がある．FSHはSertoli細胞に作用して，テストステロンの感受性を高めるなどして，精子形成に働いていると考えられている．しかし，FSH受容体欠損マウスは，精巣は小さく精子数も少ないものの，正常精子がつくられ妊娠も可能である[1]．そのため，FSHは精子量を維持するためには重要であるが，精子形成に必須ではないと考えられている．

そのほかにもゴナドトロピンの受容体は卵管，子宮，胎盤，脳などに発現していることが知られているが，その局所での働きについては明らかになっていないことも多い．

●文　献●

1) Kumar TR, et al：Follicle stimulating hormone is required for ovarian follicle maturation but not male fertility. Nat Genet 1997；15：201-204.

8 ゴナドトロピンの産生・分泌の調節

泉 玄太郎　大須賀 穣

GnRH とゴナドトロピン産生について(図1)

視床下部から分泌されるゴナドトロピン放出ホルモン(gonadotropin-releasing hormone：GnRH)の刺激によって，下垂体からLHおよびFSHが分泌されている．そして，GnRHは律動的に分泌されており，そのためLHも律動的に血中濃度が変化している．一方，FSHは半減期が長いことから，血中濃度に律動性ははっきりしない．

動物実験では，GnRHの周期性投与によって上昇したFSHやLHの血中濃度が，持続性投与によって低下することが示されている．GnRHの分泌される周期と振幅によって，ゴナドトロピンの産生が細かく調整されている．

周期が30分間隔程度の早い周期の律動的分泌は，LH優位にゴナドトロピンを分泌させる．一方，2〜4時間間隔程度の，遅い周期の律動的分泌はFSH優位にゴナドトロピンを分泌させる．

GnRHの振幅もゴナドトロピンの分泌を調整する因子である．GnRH分泌の振幅が少なくなると，LHの分泌は増加することが知られている．

また，下垂体細胞においては，GnRHが作用することでGnRH感受性が高まってくる self priming という現象も知られている．

アクチビン，インヒビン，フォリスタチン(図2)

GnRH以外にも，いくつかの因子がゴナドトロピンの分泌を制御していることが知られている．

アクチビンとインヒビン，フォリスタチンは，いずれも卵巣や下垂体から分泌される．下垂体で産生されたアクチビンは，オートクラインに作用して，FSHの分泌を促す働きがある．一方で，LHの分泌には影響を与えていないと考えられている．つまり，GnRHを介さない

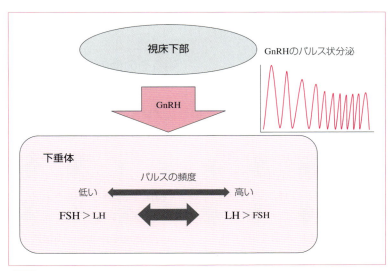

図1　GnRHによるゴナドトロピンの分泌

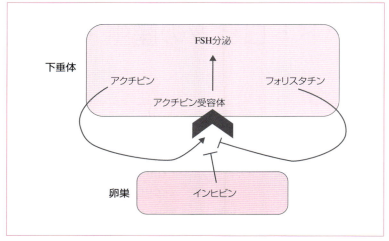

図2 アクチビン，インヒビン，フォリスタチンによるFSH分泌の調整

FSH刺激作用がある．

インヒビンには，インヒビンAとインヒビンBがあり，いずれにもアクチビンの作用を阻害する働きがある．卵胞期にはFSHの刺激を受けてインヒビンBが，卵巣の顆粒膜細胞で産生される．一方，黄体期にはLHの刺激を受けて黄体にてインヒビンAが産生される．血中に分泌されたインヒビンは，エストラジオールと協調的に下垂体でのFSH産生を抑制している．インヒビンは，アクチビン受容体に結合するが活性化はさせない．そのため，おもにアクチビンの作用を遮断することでFSHの産生を抑制していると考えられる．

下垂体で産生されるフォリスタチンは，下垂体でアクチビンの作用を阻害することで，FSH産生を抑制している．

 ### ステロイドホルモンによるGnRH反応性の調節

エストラジオールは，negative feedback機構によってGnRHの分泌を制御する因子であるが，下垂体に作用してゴナドトロピンの分泌を直接制御する働きももっている．エストラジオールの投与によって，GnRHによるFSHの分泌は低下する．一方，エストラジオールの投与によって，GnRHによるLHの分泌は一時的に抑制されるものの，その後逆に亢進する．

プロゲステロンは，エストラジオール存在下で，下垂体のGnRH反応性を亢進させる働きがある．特に排卵の直前には，プロゲステロンとエストラジオールは協調的に下垂体におけるGnRH反応性の高めることで，FSHおよびLHの分泌を促進し，LHサージを引き起こす働きがあると考えられている．

テストステロンは，GnRH反応性に影響を与えることは知られているが，濃度によってゴナドトロピン分泌が亢進することも低下することもあり，また動物種や性によって反応性が異なることもあり，その仕組みにはまだ不明な点が多い．

 ### その他のGnRH反応性を調整する因子

プロラクチンは，GnRHの産生を減少させることでゴナドトロピンを抑制するが，それ以外にも下垂体でGnRH反応性を低下させる直接作用があることが知られている．

視床下部から分泌される，ニューロペプチドY，ガラニンなどのニューロペプチドや，bone morphologic proteins（BMP）など，多くの因子がゴナドトロピンの分泌の調整に関与していることが示されている．

9 プロラクチンの構造と生合成

河野康志　楢原久司

　プロラクチン（prolactin：PRL）は，成長ホルモン（growth hormone：GH）やヒト胎盤性ラクトーゲン（human placental lactogen：hPL）とともに単一の分子から4億年前に進化したと考えられている．GH・PRL・hPLのファミリーを形成しており，魚類から哺乳類まですべての脊椎動物に広く分布している．放出促進因子として視床下部からの甲状腺刺激ホルモン放出ホルモン（thyrotropin-releasing hormone：TRH），エピネフリン，ヒスタミン，血管作動性腸管ペプチド（vasoactive intestinal peptide：VIP）などがあり，放出抑制因子としてドーパミンがおもな役割を演じる．γ-アミノ酪酸も同様の作用が認められている．

プロラクチン遺伝子の構造

　ヒトPRL遺伝子は第6番染色体短腕上に存在し，5'側転写開始点より，3'側 poly A付加部位まで約10 kbpにわたり，5つの exon と4つの intron により構成される[1]．ヒトPRL cDNAは914個のヌクレオチドからなる．このうち681個の塩基は，227個のアミノ酸基を有する pre-PRL をコードしている．PRLは大半の哺乳類では227アミノ酸残基からなる前駆ホルモンとして合成される．成熟ホルモンは28のアミノ酸蛋白の蛋白分解によって生じる．ヒトPRLはアミノ酸198個よりなる分子量23,000の純ペプチドホルモンであり，下垂体前葉の好酸性細胞であるPRL分泌細胞（lactotroph）より分泌される．下垂体前葉PRL産生細胞の細胞質におけるPRLの合成は，粗面小胞体に結合した膜結合ポリゾームにおいてmRNAの翻訳が開始され，小胞の形でゴルジ装置に移行し，分泌顆粒として蓄えられ，必要時に刺激に応じて放出される．ヒトのリンパ球や脱落膜で産生されるPRLは下垂体PRLより大きい．ヒトPRLではヒトGHとは16％，hPLとは13％のアミノ酸基を共有する．

プロラクチン遺伝子の発現調節

　PRL mRNA転写開始点の上流にはドーパミン，TRH，エストロゲン，pituitary transcription factor（Pit）-1などの作用部位が存在し（**図1**）[2]，転写因子 Pit-1，TRH，エストロゲン，cAMP，グルココルチコイドなどの物質によりPRLは発現や産生・分泌の調節を受ける[3]．

　PRLの産生促進因子であるTRHはPRL産生細胞表面にあるGq蛋白共役型のTRH受容体に結合し，プロテインキナーゼC（PKC）を活性化し，最終的に細胞外シグナル制御キナーゼ（extracellular-signal regulated kinase：ERK）やc-Jun N terminal kinase（JNK）などのMAPKファミリーを活性化させ，PRL発現が増加すると報告されている[4,5]．

　PRLの分泌には一定のリズムがみられ，睡眠中に血中PRL値は上昇し，月経周期においては排卵期および黄体期において上昇する．また生理的要因や薬物においても上昇を認めることがある．

プロラクチンの生合成と多様性

　高PRL血症は昼間安静時の血中PRL値でWorld Health Organization（WHO）の標準品 1st IRP-PRL を用いた immunoradiometric assay（IRMA）法で15 ng/mL以上が診断基準の一つと

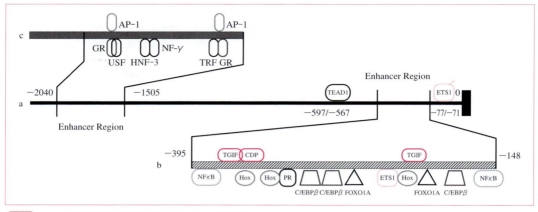

図1 PRL 遺伝子におけるプロモーターの構造
〔Marano RJ, et al：Minireview：Extrapituitary prolactin：an update on the distribution, regulation, and functions. Mol Endocrinol 2014；28：622-633 より引用〕

されている．

　血中 PRL には，分子量の違いや性質の違い（糖鎖形成など）で様々な分子が存在する．その中でも，マクロプロラクチン血症の頻度は一般成人の 0.1～0.2％，高 PRL 血症症例の 9.6～29％で存在する．マクロプロラクチンは分子量 150 kDa の大分子プロラクチンで，大部分は IgG 結合プロラクチンであり，その多くが自己抗体結合プロラクチンである．クリアランスの低下のため高 PRL 血症をきたすが，マクロプロラクチンの生物活性が低いため臨床症状に乏しく，高い測定値を示すが病的意義はないとされる．マクロプロラクチン血症の診断は，polyethylene glycol（PEG）処理で PRL 回収率が 40％以下かつ PEG 処理後の PRL 濃度が正常範囲内であることであり，測定値は正常と判断される[6]．

●文　献●

1) Truong AT, et al：Isolation and characterization of the human prolactin gene. EMBO J 1984；3：429-437.
2) Marano RJ, et al：Minireview：Extrapituitary prolactin：an update on the distribution, regulation, and functions. Mol Endocrinol 2014；28：622-633.
3) Gothard LQ, et al：Estrogen-mediated induction of rat prolactin gene transcription requires the formation of a chromatin loop between the distal enhancer and proximal promoter regions. Mol Endocrinol 1996；10：185-195.
4) Kanasaki H, et al：Mitogen-activated protein kinase activation by stimulation with thyrotropin-releasing hormone in rat pituitary GH3 cells. Biol Reprod 1999；61：319-325.
5) Kanasaki H, et al：Differential regulation of pituitary hormone secretion and gene expression by thyrotropin-releasing hormone. A role for mitogen-activated protein kinase signaling cascade in rat pituitary GH3 cells. Biol Reprod 2002；67：107-113.
6) 日本生殖医学会（編）：生殖医療の必修知識．杏林舎，2014；pp171-174.

10 プロラクチン受容体の構造と機能

河野康志　楢原久司

　プロラクチン（prolactin：PRL）受容体は hematopoietic cytokine receptor super family に属し，細胞内ドメインが長く保たれた long form と，alternative splicing により短い細胞内ドメインをもつ複数の異なる short form サブタイプが存在する（**図1**）[1]．この受容体ファミリーの特徴は，細胞外ドメインにはリガンドの結合に必要な2つの分子間 SH 橋があり，細胞質ドメインには Box1 と Box2 という2つの保存された領域が存在する．

　PRL 受容体遺伝子は第5番染色体上に存在しており[2]，10の exon からなる．PRL 受容体サブタイプの発現様式は臓器ならびに組織特異的であり，その作用も異なっている[3]．

プロラクチン受容体の構造

　PRL 受容体 long form はこれまでに多くの研究がなされており，構造としては598のアミノ酸からなり，乳腺分泌・乳腺発達など PRL の機能が証明されている．PRL 受容体 short form は細胞内ドメインの一部が欠失した構造をとる．PRL 受容体 short form の遺伝子は単離されているものの[4]，その生理作用についてはいまだ不明な点が多い．また，種によっては細胞外ドメインのみの構造からなる可溶性 PRL 受容体の存在も報告されている[5]．

　PRL 受容体はホモダイマーを形成して細胞表面に発現しており，PRL の結合がなければ活性化しない．PRL 受容体 long form と short form のヘテロダイマーでも活性化は起こらない[6]．PRL 受容体にはチロシンキナーゼは存在せず，

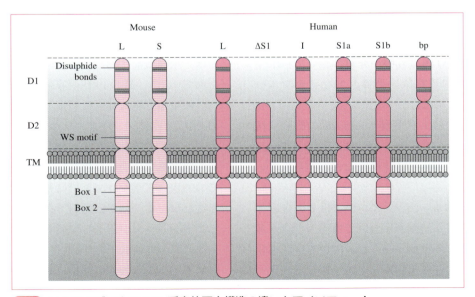

図1 ヒトおよびマウス PRL 受容体蛋白構造の違いとアイソフォーム
〔Bernard V, et al：New insights in prolactin：pathological implications. Nat Rev Endocrinol 2015；11：265-275 より引用〕

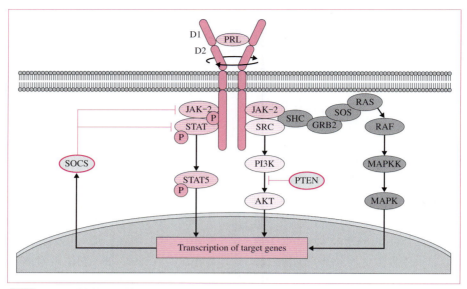

図2 PRL受容体の細胞内情報伝達系
〔Bernard V, et al：New insights in prolactin：pathological implications. Nat Rev Endocrinol 2015；11：265-275 より引用〕

janus protein kinase 2（JAK2）が役割を演じる[7]．PRL受容体の活性化はPRL1分子が2分子のPRL受容体のbinding-domain 1と2（D1，D2）に結合することでその構造が変化し開始される（図2）[1]．

プロラクチン受容体の細胞内情報伝達系

JAK2のリン酸化によりsignal transducer and activator of transcription（STAT）を活性化する．活性化されたSTAT5は遺伝子の転写制御を行う．STAT5aとSTAT5bは乳腺や卵巣においてPRL受容体の細胞内情報伝達系のおもなメディエーターとされている．

ほかには，PRL受容体long formの細胞内情報伝達系としてRas-Raf-MAP kinase，Src kinaseならびにPI3-kinase/Akt経路などが知られている[8]．

PRL受容体short formについてはその生理作用や細胞内情報伝達系については不明な点が多い．これまでの検討から，JAK/STATは活性化しないが，MAPK，PI3K経路の一部を活性化すると考えられている[8]．

プロラクチン受容体の発現部位

発現部位としてはPRL受容体long formは下垂体，肝臓，副腎，腎臓，子宮，卵巣，精巣など広く全身に分布している．卵巣ではPRL受容体long formは黄体細胞，莢膜細胞・顆粒膜細胞，間質細胞に発現し，性周期による変動を認める．また黄体細胞に強く発現を認める．

プロラクチン受容体の機能

PRL受容体ノックアウトマウスを用いた研究では，生殖機能における特徴的な表現型が報告されている[9]．雄のPRL受容体ノックアウトマウスの生殖形質は非常に軽度である一方で，雌のPRL受容体ノックアウトマウスでは不妊となる．PRL受容体を欠失した卵巣では，卵胞成長・卵胞発育の過程に異常はみられず，排卵までの過程は正常マウスとほぼ相違はないが，排卵数は少なく受精率は低い．黄体細胞においてはアポトーシスが促進しており，黄体化ホルモン受容体の発現低下に伴いプロゲステロン産生が低下し，黄体機能の維持に異常がみられる．また，受精後の胚盤胞形成に影響を及ぼし，卵管内における胚の発育不全や着床後の子宮内膜

の脱落膜変化にも支障をきたす．以上のことから，PRLは黄体機能維持において重要な役割を果たしていると考えられる．

●文　献●

1) Bernard V, et al：New insights in prolactin：pathological implications. Nat Rev Endocrinol 2015；11：265-275.
2) Boutin JM, et al：Identification of a cDNA encoding a long form of prolactin receptor in human hepatoma and breast cancer cells. Mol Endocrinol 1989；3：1455-1461.
3) Nagano M, et al：Tissue distribution and regulation of rat prolactin receptor gene expression. Quantitative analysis by polymerase chain reaction. J Biol Chem 1994；269：13337-13345.
4) Hu ZZ, et al：Isolation and characterization of two novel forms of the human prolactin receptor generated by alternative splicing of a newly identified exon 11. J Biol Chem 2001；276：41086-41094.
5) Postel-Vinay MC, et al：Identification of prolactin and growth hormone binding proteins in rabbit milk. Proc Natl Acad Sci USA 1991；88：6687-6690.
6) Qazi AM, et al：Ligand-independent homo- and heterodimerization of human prolactin receptor variants：inhibitory action of the short forms by heterodimerization. Mol Endocrinol 2006；20：1912-1923.
7) Brooks AJ, et al：The growth hormone receptor：mechanism of activation and clinical implications. Nat Rev Endocrinol 2010；6：515-525.
8) Binart N, et al：Impact of prolactin receptor isoforms on reproduction. Trends Endocrinol Metab 2010；21：362-368.
9) Ormandy CJ, et al：Null mutation of the prolactin receptor gene produces multiple reproductive defects in the mouse. Genes Dev 1997；11：167-178.

11 プロラクチンの作用

河野康志　楢原久司

　プロラクチン（prolactin：PRL）の生理作用は乳腺の発達ならびに乳汁分泌作用がおもなものであるが，生殖機能にも関与している．高PRL血症の状態では，視床下部-下垂体機能障害により律動的分泌パターンの異常やエストロゲンのLHサージの誘導にも異常をきたす．これは，視床下部神経伝達物質の一つであるドーパミンの代謝回転が亢進した状態によりGnRHの分泌が低下することによる．それ以外の作用として，魚類における浸透圧調節や回遊行動，両生類における個体発達，鳥類では育児行動などがあげられる．

プロラクチンの様々な作用

1）乳汁産生・分泌

　妊娠中，PRLはエストロゲン，プロゲステロン，胎盤性ラクトーゲン，インスリン，コルチゾール等とともに，乳腺の発達に関与する．PRLは母乳の合成と分泌作用をもつ[1]．PRLは乳腺を発達させ産後の授乳に備える一方で，多量のエストロゲンは乳腺における乳汁分泌を抑制する．エストロゲンが非妊娠時の数値まで低下すると，乳汁分泌が始まる．

2）他のホルモンとの協調作用

　PRLは性腺に直接的，間接的に作用する．LHの感受性低下とFSH受容体の感受性低下となる．間接的な作用としてGnRHの分泌減少がある[2]．結果として排卵が抑制される．その他の作用として，胎児の肺胞細胞におけるリン脂質の合成[3]，肝細胞におけるリポ蛋白分解酵素（lipase）活性の上昇，胆汁の合成増加，膵臓におけるインスリン分泌の増加，副腎皮質からのアンドロゲン，コルチゾールやアルドステロン分泌の増加がみられる．

3）浸透圧調節

　PRLは浸透圧の調節作用をもつ．ラットのouter medullaにおいてNaとKの交換の減少，Na-K ATPase活性の増加がみられる．最近の報告では，proximal tubular cellにおいてNa-K ATPaseを減少させる[4,5]．PRLは発汗に伴うNaとClイオン交換を増加し，腸管において水と塩の吸収を促進する．

4）免疫系

　PRLはリンパ球や他の免疫細胞から分泌されることが報告されている．また，PRL受容体もTリンパ球，Bリンパ球やマクロファージ等の免疫細胞に存在する．加えて，PRL受容体は成長ホルモン，エリスロポエチン，GM-CSF，IL-3-7，IL-9，IL-13，IL-15などを含むcytokine/hematopoietin familyに属している[6]．最近，PRLはJAK2とSTAT5のリン酸化を介して，転写因子であるT-betの発現に関与すると報告された[7]．T-betはIFNγのようなTh1サイトカインの産生調節を行うとされている．したがって，PRLはヘルパーTリンパ球を活性化し炎症反応を助長させる作用をもつことが示された．

　自己免疫疾患と高PRL血症が関連することが報告されている．PRLは病態形成後というよりはむしろ炎症の開始に関連することが示されている．

5）神経系

　PRLの中枢神経系における修復作用，特に多発性硬化症について議論されている．PRLは再髄鞘化を促進する[8]．特にオリゴデンドロサイト前駆細胞で増殖を促進する．これらの知見は脱髄性疾患への治療への応用が試みられている．

6）心血管系

　PRLは血管収縮作用をもつ．ブタを用いた研究では，PRLを静脈内に投与したところ，冠動脈，腎動脈，腸骨動脈の収縮を引き起こした[9]．また，PRLは直接的に血管収縮を起こすことも報告されている．血中のPRL値は本態性高血圧の症例で高値である[10]．ブロモクリプチンの降圧作用はドーパミン刺激を介在していると考えられている．妊娠高血圧症例で血中のPRL値が高値であったと示されている[11]．尿中PRLが妊娠高血圧症例で増加することより，マーカーになる可能性も報告されている[12]．

　また，PRLが代謝されて作られる16 kDaの誘導体が周産期心筋症の発症にかかわっている[13]．この誘導体は抗血管新生作用や抗アポトーシス作用をもつ．ブロモクリプチンやカベルゴリン等のPRL分泌を抑える薬剤が周産期心筋症を改善した．血中PRLの上昇は慢性心不全症例のホルモン変化に関連している．PRLはNew York Heart Association分類，左心室のejection fractionの減少および血中のnatriuretic peptideと相関する[14]．

● 文　献 ●

1) Brisken C, et al：Prolactin controls mammary gland development via direct and indirect mechanisms. Dev Biol 1999；210：96-106.
2) Page-Wilson G, et al：Prolactin suppresses GnRH but not TSH secretion. Horm Res 2006；65：31-38.
3) Hamosh M, et al：The effect of prolactin on the lecithin content of fetal rabbit lung. J Clin Invest 1977；59：1002-1005.
4) Ibarra F, et al：Prolactin, a natriuretic hormone, interacting with renal dopamine system. Kidney Int 2005；68：1700-1707.
5) Crambert S, et al：Prolactin and dopamine 1-like receptor interaction in renal proximal tubular cells. Am J Physiol 2010；299：F49-F54.
6) Chavez-Rueda K, et al：Identification of prolactin as a novel immunomodulator on the expression of co-stimulatory molecules and cytokine secretions on T and B human lymphocytes. Clin Immunol 2005；116：182-191.
7) Tomio A, et al：Prolactin can modulate CD4+ T-cell response through receptor-mediated alterations in expression of T-bet. Immunol Cell Biol 2008；86：616-621.
8) Gregg C, et al：White matter plasticity and enhanced remyelination in the maternal CNS. J Neurosci 2007；27：1812-1823.
9) Molinari C, et al：Prolactin induces regional vasoconstriction through beta-2-adrenergic and nitric oxide mechanisms. Endocrinology 2007；148：4080-4090.
10) Stumpe KO, et al：Hyperprolactinaemia and antihypertensive effect of bromocriptine in essential hypertension. Identification of abnormal central dopamine control. Lancet 1977；2：211-214.
11) Chen BL, et al：Prolactin in normal pregnancy and severe pregnancy-induced hypertension. Hunan Yi Ke Da Xue Bao 2001；26：67-69.
12) Leaños-Miranda A, et al：Urinary prolactin as a reliable marker for preeclampsia. its severity, and the occurrence of adverse pregnancy outcomes. J Clin Endocrinol Metab 2008；93：2492-2499.
13) Hilfiker-Kleiner D, et al：A cathepsin D-cleaved 16 kDa form of prolactin mediates postpartum cardiomyopathy. Cell 2007；128：589-600.
14) Parissis J, et al：Clinical and neurohormonal correlates and prognostic value of serum prolactin levels in patients with chronic heart failure. Eur J Heart Fail 2013；15：1122-1130.

第2章　ホルモンの基礎知識

12 プロラクチンの産生・分泌の調節

河野康志　楢原久司

プロラクチンの産生部位

下垂体において，ほとんどのプロラクチン（prolactin：PRL）は通常個々の lactotroph から分泌される．しかしながら，わずかに成長ホルモン（growth hormone：GH）を分泌する細胞である somatomammotroph からも分泌され，これらの細胞では GH と PRL の両方を分泌する．Lactotroph 群のうち，65%が大型細胞であり，ドーパミン（DA）反応性をもち，残りの細胞は中型，小型細胞であり，DA の抑制を受けない．

ヒト下垂体では，lactotroph は細胞全体の15〜25%であり，年齢や性別でその数に変化はみられない[1)〜3)]．Lactotroph には 2 つの系統があり，①大型細胞（多角伸長細胞）となり，毛細血管付近にあるものと，②小型，中型細胞で，前葉の後外側に存在する[4)]ものである．大型細胞は高密度に分泌顆粒をもち，分泌を休止しており，小細胞は低密度に分泌顆粒をもち，ホルモンを分泌していることが電子顕微鏡によって観察された[3)4)]．これらの細胞内で，粗面小胞体のリボソームで PRL が合成され，ゴルジ体の分泌顆粒内に収納され，分泌刺激を受け，エキソサイトーシスによって毛細血管に分泌される．このような分泌顆粒の密度の違いは，lactotroph が異なった細胞タイプで存在していることを示し，貯蔵と分泌という異なった機能の細胞であると考えられる．

プロラクチン分泌の調節

PRL の分泌は律動的であり，サーカディアンリズムをもつ．血中 PRL の値は起床後 2〜3 時間が最も低く，睡眠中が最も高くなる．血中 PRL 値は男性よりも女性で高い．

PRL は授乳中，睡眠時，ストレスおよびエス

表1　プロラクチンを上昇させる因子

生理的因子	薬物因子	病理的因子
・睡眠	・TRH	・下垂体 PRL 産生腫瘍
・運動	・経口避妊薬	・視床下部-下垂体機能障害
・食事	・エストロゲン薬	・甲状腺機能低下症
・飲水	・麻酔薬	・肝機能不全
・精神的ストレス	・ドーパミン受容体阻害物質	・慢性腎不全
・排卵月経周期	フェノチアジン系	・胸部外傷
排卵期	クロルプロマジン	
黄体期	ブチロフェノン系	
・妊娠	ハロペリドール	
・授乳，乳房刺激	ベンザミド系	
	スルピリド	
	メトクロプラミド	
	・三環系抗うつ薬	
	・ドーパミン生成抑制物質	
	レセルピン	
	α-メチルドパ	

〔Biller BM, et al：Guidelines for the diagnosis and treatment of hyperprolactinemia. J Reprod Med 1999：44：1075-1084 より引用〕

表2 プロラクチン分泌を制御する物質

促進因子	抑制因子
TRH	ドーパミン
グレリン	ノルアドレナリン
VIP	GABA
アンギオテンシンⅡ	セロトニン
エストロゲン	ヒスタミン
内因性オピオイド	ソマトスタチン
セロトニン	グラニン
バゾプレッシン	コレシストキニン
ニューロテンシン	オレキシンA
ボンベシン	コルチスタチン
サブスタンスP	NO
オキシトシン	
ニューロペプチドY	
ガラニン	
カルシトニン	

〔Ignacak A, et al：Practin-not only lactotrophin A "new" view of the "old" hormone. J Physiol Pharmacol 2012；63：435-443 より引用・改変〕

表3 高プロラクチン血症の原因疾患と頻度

原因疾患	頻度（％）
Chiari-Frommel 症候群	12.8
Argonz-del Castillo 症候群	17.8
間脳腫瘍	2.6
プロラクチノーマ	34.3
先端巨大症に伴うもの	4.0
原発性甲状腺機能低下症	5.2
薬剤服用に伴うもの	8.6
その他	14.7
合計	100

〔小池浩二，他：排卵障害．新女性医学大系13．中山書店，2000；pp135-152 より引用〕

トロゲン投与後で上昇する（**表1**）[5]．また，健常者や妊婦においては食後1時間以内に上昇するが，下垂体腺腫の症例ではこの現象はみられない．妊娠中においてエストロゲンはlactotrophの増殖に働き，下垂体は非妊娠時の約2倍になる．授乳中は，吸綴刺激が短期間ではあるがPRLの分泌を促すが，詳細な機序についてはわかっていない．吸綴刺激が視床下部のオピオイドニューロンを活性化するのではないかと考えられている．オピオイドの分泌はDA分泌を抑制し，lactotrophでの作用を妨げることが示唆されている[6]．

PRLの分泌を制御するおもなものは視床下部の弓状核や視床下部室傍核から分泌され，抑制作用をもつDAである．DAは神経終末から放出され，下垂体門脈を通り下垂体に送られる．これにより，DAは下垂体に到達し，lactotrophのD2受容体に結合することによりPRLの分泌を抑制する．

弓状核の培養実験系において，PRLの添加は濃度依存的にDAを放出した．視交叉前域を含む部位の培養実験系ではDAの投与はGnRH分泌を抑制したが，PRLはGnRH分泌には影響を及ぼさなかった．上昇したPRLが視床下部のDAニューロンに作用してDAの代謝回転を亢進させ，GnRH分泌を抑制していると考えられている．ノルアドレナリンニューロンの活性化はLHやGnRH分泌を促進すると考えられている．視床下部正中隆起部にノルアドレナリンを投与するとGnRH分泌を促進，脳室にノルアドレナリンを投与すると血中LHを上昇させる．

PRLのGnRH分泌抑制作用はαアドレナリン受容体阻害薬，副腎皮質刺激ホルモン放出ホルモン（critical relative humidity：CRH）のアンタゴニストやオピオイド受容体のアンタゴニスト（ナロキソン）の投与で阻止される．

PRL分泌促進因子は甲状腺刺激ホルモン放出ホルモン（thyrotropin-releasing hormone：TRH）や血管作動性腸管ペプチド（vasoactive intestinal peptide：VIP）があげられる（**表2**）[6]．

PRLの分泌過剰により乳汁漏出や排卵障害による月経不順などの症状が現れる（**表3**）[7]．

1）腫瘍性高PRL血症

高PRL血症を生じる原因にはこのうち下垂体腺腫，ラトケ嚢胞，頭蓋咽頭腫などがあげられる．その中でも，若い女性の月経不順の原因で最も多いのが下垂体腺腫である．下垂体腺腫は下垂体そのものから発生し，基本的には良性である．20歳代女性によくみられる．また，非機能性下垂体腺腫やラトケ嚢胞，頭蓋咽頭腫などでも高PRL血症が生じることがある．この原因は腫瘍が下垂体柄を障害して機能性高PRL血症と同じ病態になるためである．

2）機能性高 PRL 血症

　ストレスや様々な原因によって視床下部からのホルモンバランスが崩れて結果的に下垂体からの PRL 分泌異常をきたすものをいう．視床下部は DA により下垂体からの PRL 分泌を抑制することで制御している．この制御がうまくいかないと高 PRL 血症となる．

3）薬剤性高 PRL 血症

　薬剤の中には DA を抑える働きのある薬があり，このような作用をもつ薬を服用すると PRL が高値となる．睡眠薬，精神安定剤ならびに一部の胃薬などにこのような作用があり，これらの薬を服用すると一時的に高 PRL 血症をきたす．

● 文　献 ●

1) Zimmerman EA, et al：Prolactin and growth hormone in patients with pituitary adenomas：a correlative study of hormone in tumor and plasma by immunoperoxidase technique and radioimmunoassay. J Clin Endocrinol Metab 1974；38：577-585.
2) Halmi NS, et al：Prolactin and growth hormone cells in the hunlan hypophysis：a study with immunoenzyme histochemistry and differential staining. Cell Tissue Res 1975；158：497-507.
3) Flavio M（ed）：Prolactin secretion：a multidisciplinary approach. Academic Press Inc, 1984；pp353-369.
4) Kalman K（ed）：Pituitary diseases. CRC Press Inc, 1980；pp75-92.
5) Biller BM, et al：Guidelines for the diagnosis and treatment of hyperprolactinemia. J Reprod Med 1999；44：1075-1084.
6) Ignacak A, et al：Practin-not only lactotrophin a "new" view of the "old" hormone. J Physiol Pharmacol 2012；63：435-443.
7) 小池浩二，他：排卵障害；新女性医学大系 13．中山書店，2000；pp135-152.

第2章 ホルモンの基礎知識

13 エストロゲンの構造と生合成

生水真紀夫

構造

エストロゲンは，エストロゲン受容体に結合してホルモン作用を示す化合物の総称である．生体内で生合成される天然物のほか，化学反応により人工的に合成されたものが多数存在する（**図1**）．エストロゲンには，骨格にステロイド環をもつステロイド系化合物ともたない非ステロイド系化合物とがある．

ヒトのエストロゲンは炭素数が18のステロイドで，A環は3位に水酸基を有する芳香環である．水酸基数が1つのエストロン（E_1），2つのエストラジオール（E_2），3つのエストリオール（E_3）などがあるが，エストロゲンとしての生物学的作用はエストラジオールが最も強い．エストロンの作用は，生体内では主としてエストロンから転換されたエストラジオールの作用による．ウマでは，B環にも二重結合をもつエストロゲン（エクイリン）が合成される．牝馬尿を原料とするエストロゲン製剤（プレマリン®）にはエクイリンが含まれており，ヒトではエストロンを経てエストラジオールに転換され作用を示す．

植物では，ステロイド構造をもたないフラボ

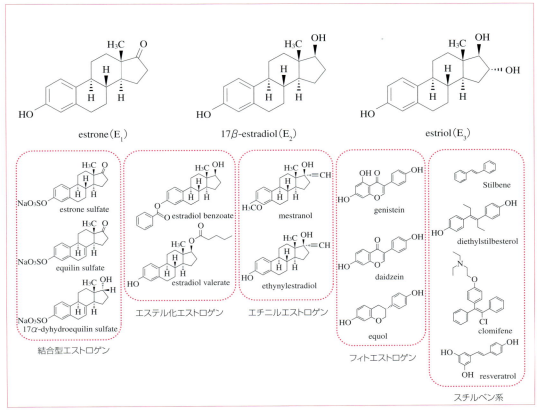

図1 エストロゲンの構造

ノイドが多く合成され，その一部がエストロゲン作用を示す（フィトエストロゲン）．代表的なものにイソフラボン類に属するダイゼインやゲニスタインがある．ダイゼインが示すエストロゲン作用はダイゼインそのものの作用ではなく，腸内細菌によりダイゼインを原料にして作られるエクオールの作用である．エクオール産生菌を腸内にもたない非エクオールプロデューサー（日本人の60％，欧米人の75％）はダイゼインをエクオールに転換できないので，大豆イソフラボンを摂取してもエストロゲン効果（更年期障害症状の消失や骨代謝改善効果）が発現しない．

スチルベン系化合物も非ステロイドで，その一部がエストロゲン作用を示す（ジエチルスチルベステロール，ヘキソステロールなど）．エストラジオールの3位に相当する位置に水酸基をもつ芳香環が対称性に存在している化合物が多い．ジエチルスチルベステロールはエストロゲン作用が強く，胎児被曝により腟癌を発生させたことで有名である．クロミフェンもスチルベン構造を有する．サーチュイン遺伝子の活性化で有名なレスベラトロールは天然の化合物で，エストロゲンあるいは抗エストロゲン作用を示す．

$17α$位にエチニール基（HC≡C−）が導入されたエストロゲン（メストラノール，エチニールエストラジオール）は，強い生物活性を示す．

合成・代謝

ヒトでは，アンドロゲンを基質としてアロマターゼによりエストロゲンが産生される（図2）．アロマターゼは，アンドロゲン（炭素数19個）のメチル基（C19位，A環とB環の核間に存在）に3回にわたって酸素原子を導入し，最終的にC19位炭素をギ酸として取り除く．この結果，炭素数が18個に減じ，A環に二重結合と水酸基（3位）が導入されて芳香環となり，エストロゲンが生成される．この反応では，酸素分子3個とNADPH 3個が消費され，ギ酸と水が生成される．

基質となるアンドロゲンが，アンドロテンジオンの場合は3位に水酸基が1つ導入されてエストロンが産生される．基質がテストステロンの場合は，（すでに$17β$位に水酸基が存在しているので）産生されるエストロゲンは水酸基2つを有するエストラジオールとなる．エストロンとエストラジオールは17位水酸化活性をもつ酵素により相互に転換される（図2）．この相互転換は，不活性型−活性型間の変換であり，エストロゲン作用の強度調整機構としての意義をもつ．さらに，エストロンは硫酸抱合を受ける．硫酸抱合体は，不活性型で血中に比較的大量に存在し，スルファターゼ活性をもつ細胞ではエストロンを経てエストラジオールに逆転換されてエストロゲン作用を示すことができる（図2）．したがって，エストロゲンサルフェートは，エストロゲンのリザーバーとしての役割をもつ．

エストロゲンの排泄と活性調節

エストロゲンは，硫酸抱合のほかグルクロン酸抱合を受けて極性が増し，尿中に排泄される（図2）．肝臓で複数のチトクローム P450 代謝酵素により2位，4位，16位などに水酸化を受けたのち抱合される．

卵巣の顆粒膜細胞は，アロマターゼとともに17β-hydroxysteroid dehydrogenase type 1 を発現しており，エストラジオールを産生する．これに対し，子宮内膜は，卵胞期にエストラジオールの作用を受けて増殖するが，分泌期に入ると17β-hydroxysteroid dehydrogenase type 2 を発現してエストラジオールを活性のより低いエストロンに転換する．この結果，エストラジオールの作用は弱まり，内膜は黄体ホルモン作用により傾く．ヒトでは黄体期にも卵胞期に匹敵するエストロゲンが血中に存在するにもかかわらず子宮内膜は分泌期像を示すが，これには内膜局所での不活化が関与している．このような末梢組織によるホルモン作用の調節は，従来標的臓器とよばれていたエストロゲン反応性組織が，

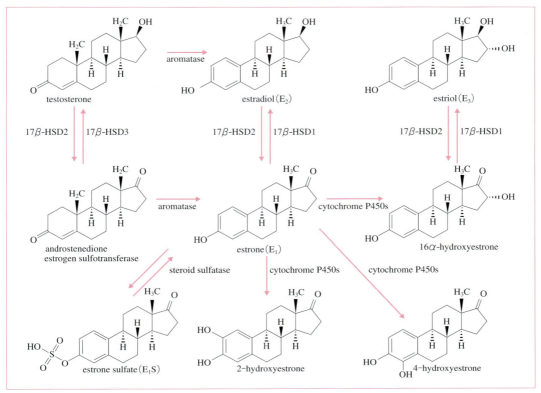

図2 エストロゲンの合成代謝経路

単純な「標的」ではないことを示す一例である．

エストロゲンは，血中では大部分が性ステロイドホルモン結合グロブリン（sex hormone binding globulin：SHBG）に結合した結合型エストロゲン，もしくは硫酸抱合体として存在しており，不活性である．妊娠中にはエストロゲンの作用によりSHBGが増加する．逆に，局所で合成され作用するエストロゲン（in situ estrogen）には結合蛋白が結合していない．そのため，血中エストロゲンに比し濃度あたりの生物活性は局所合成エストロゲンで高い．

製剤・投与ルート

食物中に存在する天然型エストロゲンは，消化管で吸収されたのち門脈を経て肝臓で不活化され，エストロゲン作用を失う．このため治療目的にエストロゲンを投与するには，天然型の投与量を増やして経口投与（結合型エストロゲンやエストラジオール），あるいは肝臓での不活化を受けにくくした合成化合物（エチニールエストラジオールなど）を経口投与，（油性徐放剤〔安息香酸エストラジオール，吉草酸エストラジオール〕として）筋肉内投与するなどが行われている．最近では，ゲルやパッチを担体として経皮的に投与することが可能となっている．経皮投与では，肝臓の初回通過効果（凝固因子の合成亢進など）なしに天然型エストロゲンを投与することができる．

●文　献●

1) Thomas MP, et al：The structural biology of oestrogen metabolism. J Steroid Biochem Mol Biol 2013；137：27-49.

第2章 ホルモンの基礎知識

14 エストロゲン受容体の構造と機能

生水真紀夫

● 受容体と作用の分子機序

1) エストロゲン受容体(ER)

エストロゲンには，3種類の受容体がある（図1，2）．ERα，ERβは核内転写因子で，エストロゲンとの複合体はゲノムDNAに結合し転写を亢進（もしくは抑制）させる．DNAへの結合には，特異的塩基配列（エストロゲン応答領域，estrogen responsible element：ERE）への直接的結合と，DNA上に結合した別の転写因子（AP1など）を介する間接的結合とがある（図2）．間接的結合による遺伝子の発現調節は，DNA配列から直接予測することはできないが広汎なエストロゲンの作用を理解する上で大切である．

ERαは，子宮内膜・卵巣の莢膜細胞・乳腺のほか精巣上体・前立腺・骨・脳・血管などに広く発現している（図3）．ERαは，古くから知られた"エストロゲンの内分泌作用"のおもな担い手である．ERβは，立体構造がERαと少し異なるアイソフォームで，発育卵胞の顆粒膜細胞に強く発現しているほか，大腸・前立腺上皮・精巣・骨髄・唾液腺・血管内皮・脳・前立腺などに発現している．前立腺や卵巣など，ERαとERβがともに発現している臓器も多い．両者が発現している細胞では，ERαが"エストロゲン作用"を担うのに対して，ERβは抑制的

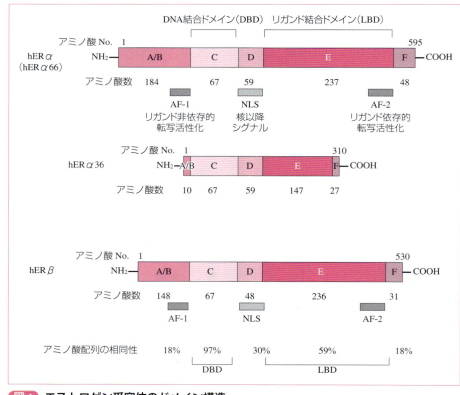

図1 エストロゲン受容体のドメイン構造

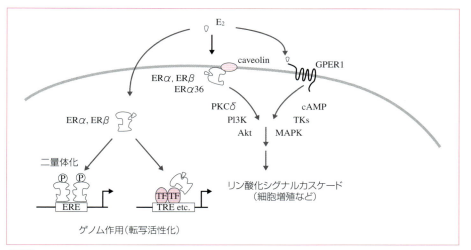

図2 エストロゲン受容体による情報伝達機序

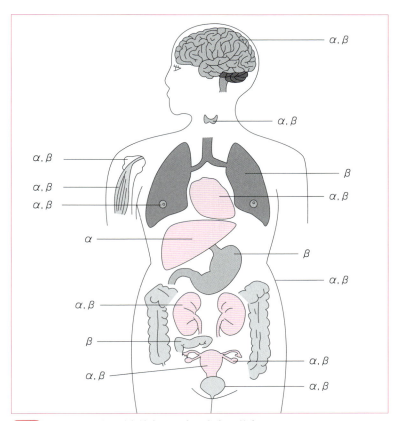

図3 エストロゲン受容体（α・β）の全身の分布

（dominant negative）に働くのがふつうである（Böttner 245）．子宮内膜では，ERαが増殖を促進し，ERβが増殖抑制に働いている．ERβは，乳腺・卵巣・前立腺のがんの発育にも関与している．ERβには，5種類のsplicing variantsが存在するが，腫瘍抑制的に作用するERβ1（野生型）の欠損は進行前立腺癌にしばしば認められる．ERβ2が発現している前立腺癌は骨転移・

骨溶解をきたしやすい．

　3つめのエストロゲン受容体は，細胞膜上などに存在する受容体 G protein-coupled estrogen receptor 1（GPER1）である（**図1**）．7回膜貫通型 G 蛋白共役型受容体で，細胞外でエストロゲンと結合して，MAPK や IP3 などのリン酸化シグナル系を活性化することで，蛋白合成を介することなくかつ迅速に細胞機能を調節できる（非ゲノム作用）．GPER1 は，おもに腫瘍の増殖進展にかかわっていると考えられている．

　なお，ERαや ERβもその一部が膜型受容体として機能している．ERα36 は，そのうちの一つで ER 遺伝子の多重プロモーターから転写され 3' 側の 2 つの exon を欠如した転写産物に由来する（**図1**）．膜型受容体として細胞増殖シグナルの活性化に働く．また転写活性化ドメインを欠くため細胞質中の ERα36 は ERαに対して dominant negative に作用する．ERαは乳癌などの発がんや進展に関与している．

2）ゲノム作用と非ゲノム作用

　上述のようにエストロゲンの作用は，核内でゲノム DNA と結合して転写を調節する作用（ゲノム作用）と膜受容体に結合して細胞内のシグナル系を活性化させ細胞機能を調節する作用（非ゲノム作用）とに分けることができる．前者は，mRNA 転写・蛋白合成を介するために細胞機能変化に 6～12 時間程度を要するのに対し，後者のリン酸化シグナル系を介した細胞機能変化は数分から数十分で認められる．

3）エピジェネティック作用

　この 2 つの作用に加えて，最近ではエピジェネティック作用が注目されている．この作用は，DNA 配列の変化をきたさずに遺伝子発現パターンなどが娘細胞に伝える作用である．これには，ヒストンのリン酸化やメチル化，DNA 自体のメチル化（メチル化シトシン）などが知られている．これらの化学修飾により転写開始部位付近の立体構造が変化し，転写因子等の DNA へのアクセスが容易もしくは困難になることで転写速度が変わる．これらの修飾には，エストロゲン ER 複合体によってリクルートされる様々なヒストン修飾酵素・DNA メチル化酵素などが関与する．

　エストロゲンは，多くの miRNA の発現を増加または低下させることにより転写後調節も行っている．さらに，エストロゲンはこれらの酵素や ER 遺伝子の発現量自体を変化させることによる調節も行っている．

●文　献●

1) Böttner M, et al：Estrogen receptor beta：tissue distribution and the still largely enigmatic physiological function. J Steroid Biochem Mol Biol 2014；139：245-251.
2) Su X, et al：ER-α36：a novel biomarker and potential therapeutic target in breast cancer. Onco Targets Ther 2014；7：1525-1533.

15 エストロゲンの作用

生水真紀夫

内分泌作用とパラクライン作用

卵巣が産生するエストロゲンは血液を介して，乳腺や子宮などのエストロゲン標的臓器に運ばれて作用を発揮する（内分泌作用）．さらに，エストロゲン標的細胞自身がアロマターゼを発現しエストロゲン（*in situ* estrogen）を合成している．この *in situ* estrogen は，産生細胞自身とその近傍で作用（パラクライン作用）している．循環血による希釈を受けないこと，結合蛋白による不活化を受けないことから，*in situ* estrogen は効率よくエストロゲン作用を発揮できる．閉経前の女性では，エストロゲン作用の 75％が *in situ* estrogen に，25％が endocrine estrogen に由来する作用と見積もられている．

In situ estrogen は血中濃度の上昇にほとんど寄与しないが，脂肪組織は例外で，組織量が多いため産生されたエストロゲンが血中濃度を上昇させる．

性ホルモン・性ホルモン外の作用

エストロゲンは，子宮内膜細胞や乳腺細胞の増殖に加え，脂質代謝（肝臓での TG 合成）・骨作用（骨量の増加，骨端の閉鎖）・心血管作用（抗動脈硬化）・脳神経作用（認知能の向上）等の代謝ホルモンとして広汎な生理作用を示す．

1）選択的エストロゲン受容体調節薬（selective estrogen receptor modulator：SERM）

エストロゲンは，受容体と結合してエストロゲン作用を示す化合物と，逆にエストロゲン作用を弱める化合物とに分けることができる．

しかし，実際の化合物は両方の作用を併せ持っており，その作用は細胞の種類やおかれた環境によって変化する．そこで，エストロゲン薬，抗エストロゲン薬という大別に変えて，最近では選択的エストロゲン調節薬という呼称が使われるようになっている．

たとえば，ラロキシフェンは，骨に対してはエストロゲン作用を，子宮内膜細胞に対して逆に抗エストロゲン作用を示す．内膜癌のリスクを高めることなく，骨粗鬆症の治療を行うことができる SERM である．内膜癌の細胞の環境による作用の違いの例としてはタモキシフェンがある．タモキシフェンはエストロゲン受容体に結合して，エストラジオールよりはるかに弱い転写亢進活性を示す．このタモキシフェンを投与するとエストラジオールの作用は弱められるので乳癌治療に用いられる．しかし，まったくエストラジオールのない状況での投与は，逆にエストロゲン作用を発揮する可能性がある．

●文　献●

1) Vrtacnik P, et al：The many faces of estrogen signaling. Biochemia Medica 2014；24：329-342.

第2章 ホルモンの基礎知識

16 エストロゲンの産生・分泌の調節

生水真紀夫

エストロゲン産生の調節

　血中および組織中のエストロゲン濃度は，主として合成酵素であるアロマターゼの発現レベルにより制御されている．アロマターゼによるエストロゲン合成反応は一方向性で，逆向の反応はないため合成速度でおもな調節が行われている（第2章「13．エストロゲンの構造と生合成」図2）．すなわち，アロマターゼが発現すればエストロゲンが蓄積して血中濃度は上昇する．このことは，細胞あたりの発現量としてはそれほど高くないレベルにもかかわらず，持続的にアロマターゼが発現することで血中濃度が高値となることをよく説明する．この持続的な発現による血中エストロゲンの高値の例としては，アロマターゼ過剰症がある．アロマターゼ過剰症では，低いレベルではあるが持続的（構成的）にアロマターゼが発現することで血中エストロゲンの上昇をきたしている例が多い．

　組織内のエストロゲン産生には，エストロゲンサルフェートからの産生を触媒するエストロンサルファターゼも関与している（第2章「13．エストロゲンの構造と生合成」図2）．ここでは，アロマターゼの調節について説明する．

アロマターゼ発現臓器（腺性組織と腺外組織）

　アロマターゼは，胎盤（合胞体絨毛細胞），性腺（顆粒膜細胞，Sertori細胞）で高発現している（腺性組織）．このほかに脂肪，骨，脳（視床下部，海馬，扁桃体），冠動脈，種々の胎児組織（肝臓，皮膚，腸管，性腺）などに発現している（腺外組織）．これらの腺外組織は，エストロゲン受容体を発現しており，従来標的と見なされていた細胞である．さらに，アロマターゼは子宮内膜症，子宮筋腫，肝硬変，乳癌，子宮内膜癌）などの病態で発現が亢進することが知られている．乳癌では，癌組織周囲の前脂肪細胞などにアロマターゼが発現し，局所で産生されるエストロゲンが乳癌の発生と発育進展に関与している．閉経後の乳癌組織では，組織内エストロゲン濃度が閉経前の正常乳腺内濃度より高い．

アロマターゼ遺伝子とその発現調節

　アロマターゼはチトクロームP450ファミリーに属する酵素で，15番染色体（15q2.1-2.2）上のアロマターゼ遺伝子CYP19A1によりコードされる．CYP19A1は，183 kbの比較的大きな遺伝子で，少なくとも10個のプロモーターと10個のexonよりなる（図1）．蛋白コード領域は，exon 2-10に存在する．おのおののexon 1は，その5'上流に独自のプロモーターがあり，多重プロモーター構造となっている．

　それぞれのプロモーターには，転写開始点の数十塩基上流に基本転写因子群が結合するコア-プロモーター領域と，さらにその上流に組織特異的な発現や制御にかかわる転写調節領域をもつ．各プロモーターからの一次転写産物から，スプライシングによりイントロンが除かれることにより，exon 2-10が共通でexon 1配列のみの異なる転写産物が生成される．アロマターゼ蛋白はexon 2-10にコードされているので，これらのexon 1に由来する転写産物のコードするアロマターゼ蛋白はすべて同一アミノ酸配列となる．

　各プロモーターは臓器ごとに選択的に発現す

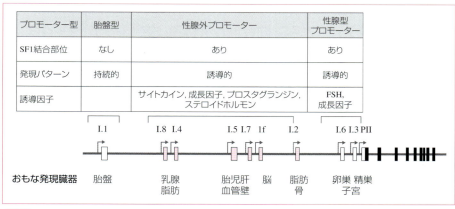

図1 アロマターゼ遺伝子の構造とプロモーターの特徴

る。この結果，アロマターゼは1つの遺伝子にコードされているにもかかわらず，臓器ごとに異なる発現調節が可能となっている。

プロモーターの中で最も下流（3'側）に存在するプロモーター（PII）は，性腺に発現する。I.3, I.6プロモーターはPIIのすぐ上流に存在し，PIIと転写制御領域を共有していることからPIIとともに性腺型プロモーター群の異なる転写開始点と理解できる。PIIとI.3はともにFSHやIGF-1により発現が亢進する。1fプロモーターは脳で発現するプロモーターで，テストステロンにより発現が亢進する。I.4プロモーターは脂肪や肝臓に発現するプロモーターで，グルココルチコイドやIL6・TNFαなどのサイトカインで発現が亢進する。最上流のI.1は胎盤で発現するプロモーターで，レチノイン酸などで発現が亢進する。

アロマターゼのプロモーターはその構造や発現制御の特徴から，I.1とそれ以外のプロモーターの2つに分けることができる（**図1**）。後者はステロイド産生細胞に特徴的な転写因子SF-1（あるいはLHRH1）の結合部位を有するプロモーターで，常態ではアロマターゼ発現は厳密に抑制されており，特定の刺激が加わったときにのみ発現してエストロゲンが産生される。これに対して，I.1は胎盤で常時高いレベルで発現している。I.1プロモーター配列にSF1の結合部位はなく，ステロイド産生関連遺伝子としての特徴を備えていない。これは，I.1プロモーターが内因性レトロウイルスMER25由来（long terminal repeat）に由来しているためである。同じくMER25内因性レトロウイルスに由来するsyncythin遺伝子は，絨毛細胞に細胞融合を誘導して特徴的な合胞体絨毛細胞の形成に働く遺伝子である。I.1プロモーターは，アロマターゼ遺伝子の最上流にあってsyncyhtin同様に合胞体絨毛細胞に発現し，アロマターゼの多重プロモーターの一つとなったものである。

アロマターゼの発現量の調節には，上述のmRNAの転写速度による制御のほか，miRNAによるmRNAの分解，ヒストン蛋白のリン酸化等による修飾・ゲノムのメチル化修飾による転写調節，アロマターゼ蛋白のリン酸化による酵素活性制御，オートファジーによる蛋白分解による制御など様々なエピジェネティック制御がかかわっている[1]。

● 文　献 ●

1) Thomas MP, et al：The structural biology of oestrogen metabolism. J Steroid Biochem Mol Biol 2013；137：27-49.
2) Stocco C：Tissue Physiology and Pathology of Aromatase. Steroids 2012；77：27-35.

17 プロゲステロンの構造と生合成

浅田裕美　杉野法広

プロゲステロンの構造

プロゲステロンはコルチゾールやテストステロンのようなほかの内因性ステロイドと同様に Δ^4–3–ケトン構造をもち，17β 位にはアセチル基が存在している．プロゲステロンの化学構造をいろいろと変化させてその生物学的活性を比較した場合，17β–アセチル側鎖が生物学的活性と関連して重要であると考えられるのに対して，この 17β–アセチル側鎖が水酸基に置き換わったステロイドでも，ほかの構造上の条件が満たされればプロゲステロン様作用をもつことが知られている．

プロゲステロンの産生部位

卵巣，副腎皮質，胎盤といった内分泌臓器においてステロイドホルモンを産生する過程でプロゲステロンは生合成される．卵巣の黄体細胞や胎盤（合胞細胞）からのプロゲステロン分泌は，子宮内膜の分泌期像の形成ならびに妊娠維持という黄体ホルモン本来の作用を発揮するが，副腎皮質から分泌されるプロゲステロンは極少量で，コルチコイドやアンドロゲンの前駆物質としての意義が主である．

①
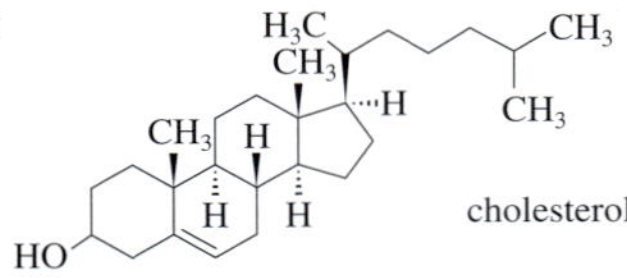
cholesterol

②
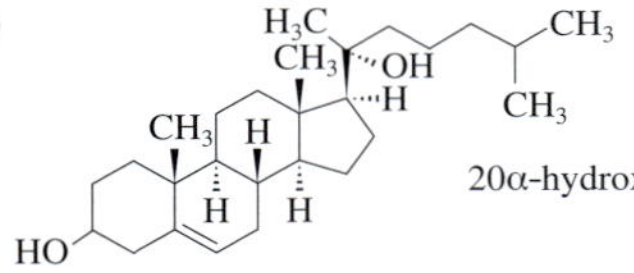
20α-hydroxy-cholesterol

③
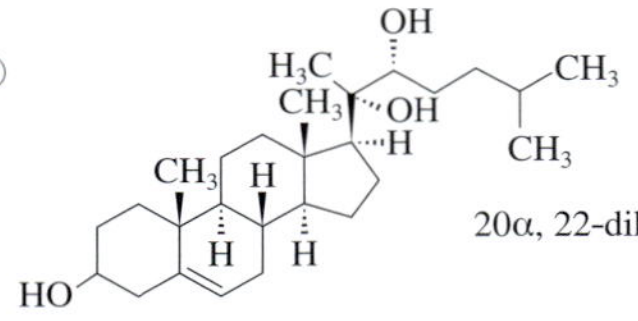
20α, 22-dihydroxy-cholesterol

④
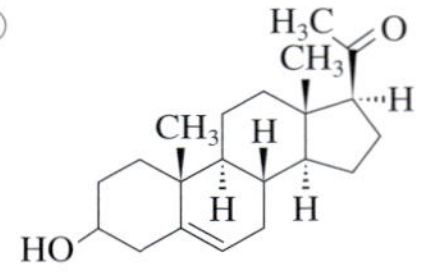
pregnenolone

⑤
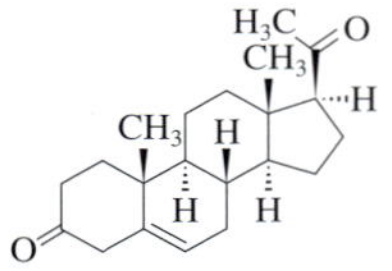
$\Delta^{5(6)}$-pregnene-3, 20-dione

⑥
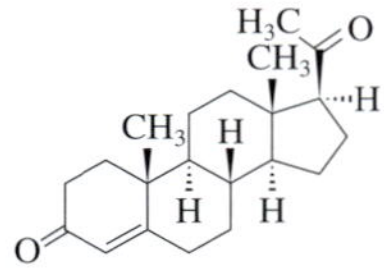
progesterone

図 1　コレステロールからプロゲステロンの生合成

プロゲステロンの生合成

プロゲステロンをはじめとしてステロイドホルモンはコレステロールを経て作られる．プロゲステロンの基質であるコレステロールは，おもに血中の低比重リポ蛋白コレステロール（low density lipoprotein cholesterol：LDL–C）から供給されるが，卵巣，副腎においては *de novo* の合成も可能である．LDL–C は細胞膜上の LDL 受容体に結合し，ステロイド産生細胞内に，エンドサイトーシスによって取り込まれる．エンドソームで受容体から解離した LDL–C がライソゾームによって加水分解されることによりコレステロールエステルが遊離型コレステロールとして供給される．また脂肪顆粒中に貯蔵されているコレステロールエステルもプロゲステロン

合成に利用される．遊離型コレステロールはステロールキャリア蛋白2によりミトコンドリアへ輸送され，steroidogenic acute regulatory protein (StAR) によりミトコンドリア外膜から内膜へ輸送される．そして，ミトコンドリア内膜に存在するコレステロール側鎖切断酵素 (cholesterol side chain cleavage enzyme：p450scc) によりコレステロール側鎖が切断されることによりプレグネノロンが生成される[1)2)]（図1）．StARの作用がステロイドホルモンの生合成の律速段階となっている．その後，プレグネノロンはミトコンドリアから細胞質に出て小胞体において3β-ヒドロキシステロイド脱水素酵素（3β-hydroxysteroid dehydrogenase：3β-HSD）によりΔ^5-プレグネン-3,20-ジオンとなり，次いでΔ^5-3β-ケトステロイドイソメラーゼの作用を受けてプロゲステロンになる[1)〜3)]（図1）．この反応にはnicotinamide adenine dinucleotide (NAD) が補酵素として働く．

胎盤では酢酸をコレステロールに変換する酵素がほとんどないため母体血中コレステロールを利用してプロゲステロンが合成される．中間代謝産物であるプレグネノロンは，胎盤で豊富な3β-HSDによってプロゲステロンに変換され母体血中に戻される．

●文　献●

1) 大久保智治，他：プロゲステロンの構造，産生部位，生合成．日本臨床 2006；64：421-425．
2) Vahouny GV, et al：Sterol carrier protein2 (SCP2)-mediated transfer of cholesterol to mitochondrial inner membranes. Biochem Biophys Res Commun 1984；122：509-515.
3) Straus JFIII, et al：Molecular basis of ovarian steroid synthesis. In：The ovary. Blackwell Scientific, 1991；pp25-72.

18 プロゲステロン受容体の構造と機能

浅田裕美　杉野法広

● プロゲステロン受容体の構造

ヒトのプロゲステロン受容体（progesterone receptor：PR）にはPR-AとPR-Bの2つのアイソフォームが存在する．PR-AとPR-Bは中央部にDNA結合ドメイン（DNA binding domain：DBD）を，C末端側にリガンド結合ドメイン（ligand binding domain：LBD）を有するというステロイドホルモン受容体スーパーファミリーに共通した構造を有する（図1）[1]．PR-Aは分子量81 kDa，PR-Bは分子量116 kDaである．これらのアイソフォームは染色体11q22に存在するPR遺伝子の8つのexonにコードされ，同一遺伝子の異なるプロモーターから転写される．このPR遺伝子の異なる転写開始点から転写される2種類のmRNAである，PR-A mRNAとPR-B mRNAより，PR-AならびにPR-Bがそれぞれ翻訳される（図2）[2]．PR-Aは，完全長であるPR-BのN末端に位置する164個のアミノ酸が欠損したアイソフォーム（splicing variant）である．

1）DNA結合ドメイン（DBD）

標的遺伝子のエンハンサー（またはサイレンサー）領域にあるプロゲステロン応答配列（progesterone response element：PRE）を認識し結合する．PREを有するプロモーターに対する転写活性はPR-BがPR-Aより2〜5倍強い．しかも，プロゲステロンが結合したPR-Bは遺伝子を活性化するが，PR-AはPR-B活性を調節または抑制する．

2）リガンド結合ドメイン（LBD）

C末端側のLBDにプロゲステロンが結合する．LBDには，AF（activation function）-2とよばれる転写活性化ドメインが存在する．このAF-2の転写活性能は，リガンド結合依存的に促進される．PR-AならびにPR-Bは，A-AまたはB-Bの同種二量体（homodimer）もしくはA-Bの異種二量体（heterodimer）を形成して標的遺伝子に作用するが，LBDは受容体の二量体形成に関与する．二量体形成におけるLBDの意義はDBDよりも重要であると考えられている．

3）その他の機能ドメイン

ヒンジドメイン（hinge domain：H）は，DBDとLBDの間に存在する．DBDのC末端からこのドメインのN末端に核移行シグナルが存在し，リガンド非結合型PRがおもに核内に局在することを規定している．

DBDのN末端側にはAF-1が存在する．AF-1は，リガンド結合非依存的な転写活性化能を有する．PR-BはPR-AのN末端にB upstream sequence（BUS）とよばれる164アミノ酸の配列をもつ．この配列はAF-3とよばれるが，AF-1やAF-2と異なりそれ自身のみでは転写活性化能はもたず，AF-1やAF-2の機能の直接あるいは間接的な増強，あるいは，inhibitory domain（ID）の機能の抑制を介して転写を促進するものと考えられている．

BUSとAF-1の間の配列には，転写抑制活性をもつ領域が存在するが，特に，この領域のN末端のIDとよばれる140アミノ酸がその抑制活性の中心と考えられ，PRとcorepressorであるsilencing mediator of retinoid and thyroid hormone（SMRT）受容体との相互作用に関与することが明らかにされている．なお，この転写抑制活性は，PR-Aに特異的であり，PR-Bにも同一の配列があるにもかかわらず，その抑制活性を認めないが，これは，PR-BにおけるIDの活性が，BUS（AF-3）の存在によって抑制されている

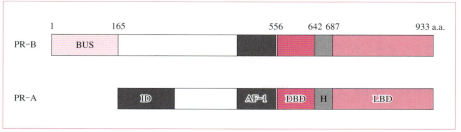

図1 ヒトプロゲステロン受容体の一次構造

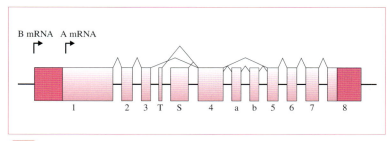

図2 ヒトプロゲステロン受容体の遺伝子構造

ことによるものと考えられている[3]．

これらPR-AとPR-Bの受容体機能の相違についての研究が進められ，*in vitro*では，これらの受容体の機能は，細胞の種類や標的遺伝子のプロモーターにより一定ではないものの，多くの細胞とプロモーターでは，PR-Bはリガンド結合依存的に標的遺伝子の転写活性を促進する一方，PR-AはそのPR-Bの機能を抑制する機能をもつことがわかっている．また，PR-AはPR-Bのみならず，エストロゲン受容体やグルココルチコイド受容体（glucocorticoid receptor：GR）などの他のステロイドホルモン受容体の転写活性をも抑制することが明らかにされている．

生殖内分泌臓器におけるプロゲステロン受容体の発現と機能

1）PR欠損マウスの解析

PR欠損マウスの解析により，PR-AとPR-Bの臓器における生理的な役割が明らかにされている．PR-A欠損マウスの雌では，排卵・子宮内膜の脱落膜化・着床が障害され，不妊を呈する．また，受精卵の受容能に関与する上皮の調整に破綻をもたらすが[4]，乳腺においては，明らかな形態，機能の変化を認めない．一方，PR-B欠損マウスの雌では，排卵・子宮内膜の脱落膜化・着床障害は生じず，不妊を呈さないものの，乳腺の発育障害が起こることが報告されている[5]．PR全欠損マウスでは，過排卵刺激にも反応せず，エストロゲン依存性に内膜過形成が起こる．

2）子宮内膜

ヒト正常月経周期においてPRの発現はダイナミックに変化する．子宮内膜での免疫組織学的検索において，PRの発現は，PR-AとPR-B，また子宮内膜上皮細胞と間質細胞で発現に解離がみられる．子宮内膜上皮細胞では，PR-AとPR-Bともに増殖期後期に発現最大となり，その後，分泌期後期に向けて減少する．一方，子宮内膜間質細胞では，PR-Bは上皮細胞と同様に変動するが，PR-Aは月経周期を通じて変動が少なく分泌期後期においても発現は維持されている．

3）性中枢

脳の発達においてPRの発現は変動し，雌雄で局在も異なる．PR欠損はマウスの性行動の

障害をもたらす．また，ラットの性行動におけるPRのプロゲステロン非依存性の機能としてドーパミンの関与も認められている．

4）乳腺

ヒト正常乳腺組織にはPR-AとPR-Bが同じレベルで発現している．

5）子宮筋

陣痛発来後の子宮筋において陣痛発来前と比較してPR-A mRNA発現が特異的に増加しPR-AとPR-Bの比率が逆転するとの報告がある．プロゲステロンによる子宮収縮抑制効果がPR-Aが増加することで解除され，その結果エストロゲン受容体を介する子宮収縮刺激が増加する可能性を示唆している．

●文　献●

1) 平田修司，他：プロゲステロン受容体の構造と機能. HORM FRONT GYNECOL 2011；8：355-363.
2) Misrahi M, et al：Structure of the human progesterone receptor gene. Biochim Biophys Acta 1993；1216：289-292.
3) Giangrande PH, et al：The opposing transcriptional activities of the two isoforms of the human progesterone receptor are due to differential cofactor binding. Mol Cell Biol 2000；20：3102-3115.
4) Lydon JP, et al：Mice lacking progesterone receptor exhibit pleiotropic reproductive abnormalities. Gene Dev 1995；9：2266-2278.
5) Mulac-Jericevic B, et al：Subgroup of reproductive functions of progesterone mediated by progesterone receptor-B isoform. Science 2000；289：1751-1754.

19 プロゲステロンの作用

浅田裕美　杉野法広

プロゲステロンの作用とその発現機構

プロゲステロンはいろいろな組織で幅広く生物学的作用を有する（表1）[1]．プロゲステロンは肝臓以外でも卵巣，視床下部，下垂体で代謝され，その代謝産物は生物学的作用を発揮する．プロゲステロンが種々の組織に作用することから，プロゲステロンの作用機序の研究に注目が集まり，2つの核内受容体であるプロゲステロン受容体（progesterone receptor：PR）-A，PR-B が同定され，これらは転写因子として働くことがすでに明らかとなっている．近年，核内受容体を介さないプロゲステロン作用が活発に報告されている．この作用の特徴は短時間での反応であることから，細胞膜や小胞体に存在する膜受容体を介した作用であるという報告が蓄積されている．核内受容体を介するシグナル伝達を"classical pathway"または"genomic"な作用とよび，最近注目されている膜型受容体を介するシグナル伝達を"non-genomic"な作用とよび区別している．

生殖内分泌臓器におけるプロゲステロンの作用

1）卵巣

プロゲステロンの作用機序には大きく5つあると考えられている（表2）．①核内受容体と結合して転写因子として作用する，②核内受容体と同じ受容体であるが，細胞膜やその付近に存在する受容体を介して作用する，③7回膜貫通型のG蛋白型膜受容体を介した作用，④progesterone receptor membrane component 1（PGRMC1）と membrane receptor complex composed of serpine 1 mRNA binding protein（SERBP1）を介した作用，

表1 プロゲステロンの作用（動物実験の結果も含む）

機能	促進的	抑制的
脳機能	GnRH 分泌 ドーパミン分泌 ゴナドトロピン分泌 脊椎前彎姿勢	背側中脳ニューロンの電気生理学的興奮性（ハムスター） 視床下部のノルエピネフリン誘導 cAMP ゴナドトロピン分泌（投与時期と量）
子宮発育・機能	子宮 uteroglobin 合成 子宮免疫反応（サイトカイン，プロスタグランジン，その他） プロゲステロンの子宮内膜増殖	子宮収縮 エストロゲンの子宮内膜増殖 （細胞分裂）
卵巣機能	黄体化（内莢膜細胞） 卵母細胞成熟（水陸両生動物） 卵巣蛋白分解酵素活性（卵胞破裂）	黄体崩壊 卵母細胞の膜結合 cAMP （水陸両生動物）
その他	精子先体反応とカルシウム流入 骨代謝（形成） 乳腺腺細胞増殖（細胞分裂） 乳腺腫瘍（ラット）	

〔Misao R, et al：Expression of progesterone receptor isoforms in corpora lutea of human subjects：correlation with serum oestrogen and progesterone concentrations. Mol Hum Reprod 1998；4：1045-1052 より引用〕

表2 卵巣におけるプロゲステロン受容体の発現と特徴

	核 PR	膜型 PR	PGRMC1/SERBP1
卵巣における発現細胞			
排卵前顆粒膜細胞	（＋）	未決定	（＋）
黄体細胞	（＋）＊	（＋）	（＋）
構造の特徴	核内転写因子	膜貫通型 G 蛋白	Single transmembrane domain：cytoplasm domain contains SRC homology domains
細胞内局在	核内 細胞膜付近の細胞質内	細胞膜	細胞膜，小胞体
細胞内情報伝達系	SRC kinases 核内転写因子	↓cAMP ↑Erk 活性	↑Protein kinase G 活性 ↓Basal ［Ca^{2+}］

＊：げっ歯類では同定されていない．

そして⑤その他の作用機序である．

ヒト黄体におけるPRの発現は，PR-Aが優位でPR-A，PR-Bとも黄体期初期と中期に比べ後期の発現が有意に低いと報告されている[1]．

7回膜貫通型のG蛋白型膜受容体のアイソフォームは，membrane progestin receptor（MPR）-α，MPR-β，MPR-γの3つが同定されている．妊娠ラット黄体では，MPR-αは妊娠20日目まで漸増するがその後急激に低下する．MPR-βは妊娠20日までは変化なく一定した発現であるが，その後急激に低下する．MPR-γは妊娠後期まで漸増する[2]．このように3つの受容体は異なって調節されているが，それぞれの特異的な役割は明らかにはなっていない．

PGRMC1は，顆粒膜細胞に発現しているほか，ヒトでは黄体化顆粒膜細胞にも発現がみられ，特に黄体細胞では高い発現を示す．PGRMC1の抗体の投与によってプロゲステロンの抗アポトーシス作用が阻止されることから，PGRMC1はプロゲステロンの抗アポトーシス作用機構にかかわっていると考えられている[3]．

SERBP1は，ラット顆粒膜細胞において細胞膜の細胞外表面に存在する膜型受容体の1つとして同定され，顆粒膜細胞のほか，内莢膜細胞，黄体細胞，卵巣表層上皮細胞にも出現している．この受容体を介した作用はPGRMC1と同様にプロゲステロンの抗アポトーシス作用に関与することがわかっている．

2）子宮

月経周期における子宮内膜の周期的変化は，主としてエストロゲン，プロゲステロンという2つの性ステロイドの作用による．月経血の流出が終わるころ，発育卵胞からエストロゲンの分泌が始まり，エストロゲンは子宮内膜の増殖とともに，子宮内膜細胞におけるエストロゲン受容体（estrogen receptor：ER）とPRの発現を促進するようになる．子宮内膜の増殖とそれに伴う細胞分裂は，間質細胞と豊富な腺組織である機能層でみられる．排卵が起こると黄体からプロゲステロンが分泌されるようになり，内膜は増殖相から着床に適した分泌期の構造へと変化する．この過程は，プロゲステロンがエストロゲンの内膜増殖促進作用を抑制すると解することもできる．機能層における細胞分裂は停止し，腺組織では着床に必要なグリコーゲンを含有するようになる．間質細胞は前脱落膜化に向けた変化を開始し，紡錘型の線維芽細胞が膨大化する．これらの前脱落膜細胞は機能層の上部に位置し，胚の着床に適した環境を形成する．このような間質細胞の分化は，cAMPレベルの上昇とプロテインキナーゼA経路の活性化により維持されているが，この細胞内刺激伝達系の活性化は同時に子宮内膜細胞のプロゲステロンへの反応性を高めることになる[4]．プロゲステロン分泌とともに変化し形成された分泌期内膜には同時にERとPRが発現する．排卵から10日程度経過した分泌期後期には両受容体の機能層での発現は消失するが，PRは内膜基底層に

おいて発現し続ける．妊娠が成立しなかった場合，黄体退縮とともにプロゲステロンが消退し，子宮内膜の機能層が剥脱し月経となる．

妊娠が成立すると，黄体や胎盤から分泌されるプロゲステロンは子宮内膜を脱落膜化し，着床の成立および妊娠の維持に働く．また，プロゲステロンは子宮筋にも作用し，子宮筋の自然運動を抑制して妊娠の維持に役立つ．

3）乳腺

思春期を迎え，第2次性徴により，乳房が発育を開始する．この時，まずFSHの急激な増量による卵胞の発育が開始し，エストロゲンの分泌が多くなる．エストロゲンは，乳管を発達させ，結合組織や脂肪組織の増量にも寄与する．初経後，排卵周期がみられるようになると，さらにプロゲステロンの作用も加わり，乳腺は発育する．プロゲステロンは腺胞を発達させるが，エストロゲンに前処置された乳管の分化も促進する．

妊娠が成立すると，胎盤から産生されるプロゲステロンは乳腺小葉・腺房の発育を促進させ，これは出産後の乳汁分泌に役立つ．

● 文　献 ●

1) Misao R, et al：Expression of progesterone receptor isoforms in corpora lutea of human subjects：correlation with serum oestrogen and progesterone concentrations. Mol Hum Reprod 1998；4：1045-1052.
2) Cai Z, et al：Expression and regulation of progestin membrane receptors in the rat corpus luteum. Endocrinology 2005；146：5522-5532.
3) Peluso JJ, et al：Involvement of an unnamed protein, RDA288, in the mechanism through which progesterone mediates its antiapoptotic action in spontaneously immortalized granulosa cells. Endocrinology 2004；145：3014-3022.
4) Gellersen B, et al：Cyclic AMP and progesterone receptor cross-talk in human endometrium：a decidualizing affair. J Endocrinol 2003；178：357-372.

第2章 ホルモンの基礎知識

20 プロゲステロンの産生・分泌の調節

浅田裕美　杉野法広

● 黄体形成と機能的黄体化

1) LH サージ後の機能的黄体化(図1)

　排卵時の LH サージにより，プロゲステロン受容体(progesterone receptor：PR)の発現が誘導され，これが転写因子として働き，種々のタンパク分解酵素の発現を増加させ卵胞破裂を誘発する．PR はリガンド依存性の転写因子であるため，そのリガンドであるプロゲステロンの産生も LH サージ開始からすぐに始まる．LH サージにより顆粒膜細胞が黄体化すると，アロマターゼ発現が急激に低下し，その代わりに steroidogenic acute regulatory protein(StAR)，コレステロール側鎖切断酵素(cholesterol side chain cleavage enzyme：p450scc)，3β-ヒドロキシステロイド脱水素酵素(3β-hydroxysteroid dehydrogenase：3β-HSD)といったプロゲステロン産生酵素の発現が急激に増加する．特に，LH サージから卵胞破裂に至るまでの時期は，細胞形態や組織構築はまだ黄体化していないが，機能的にはすでにエストロゲン産生からプロゲステロン産生にシフトしているので機能的黄体化とよばれ，この速やかな変化が PR を介した排卵やそれに引き続く黄体形成に重要である[1]．

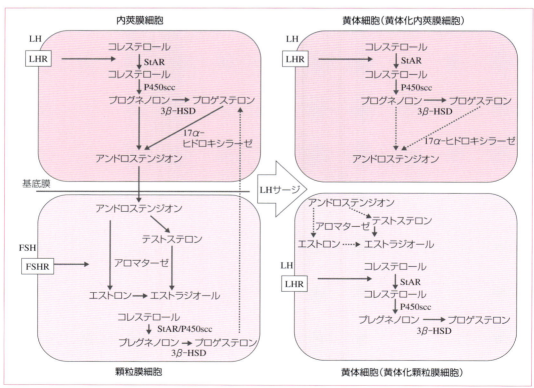

図1 LH サージによるステロイド合成経路の変化

2）顆粒膜細胞の機能的黄体化に伴う StAR と cyp19a1 遺伝子発現のエピジェネティクス制御

　StAR 遺伝子の発現調節に関しては，LH サージにより転写因子である CCAAT-enhancer-binding protein（C/EBP）-β が StAR プロモーターに結合して転写を促進する．一方，アロマターゼをコードする遺伝子の cyp19a1 については，LH サージ前は，FSH 刺激で cAMP response element binding protein（CREB）が主要な転写因子として働いているが，LH サージ後は，どのようなメカニズムで cyp19a1 発現が低下するのかはよくわかっていなかった．近年，遺伝子発現調節には，転写因子だけでなくプロモーター領域である DNA 側の変化も重要であることが明らかとなってきている．すなわち，プロモーター領域のヒストン修飾や DNA メチル化といったエピジェネティックな調節がクロマチン構造を変化させることで，転写因子の DNA への結合を制御し，転写調節を行っている．LH サージ後の機能的黄体化に伴う StAR と cyp19a1 遺伝子発現調節にエピジェネティックな調節が関与する[2]．LH サージにより，プロモーター領域において転写が活性化されるように種々のヒストン修飾の変化が起こる．これによりクロマチン構造は緩み，転写因子である C/EBPβ の結合が増加し，転写が活性化される．一方，卵巣の cyp19a1 遺伝子については，exon2 のイントロンの上流領域にプロモーターがあり，多くの転写因子の結合部位がある．LH サージにより，この領域において，転写が抑制されるように種々のヒストン修飾の変化が起こる．この変化によりクロマチン構造は凝集するとともに転写因子である CREB の結合が低下し，転写が不活性化される．

黄体の機能維持

　LH サージ後の機能的黄体化に伴う排卵および速やかな血管網の構築により黄体が形成されるが，その後のプロゲステロン産生の中心的役割は，LH によるプロゲステロン産生経路の活性化はもちろんのことであるが，黄体の血流がプロゲステロン産生に重要である．黄体における発達した血管網の構築により，黄体へは豊富な血液が供給される．プロゲステロンの基質であるコレステロールや黄体刺激物質の供給のためだけでなく，合成されたプロゲステロンを循環血液に送ることにおいても黄体血流は重要である．そこで，黄体血流と黄体機能との関係について概説する[3]．

　黄体血流は経腟超音波カラーパルスドプラを用いて，黄体の血管抵抗を測定することにより評価することができる．黄体血流は黄体期初期の前半から後半にかけて増加し，黄体期中期は初期後半と同じレベルを維持し，後期には血流が減少する．また，妊娠黄体では黄体期中期と同じ血流レベルが妊娠 7 週まで維持される．このような血流の変化は黄体における血管網の構築過程をよく反映している．さらに，黄体の血管抵抗値と血中プロゲステロン値の間には有意の負の相関がみられることから，黄体機能と黄体血流は密接な関係にある．黄体内血管抵抗値の基準値は，receiver operating characteristic curve（ROC）曲線から求めると，感度が 84.3％，特異度が 85.6％ と高い精度で基準値を 0.51 に設定することができる．黄体期中期の血中プロゲステロン値が 10 ng/mL 未満を呈する黄体機能不全の症例に対し，血流改善作用があるビタミン E や一酸化窒素誘導剤である L-アルギニンを排卵後から投与すると，黄体血流の改善とともに，血中プロゲステロン値も改善する．すなわち，黄体血流の低下が黄体機能不全の原因になっていることを示しており，黄体血流が黄体機能の調節に重要な役割を果たしている．

黄体退縮

　黄体退縮は，プロゲステロン分泌のみが低下する機能的黄体退縮（functional luteolysis）と，それに引き続く黄体組織の形態的な消失が起こる構造的黄体退縮（structural luteolysis）という 2 つ

の連続した過程からなる．ヒトでは妊娠が成立しなければ，黄体機能は約2週間という短期間で終る．機能的黄体退縮によって速やかにプロゲステロン分泌が低下し，次の性周期の卵胞発育が得られる．機能的黄体退縮の促進因子としては，prostaglandin F2α(PGF2α)，活性酸素，サイトカインなどが知られている[4]．黄体が形成されてから白体となり卵巣から消失するまでに約6～8週間かかるので構造的黄体退縮は約4～6週かかることになる．これはおもにアポトーシスという細胞死によってゆっくりと起こる．

妊娠黄体への変化

ヒトの黄体は妊娠の有無にかかわらず2週間機能が維持される(functional lifespan)．ヒトの妊娠成立に伴う黄体機能の延長には，まずfunctional lifespanが延長される必要がある．これは絨毛からのhCG分泌によるが，特に，血中hCG濃度が指数関数的に増加することでfunctional lifespanが延長される[5]．

妊娠7週までの黄体摘除は流産を引き起こすことから，黄体のプロゲステロン分泌は妊娠7週までの妊娠維持には不可欠である．

●文　献●

1) 杉野法広：黄体化の分子メカニズム．日産婦会誌 2013；65：117-127.
2) Lee L, et al：Changes in histone modification and DNA methylation of the StAR and Cyp19a1 promoter regions in granulosa cells undergoing luteinization during ovulation in female rats. Endocrinology 2013；154：458-470.
3) Tamura H, et al：Changes in blood flow impedance of the human corpus luteum throughout the luteal phase and during early pregnancy. Fertil Steril 2008；90：2334-2339.
4) Sugino N：Reactive oxygen species in ovarian physiology. Reprod Med Biol 2005；4：31-44.
5) Zeleznik AJ, et al：In vivo responses of the primate corpus luteum to luteinizing hormone and chorionic gonadotropin. Proc Natl Acad Sci USA 1998；95：11002-11007.

21 ホルモン測定法の原理

丸山哲夫

● ホルモン測定法

ホルモンの測定法は，おもに抗体を用いた免疫測定法とクロマトグラフィーによる測定法に大別される．免疫測定法を構成する4つの要素として，測定原理，結合試薬，標識物質，検出法があげられる．測定対象のホルモンに対する結合試薬としては，その受容体や結合タンパク質を用いる方法もあるが，紙面の制約から，抗体を結合試薬として抗原抗体反応を利用するおもな免疫測定法についてのみ概説する．以下，「抗原」を「ホルモン」に読み替えることで，「ホルモン測定法」と同義になる．

Radioimmunoassay （RIA；放射免疫測定法）

測定原理：競合法（図1）
標識物質：RI（radioisotope；放射性同位体）
検出法：放射活性
解説：
RIを標識物質として抗原の濃度を測定する．競合反応では，一定量の抗体に対して一定量のRI標識抗原と未知検体中の非標識抗原を競合反応させたあと，抗原抗体結合物の放射活性を測り，既知濃度の標準抗原を用いて得られた標準曲線から未知検体の濃度を求める．本法を開発した業績に対して，R. S. Yalowに1977年ノーベル生理学・医学賞が授与された．本法が定量性を特徴とする免疫測定法の嚆矢となり，RIA以降は測定原理および標識物質を変えることで以下に続く様々な免疫測定法が開発された．

歴史的にも価値のある測定法だが，RIを使用する点から，測定場所が限られ，RIの処理も容易ではなく，また測定系として不安定な面もあり，以下のIRMAも含め施行されなくなりつつある．

Immunoradiometric assay （IRMA；免疫放射定量法）

測定原理：サンドイッチ法（図2）
標識物質：RI
検出法：放射活性
解説：
RIを標識物質としてホルモンの濃度を測定する．広義ではRIAに含まれるが，上記の狭義のRIAとは測定原理を異にする．固相化抗体に未知検体中の抗原を結合させ，さらにRI標識抗体を結合させてその放射活性を測定して，既知濃度の抗原により求めた標準曲線から未知検体の濃度を測定する．

Enzyme immunoassay （EIA；酵素免疫測定法）

測定原理：競合法
標識物質：酵素（アルカリフォスファターゼ，ペルオキシダーゼなど）
検出法：発色（呈色反応）
解説：
酵素を標識物質としておもに呈色反応で発色させ，その吸光度によりホルモンの濃度を測定する．競合反応では，一定量の抗体に対して一定量の酵素標識抗原と検体中の非標識物質を競合反応させたあと，抗原抗体結合物の酵素活性を測り，既知濃度の標準抗原を用いて得られた標準曲線から未知検体の濃度を求める．

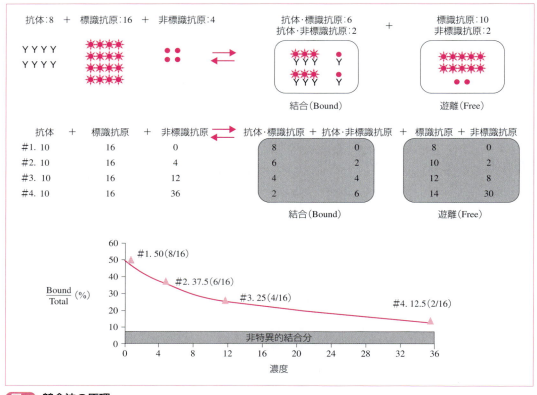

図1 競合法の原理

ここでは例として，抗体8単位に対して過剰のRIによる標識抗原（RIAの場合）16単位と非標識抗原4単位を反応させると，標識抗原・抗体結合物6単位と非標識抗原・抗体結合物2単位が生成され（理論的かつ正確には6.4単位と1.6単位），残りはフリー（遊離）の標識抗原10単位と非標識抗原の2単位になる（上段図）．このように，標識抗原と抗体との結合を非標識抗原が競合的に阻害する原理を利用し（中段図），全体の反応系から標識抗原・抗体の結合物を分離してその放射活性を測定する．非標識抗原の量を増やせば放射活性は減少し，下段図のような標準曲線が得られ，この標準曲線に基づいて試料中の抗原の未知の濃度を知ることができる．すなわち，未知試料についても同一の条件で標識抗原との競合反応を行い，Bound/Total%の値を標準曲線に挿入すれば抗原の濃度がわかる．なお，競合する非標識抗原の量を最大限過剰にしても放射活性はゼロにはならない．これは非特異的結合が存在するからである．

 Enzyme-linked immunosorbent assay（ELISA；酵素結合免疫吸着法）

測定原理：サンドイッチ法，競合法
標識物質：酵素（アルカリフォスファターゼ，ペルオキシダーゼなど）
検出法：発色（呈色反応）
解説：
本来は，抗原あるいは抗体を固定化した固相（immunosorbent）を用いて，酵素を標識物質としておもに呈色反応の吸光度によりホルモンの濃度を測定するアッセイ系の総称である．広義では，EIAに含める場合もあるが，狭義のEIAとは測定原理を異にして，サンドイッチ法を用いているものが多い．固相化抗体に未知検体中の抗原を結合させ，さらに酵素標識抗体を結合させてその酵素活性を測定して，既知濃度の抗原により求めた標準曲線から未知検体の濃度を測定する．EIAを広義に捉えれば，ELISAは，マイクロプレートを用いるなどの固相化した方法でのEIAを指すともいえる．

 Chemiluminescence immunoassay（CLIA；化学発光免疫測定法）

測定原理：競合法，サンドイッチ法
標識物質：化学発光性化合物（ルミノール，ルシゲニンなど）

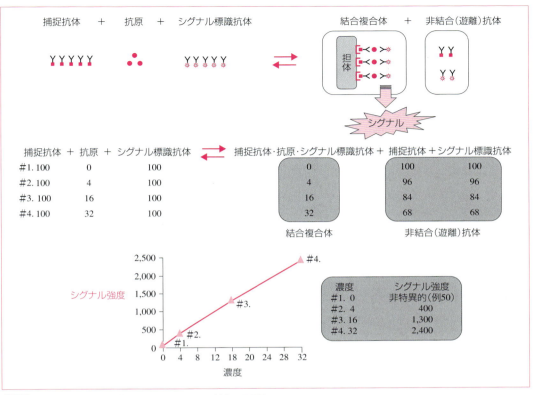

図2 サンドイッチ法（イムノメトリック法）の原理
測定したい抗原の異なるエピトープをそれぞれ認識する2種類の抗体が過剰量必要になる．一方の抗体は捕捉（キャプチャー）抗体として，抗原を捕捉し固相化（担体に固定化すること）する．もう一方の抗体は，シグナル標識抗体（RIAの場合はRI，ELISAの場合は酵素などで標識）として捕捉された抗原に結合し，その抗原量をシグナル強度で反映させる．抗原がこの2種類の抗体で挟まれる形になり，いわゆる"サンドイッチ"状態になるので，サンドイッチ法とよばれる（上段図・中段図）．捕捉抗体・抗原・シグナル標識抗体の結合複合物は固相化されるので，結合できなかった（遊離した）シグナル標識抗体は容易に除去できる．固相化された非結合捕捉抗体からはシグナルは発生しないので影響はない．抗原濃度を変えることにより標準曲線が得られるので，これに基づいて試料中の抗原の未知の濃度を知ることができる（下段図）．一般に低濃度域では抗原濃度とシグナル強度は比例するが，高濃度になると比例関係が弱まるので，非直線モデルによる標準曲線を描く必要がある．これに関連して，抗原濃度が非常に高い場合は逆にシグナルが減弱するというフック効果"hook effect"が生じ，注意を要する．また，その他の問題点としては，抗原ではなく試料中の別の物質や抗体が，2つの抗体の相互作用に介在する場合があり，偽陽性や偽陰性が生じることがある．詳細は，参考文献を参照されたい．

検出法：化学発光

解説：
　抗原抗体反応を利用し，標識物質として化学発光性化合物を用いるが，原理的にはRIAと同様である．標識物質がRIではなく化学発光性化合物である点が異なる．EIAやELISAと異なり，基質との反応が不要なので，検査所用時間が短くてすむ．

Chemiluminescent enzyme immunoassay（CLEIA；化学発光酵素免疫測定法）

測定原理：サンドイッチ法，競合法
標識物質：酵素（ペルオキシダーゼ，アルカリフォスファターゼなど）
検出法：化学発光
解説：
　抗原抗体反応を利用し，標識物質として酵素を使い，抗原抗体反応後に，発光基質を加え，生じる発光反応を検出する方法である．原理的にはELISAあるいはEIAと同様であるが，最終

段階の酵素反応が呈色反応ではなく化学発光反応である点が異なる．酵素による増幅のステップがあることから，CLEIA は CLIA に比べて高感度とされるが，所用時間は長くなる．

Electro-chemiluminescence immunoassay（ECLIA；電気化学発光免疫測定法）

測定原理：サンドイッチ法など
標識物質：ルテニウム錯体
検出法：電気化学発光
解説：
標識物質としてルテニウム錯体を用い，このルテニウム錯体を電気化学反応により発光させ測定する方法である．本発光法では，発光が電気化学によるサイクリング反応の過程で起こることから，電気化学的刺激を与え続ける限り発光が持続するため検出感度は高い．抗体などが電極の表面に固相化されることにより Bound/Free（B/F）分離（結合した標識物質と未結合の標識物質の分離）を必要としない方法（均一系，homogeneous system）も可能となる．なお，B/F 分離を必要とする系は不均一系（heterogeneous system）とよばれる．この B/F 分離の有無で免疫測定法を分類する考え方もある．

●参考文献●

1) 生物化学的測定研究会（編）：免疫測定法―基礎から先端まで．講談社，2014．
2) Klee GG：Laboratory techniques for recognition of endocrine disorders. In：Williams Textbook of Endocrinology. 12th edition. Melmed S, et al（ed）. Saunders Elsevier, 2011；pp83-99.

22 ホルモン検査と注意点

丸山哲夫

ホルモン検査の時期

表1に示すとおり、性腺機能関連のFSH, LH, E_2などの各種ホルモンは月経周期内で変動するので、比較的整順な月経周期を有する患者に対しては、月経3～7日目頃に内分泌検査を行う[1]. ただし、高齢などにより卵巣機能が低下すると、卵胞期の短縮により月経7日目でも排卵する症例もあるので、注意を要する.

無月経や希発月経を主訴に受診した患者に対して、ホルモン剤投与前にホルモン検査を行うのが原則である. 特に他院で治療中の場合は、その治療周期を終えてから最低1～2カ月間は無治療の状態で経過を観察し、そのあとにホルモン検査を行う. ホルモン剤服用中あるいは直後では、それにより基礎値が影響を受けて、患者の内分泌状態を正確に把握できない.

ホルモン治療を受けていない無月経や希発月経の患者が受診したときでも、随時にホルモン検査を行うのではなく、生理的無月経（妊娠）の可能性やホルモン剤以外の薬剤の服用歴などを問診し、さらには検査時期が排卵期周辺ではないことを経腟超音波検査などで確認した上で、ホルモン検査を施行する.「無月経・希発月経＝無排卵＝妊娠不可」という固定観念に陥らぬようにしたい. 多嚢胞性卵巣症候群（polycystic ovary syndrome：PCOS）の場合は、10 mm以上の卵胞が存在しない時期の検査が推奨されている[2].

基礎体温などで排卵周期が認められ、かつ挙児を希望する場合は、黄体機能の評価として、黄体期中期にプロゲステロン値を測定することが多い[1]. ただし、その検査の意義や黄体機能不全の存在と実体については否定的な意見も少なくない.

ホルモン基礎値、問診からの情報、身体所見、および超音波所見に基づいて初期診断が下される. 必要に応じてホルモン検査の追加、ホルモン負荷試験、あるいはMRIなどの画像検査などにより確定診断に至る. ただし、患者の内分泌状態は、その後の経過により変化する可能性があることに留意する. たとえば、長期のやせによる重度視床下部性第2度無月経でも、体重が回復すれば第1度無月経を経て正常月経周期に復する可能性がある. 早発卵巣不全（primary ovarian insufficiency/premature ovarian failure：POI/POF）でもKaufmann治療中に自然排卵周期が発来し妊娠することもある[3]. 治療中あるいは経過観察中に適宜（数カ月～1年に1回）ホルモン基礎値を測定することを通じて、病態把握のアップデートを心掛けたい.

ホルモン検査の項目

初期の内分泌検査の項目としては、FSH, LH, プロラクチン（PRL）, E_2の4項目が一般的である.

高PRL血症は、乳汁漏出、排卵障害による無月経・希発月経、黄体機能不全などと関連する. 血中PRLは様々な要因で変動しやすいので、月経後7日目以内の食事前、午前10～11時ぐらいに採血するのが望ましいとされている[4].

血中E_2レベルからは、検査施行時におけるLHサージの有無も推測可能であり、内因性エストロゲンレベルの差異を反映する第1度あるいは第2度無月経のいずれに属するかについても予測しうる. ちなみに日本産科婦人科学会の委員会報告では、第1度無月経と第2度無月経

表1 生殖関連のおもなホルモンの基準値と測定法の一例(慶應義塾大学病院中央臨床検査部)

	和名	英名	略語	基準値	単位	測定法	備考
(おもに女性)性腺関連	卵胞刺激ホルモン	follicle-stimulating hormone	FSH	男:1.8〜12 女:卵胞期 3〜10 排卵期 5〜24 黄体期 1.3〜6.2 閉経後 26〜120	mIU/mL	ECLIA	
	黄体化ホルモン/黄体形成ホルモン	luteinizing hormone	LH	男:2.2〜8.4 女:卵胞期 1.4〜15 排卵期 8〜100 黄体期 0.5〜15 閉経後 11〜50	mIU/mL	ECLIA	
	プロラクチン	prolactin	PRL	男:4.29〜13.69 女:閉経前 4.91〜29.32 閉経後 3.12〜15.39	ng/mL	ECLIA	排卵期には上昇する
	エストラジオール	17β-estradiol	E₂	男:14.6〜48.8 女:卵胞期 28.8〜196.8 排卵期 36.4〜525.9 黄体期 44.1〜491.9 閉経後 47.0以下 妊娠初期(4週0日〜13週6日)208.5〜4,289 妊娠中期(14週0日〜27週6日)2,808〜28,700 妊娠後期(28週0日〜38週)9,875〜31,800	pg/mL	ECLIA	
	プロゲステロン	progesterone	P₄	男:0.9以下 女:卵胞期 0.92以下 黄体期 1.2〜30 閉経後 0.4以下	ng/mL	ECLIA	
	抗ミュラー管ホルモン	anti-müllerian hormone	AMH	図1参照	ng/mL	ELISA	保険未収載
(おもに男性)性腺・副腎関連	テストステロン	testosterone	T	男:1.92〜8.84 女:閉経前 0.15〜0.44 閉経後 0.12〜0.31	ng/mL	CLIA	卵巣・副腎由来
	遊離テストステロン	free testosterone	fT	男:5.1〜19.0 女:閉経前 2.3以下 男:0.41〜1.57	pg/mL	RIA(チューブ固相法)	現在検査中止(測定キット製造終了のため)
	アンドロステンジオン	androstenedione	A-dione	女:20〜29歳 0.64〜2.34 30〜39歳 0.57〜2.24 40〜49歳 0.28〜1.35 50〜59歳 0.25〜1.21	ng/mL	RIA(硫安塩析法)	性別・年齢別に基準値の設定あり 保険未収載 おもに卵巣由来

第 2 章 ホルモンの基礎知識

	和名	英名	略語	基準値	単位	測定法	備考
	デヒドロエピアンドロステロン	dehydroepiandrosterone	DHEA	1.2~7.5	ng/mL	RIA(DOC法)	保険未収載
	デヒドロエピアンドロステロンサルフェート	dehydroepiandrosterone sulfate	DHEA-S	男：76~538 女：20~29歳 92~399 30~39歳 58~327 40~49歳 41~218 50~59歳 30~201	μg/mL	CLEIA	性別・年齢別に基準値の設定あり おもに副腎由来
	5α-ジヒドロテストステロン	5α-dihydrotestosteron	DHT	男：0.20~1.00 女：0.05~0.30	ng/mL	RIA（硫安塩析法）	
甲状腺関連	甲状腺刺激ホルモン	thyroid stimulating hormone	TSH	0.30~4.50	μIU/mL	ECLIA	
	遊離トリヨードサイロニン	free triiodothyronine	fT3	2.0~4.5	pg/mL	ECLIA	
	遊離サイロキシン	free thyroxin	fT4	0.7~1.8	ng/dL	ECLIA	
副腎関連	副腎皮質刺激ホルモン	adrenocorticotropic hormone	ACTH	7.2~63.3	pg/mL	ECLIA	日内変動あり（早朝>深夜）
	糖質コルチコイド（グルココルチコイド）	cortisol	CORTI	男：7.6~21.4 女：3.5~18.4	μg/dL	EIA	日内変動あり（早朝>深夜）
	アルドステロン	aldosterone	ALDST	随時：36~240 臥位：30~159 立位：39~307	pg/mL	RIA	妊娠>黄体期>卵胞期 食塩摂取量や年齢でも変動あり
膵臓関連	インスリン	insulin		2~10（早朝空腹時）	μIU/mL	EIA	
骨・カルシウム代謝関連	活性型ビタミンD	1,25-dihydroxyvitamin D3	1,25-(OH)₂D₃	20~60	pg/mL	RIA（2抗体法）	
	副甲状腺ホルモン（パラトルモン）インタクト	parathormone-intact	PTH-intact	8.7~79.5	pg/mL	EIA	
胎盤関連	ヒト絨毛性ゴナドトロピン	hCG	hCG	男：1以下 女：閉経前 1 以下 閉経後 5 以下	mIU/mL	EIA	
	ヒト絨毛性ゴナドトロピンβ-サブユニット	hCG-β	hCG-β	0.1 以下	ng/mL	IRMA	
	ヒト胎盤性ラクトゲン	human placental lactogen	hPL	3.3~8.5（妊娠36~40週）	μg/mL	ラテックス凝集免疫比濁法	
その他	成長ホルモン	growth hormone	GH	成人男：1.1 以下 成人女：4.0 以下	ng/mL	EIA	
	ソマトメジン-C	insulin-like growth factor	IGF-1	例）女：30歳 129~304	ng/mL	IRMA（ビーズ固相法）	性別・年齢別に詳細な基準値の設定あり
	バソプレシン/抗利尿ホルモン	antidiuretic hormone/arginine vasopressin	ADH/AVP	4.2 以下	pg/mL	RIA（2抗体法）	

の境界となる E_2 の cut off 値を 28.2 pg/mL としている[5]．

挙児を希望する排卵障害の場合などでは，上記4項目に加えて甲状腺刺激ホルモン（TSH）を測定することも考慮する．これは，排卵障害の原因になりうる甲状腺機能異常を検索に加えて，妊娠した際に流産などの様々な産科異常を惹起しうる潜在性甲状腺機能低下症の有無を，不妊治療前にあらかじめ確認しておく目的もある．

男性化徴候を認める場合は，表1に性腺・副腎関連ホルモンとしてあげたテストステロンなどの一連のアンドロゲンについて検査を行う．PCOSの診断に際しては，「LH基礎値高値かつFSH基礎値正常」の検査結果が得られなかった場合は，「血中男性ホルモン高値」が診断基準の一つとして必須となる[2]．その際，おもに卵巣由来アンドロゲンである（遊離）テストステロンあるいはアンドロステンジオンを測定する．ただし，従来用いられていた遊離テストステロンの測定キットは，現在製造終了になっている．アンドロステンジオンは保険未収載のため自費検査となる．高アンドロゲン血症の有無は，PCOSの確定診断のためだけでなく，PCOS診断後の治療・管理方針を立てる際に有用な情報となる．なお，副腎機能に日内変動があるため，アンドロゲン採血は午前中が望ましいとされている．

近年，抗ミュラー管ホルモン（anti-müllerian hormone：AMH）が卵巣予備能のマーカーとして広く測定されるようになってきた．AMHは，一次卵胞，前胞状卵胞，および小胞状卵胞の顆粒膜細胞から分泌されることから，残存卵胞数，すなわち卵巣予備能を反映すると考えられている[6]．したがって，血中AMH値は年齢依存的に減少し，閉経すれば測定感度以下になる．逆は真ならずで，測定感度以下の血中AMH値は必ずしも閉経を意味しない．月経周期内で血中AMH値が大きく変動することはないとされているので，採血時期は基本的に随時でかまわない．しかし，中長期的に追跡すると血中AMH値は変動することが知られている[6]．AMHは保険未収載であるので，自費検査となる．

ホルモン値の読み方

一般検査値と同様，ホルモン値についても，「基準値内＝正常，基準値外＝異常」では必ずしもないことに留意する．また，施設間で採用している測定法や基準値の設定も異なるため，普遍的かつ絶対的な基準値や測定法を提示することはできない．ここでは，筆者の勤務する慶應義塾大学病院でのホルモン基準値と測定法を表1に示した．

診療の手順としては，問診に加えて内診所見も含めた身体所見（多毛など）をふまえ，経腟超音波断層法を活用し子宮（萎縮程度や内膜の状態）および卵巣（卵胞の有無，多囊胞性卵巣の有無など）の状態を把握する．ただし，排卵障害による無月経・希発月経を有する患者の障害部位は，上述の4項目のホルモン基礎値からある程度推測可能である．詳細は，第4章「2．無月経の病態と診断」に譲るが，高PRL血症を除外した上で，視床下部性（LHおよびFSH正常〜低値，E_2 低値〜高度低値），下垂体性（LHおよびFSH低値，E_2 高度低値），卵巣性（LHおよびFSH高値，E_2 低値），PCOS（LH高値FSH正常，E_2 低値）に大別される．なお，重度視床下部性無月経と下垂体性無月経の鑑別は難しい場合があるが，次稿で述べるGnRH負荷試験がその鑑別に有用である．

この基礎値パターンでは分類できない症例も存在する．以前われわれは，初診時FSH 8.8 mIU/mL，LH＜0.2 mIU/mL，E_2 397 pg/mL，PRL 25 ng/mL で月経不順と両側多囊胞性卵巣（ただし囊胞径は10〜30 mm）を呈する症例に遭遇し，諸検査の結果，臨床的FSH産生下垂体微小腺腫と診断した[7]．このような希有な例だけでなく，変異LHや遅発型21水酸化酵素欠損症といった症例も，希発月経・無月経を主訴に受診する患者の中に含まれる．手順どおりに診断が進められない場合は，甲状腺機能も含めたそ

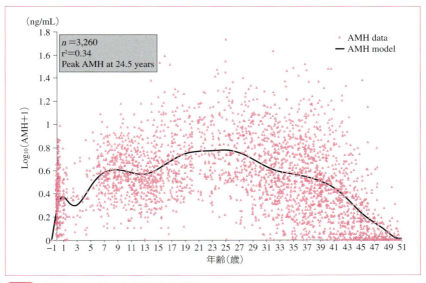

図1 血清AMH値の年齢による推移
図中の曲線は3,260データポイント(△)に最適合させたモデル曲線．縦軸がLog10(AMH+1)(ng/mL)であることに要注意．
〔Kelsey TW, et al：A validated model of serum anti-müllerian hormone from conception to menopause. PLoS One 2011；6：e22024 より引用・改変〕

の他の内分泌検索や画像検査を通じて，さらなる病因・病態把握に努めるとともに，専門施設への紹介受診も考慮する．

　一般女性のAMHの年齢別の基準値およびその推移については，日本人の大規模なデータがないので，参考として海外のデータを図1に示す[8]．AMHは卵巣予備能の評価と調節卵巣刺激への反応性の予測と最適化には有用と考えられているが，短期のみならず中長期的な妊孕能の評価や閉経年齢の正確な予測には適さない[6]．AMHはPCOSやPOI/POFの補助的診断に用いられることもある[6]．これらの諸点に留意して，誤解が生じないよう十分説明をした上で検査を行うのが望ましい．

　基準値リストの作成に際してご協力いただいた慶應義塾大学病院中央臨床検査部　菊池春人専任講師，大野明美主任に深謝致します．

● 文　献 ●

1) 日本産科婦人科学会，他（編）：産婦人科診療ガイドライン—婦人科外来編2014．2014；pp144-145．
2) 日本産科婦人科学会，他（編）：産婦人科診療ガイドライン—婦人科外来編2014．2014；pp131-134．
3) Miyazaki K, et al：Serum estradiol level during withdrawal bleeding as a predictive factor for intermittent ovarian function in women with primary ovarian insufficiency. Endocr J 2015；62：93-99．
4) 日本産科婦人科学会，他（編）：産婦人科診療ガイドライン—婦人科外来編2014．2014；pp 125-127．
5) 日本産科婦人科学会生殖・内分泌委員会：生殖・内分泌委員会報告；思春期における続発無月経の病態と治療に関する小委員会（平成9～10年度検討結果報告）．18歳以下の続発性無月経に関するアンケート調査—第1度無月経と第2度無月経の比較を中心として．日産婦会誌1999；51：755-761．
6) Broer SL, et al：Anti-Müllerian hormone：ovarian reserve testing and its potential clinical implications. Hum Reprod Update 2014；20：688-701．
7) Maruyama T, et al：Follicle stimulating hormone-secreting pituitary microadenoma with fluctuating levels of ovarian hyperstimulation. Obstet Gynecol 2005；105：1215-1218．
8) Kelsey TW, et al：A validated model of serum anti-müllerian hormone from conception to menopause. PLoS One 2011；6：e22024．

第2章　ホルモンの基礎知識

23　ホルモン負荷試験

丸山哲夫

　ホルモン負荷試験とは，ホルモンを投与（負荷）してその調節下にあるホルモンの産生を刺激あるいは抑制させ，その反応パターンを解析することにより，障害部位の同定を含めた病態の把握や治療薬の効果判定などを目的とする内分泌検査の一つである．現在，煩雑な負荷試験を行わなくても，ホルモン基礎値の測定を主とした内分泌関連諸検査により病態の把握と診断がおおむね可能である．施行に際しては，負荷試験の適応と目的を十分に検討する．

GnRH（LHRH）負荷試験

　無月経・希発月経などを呈する排卵障害の症例に対して，脳下垂体のゴナドトロピン分泌細胞のGnRH/LHRH（gonadotropin-releasing hormone/luteinizing-releasing hormone）に対する感受性あるいはゴナドトロピン分泌予備能を調べるために行う検査である．

　卵胞期初期にGnRH（LH-RH®「タナベ」）100 μgを静脈注射し，LH，FSHを投与前，15，30，60分後に採血検査する．簡便法として，30分と60分の2回の採血でもかまわない．一方，負荷後60分以降にLHがピークに達するときもあり，120分や180分での採血が必要な場合もある．ホルモン投与が行われている場合は，3週間以上の休薬期間をおいてから施行する．検査時の副作用としては，軽いのぼせ感，軽度の血圧上昇，頻脈などがまれにある．

　正常者では，FSHよりLHの方が早くかつ大きく反応し，LHは前値の5～10倍（30分でピーク），FSHは前値の1.5～2.5倍（60～90分でピーク）となる（図1）．反応パターンにより，前値が低値～正常で反応良好の「視床下部不全型」，前

値が低く反応不良の「下垂体不全型」（この中には視床下部性が長期化した重症例が含まれる），前値が高く過剰反応を呈する「卵巣不全型」，FSH前値は正常なるもLHの前値が高くLHの反応性も亢進している「多嚢胞性卵巣型」に分けられる（図1）．

　ただし本検査は，次に述べる連続負荷試験とともに，障害部位が下垂体か視床下部かを鑑別するのに通常用いられる[1]．卵巣不全や多嚢胞性卵巣症候群（PCOS）は基礎値から診断できるので，原則として本検査を行う必要はない[1]．

GnRH（LHRH）連続負荷試験

　長期間ならびに重度の視床下部障害により下垂体のゴナドトロピン産生細胞がGnRH（LHRH）の持続的な刺激を受けないと，先述のGmRH負荷試験の単回検査では十分な反応が得られない場合がある．そこであらかじめGnRHを連続して投与することにより，下垂体のゴナドトロピン産生細胞の反応性が回復するかを調べるのが本検査である．

　LH-RH®「タナベ」100 μgを筋肉注射または400 μg点滴静注（2～4時間かけて）を5～7日間毎日行い，終了翌日にGnRH負荷試験を施行する．通常はGnRH負荷試験で反応が得られない場合に本検査を行うが，GnRH負荷試験で反応が得られないと予想される場合は，直接本検査を行ってもよい．その場合は，連続負荷前にGnRH負荷試験を行う．LH，FSHの応答性が連続負荷前の低反応から連続負荷後に正常化した場合には視床下部性，反応性が変化しない場合は下垂体性の性腺機能低下と判断する．この連続負荷試験に対して，単回のGnRH負荷試験を

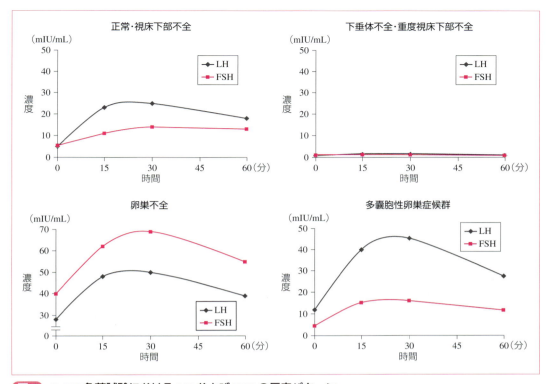

図1 GnRH 負荷試験における LH および FSH の反応パターン

急性負荷試験とよぶこともある．

TRH 試験

本来は，甲状腺刺激ホルモン放出ホルモン（TRH）を投与することにより甲状腺刺激ホルモン（TSH）およびプロラクチン（PRL）の分泌を刺激し，その反応パターンに基づいて甲状腺疾患やプロラクチノーマなどの補助的診断を行うことを目的とする検査である．産婦人科では夜間高 PRL 血症などの潜在性高 PRL 血症の診断に用いられることが多い．

TRH（ヒルトニン®）500 μg を緩徐に静注し，投与前，15, 30, 60 分に血中 PRL を測定する．正常では 15～60 分でピークとなる．TRH による増加反応に乏しい場合（前値の 2 倍以下）は，プロラクチノーマの可能性がある．過剰反応の場合（たとえば最高値が 70 ng/mL 以上など）は，潜在性高 PRL 血症と診断すると成書にはあるが[2]，そもそも潜在性高 PRL 血症の entity と臨床的意義についてはいまだ不明である．なお，

下垂体腫瘍が存在する症例では，本試験により下垂体卒中を発症する可能性があるので，負荷量を 200 μg に減じる場合もある．

プロゲステロン負荷試験

プロゲステロンを投与することで子宮内膜が反応し，引き続き起こるプロゲステロン値の低下・消失（消退）に反応して子宮内膜から出血（消退出血）が起こると第 1 度無月経である．これは，エストロゲンを産生しうる発育段階の卵胞が存在し，内因性のエストロゲンがある程度保たれていることを示す．それゆえ，エストロゲンの標的遺伝子であるプロゲステロン受容体が子宮内膜に発現しているため，投与されたプロゲステロンに対して子宮内膜は反応できる．視床下部機能障害による軽度排卵障害あるいは PCOS が第 1 度無月経を呈する．評価パラメーターはホルモン値ではなく，消退出血という生体現象であるが，負荷されたホルモンの動態を反映した生体反応をみるという点で，次のエス

トロゲン・プロゲステロン負荷テストとともにホルモン負荷試験の範疇に入る．

エストロゲン・プロゲステロン負荷試験

　プロゲステロン負荷テストでは消退出血は起こらない症例に対して，エストロゲン・プロゲステロンの両者を投与する．投与後に引き続き起こる両ホルモンの消退に伴って子宮内膜から出血が起こると第2度無月経となる．視床下部・下垂体の障害によるFSH・LHの分泌不全か，卵巣のゴナドトロピンに対する感受性の低下が原因である．内因性のエストロゲンが欠如している状態であり，プロゲステロン受容体は子宮内膜には発現していない．エストロゲン負荷により子宮内膜のプロゲステロン受容体が誘導されるなどして（エストロゲンプライミング），負荷されたプロゲステロンの作用が発現し子宮内膜が反応する．消退出血がみられなければ障害部位は子宮となるが，1回の負荷では即断せず，反復負荷やカウフマン療法の形で負荷することも必要である．子宮性無月経としては，Mayer-Rokitansky-Küster-Hausen症候群（子宮欠損），子宮腔内癒着（Ashermann症候群，子宮結核の続発変化）などが考えられる．

性腺負荷試験

　性腺負荷試験とは，ゴナドトロピン製剤を投与して，男性では精巣，女性では卵巣からの性ホルモンの分泌能力を指標にして性腺機能を調べる検査である．中枢性の性腺機能低下症患者が対象になり，卵巣不全やPCOSには行わない．男性の場合，hCG製剤を投与して血中テストステロン値を調べる一方，女性では，hMG/FSH製剤を投与してエストラジオール（E_2）の産生とともに，可能であれば卵胞の発育状況を経腟超音波検査などで確認する．なお，女性の場合，卵巣予備能を反映する抗ミュラー管ホルモン（anti-müllerian hormone：AMH）値や胞状卵胞数

などで性腺機能をある程度予測することは可能である．本試験では大量のhMG製剤を要する場合もあり，被験者の負担や背景を考慮した慎重な適応の決定と施行が望ましい．

　そのほかにも，クロミフェンチャレンジ試験，エストロゲン負荷試験，ブロモクリプチン試験などがあるが，本稿では割愛する．

実際例

　上記の複数のホルモン負荷試験を活用した自験例を提示する[3]．

　患者は19歳で原発無月経を主訴に前医を受診した．前医受診時，身長158cm，体重47kg．骨盤MRIで萎縮子宮はあるも卵巣は検出不可であった．染色体検査は46,XXの正常核型であり，ホルモン基礎値はFSH 1.7 mIU/mL，LH 0.4 mIU/mL，E_2 4.0 pg/mL以下，PRL 6.9 ng/mLであった．その後カウフマン療法を施行されていたが，精査目的で24歳時に当科を受診した．経腟超音波上，両側卵巣は小なるも検出可．下垂体MRI異常なし．初回のGnRH負荷試験では，低反応（LH，＜0.2→0.6）であったが，GnRH連続負荷試験にて顕著な反応の回復（LH，0.3→6.4）が認められた．視床下部性無月経が考えられ，性腺負荷試験（hMG負荷試験）として10日間で1,200 IUを投与したが，E_2は15 pg/mLと変化しなかった．なおその時点では，AMH値の測定は一般的ではなく，受託検査を行っている検査会社もなかった．以上の結果から，障害部位として視床下部と卵巣の両者が考えられたが，本人と相談の上それ以上の精査は行わずに，前医に戻りカウフマン療法を継続することになった．

　その後，本学倫理委員会の承認および本人の同意のもと遺伝子解析を行ったところ，Tachykinin 3（TAC3）の受容体であるTACR3のナンセンス変異（Y145X）とスプライスドナー変異（IVS1＋1delG）の複合ヘテロ接合性変異が判明した．同意のもとに両親を調べたところ，前者は父由来，後者は母由来であった．TACR3を受

容体とするTAC3(neurokininB)は，視床下部神経細胞に発現するペプチドとして知られている．特に，GnRHニューロンを直接神経支配するキスペプチン含有ニューロンは，TAC3およびTACR3を発現しており，TAC3はオートクライン・パラクラインにキスペプチンニューロン，ひいてはGnRHニューロンの機能を制御すると考えられている[4]．2009年に，4家系8例のトルコ人単独型低ゴナドトロピン性性腺機能低下症患者において，TAC3およびTACR3のホモ接合性ミスセンス変異が世界で初めて同定され，思春期発来と生殖機能に重要であることが明らかにされた[5]．

本患者の遺伝子解析結果が得られた時点で，AMHの検査受託が開始されていたので，血中AMH値を測定した結果3.4 ng/mLと卵巣予備能を認めた．そこで，本患者の障害部位は視床下部でありhMG負荷試験に反応する可能性が高いと考えて，以前よりも投与初期量を増加して再度hMG負荷試験を行った．その結果，総投与量が1,050 IUになった時点でE_2の上昇(686 pg/mL)と複数の発育卵胞を認めた．本症例は，わが国で初めて発見されたTACR3変異による性腺機能低下症となった[3]．その障害部位は視床下部であることが，GnRH負荷試験の結果だけでなく，変異遺伝子産物の存在部位からも示された．また，AMHおよびhMG負荷試験に反応したことから，卵巣には障害がないことも判明した．

このように，身体所見やホルモン基礎値などの基本的な検査データだけでは病態の理解ができないときは，負荷試験も含めた様々な内分泌検査を活用してその把握に努める．今回の自験例において，連続負荷試験も含めたGnRH負荷試験の有用性が，図らずも視床下部ペプチドであるTAC3の受容体の変異という遺伝学的知見により裏付けられた形になった．

● 文　献 ●

1) 山本百合恵，他：ゴナドトロピン放出ホルモン負荷試験(GnRH負荷試験)の適応に関する検討．産婦の実際 2002；51：869-874．
2) 日本生殖医学会(編)：生殖医療の必修知識．杏林舎，2014；pp72-75．
3) Fukami M, et al：Hypothalamic dysfunction in a female with isolated hypogonadotropic hypogonadism and compound heterozygous TACR3 mutations and clinical manifestation in her heterozygous mother. Horm Res Paediatr 2010；73：477-481．
4) Rance NE, et al：Neurokinin B and the hypothalamic regulation of reproduction. Brain Res 2010；1364：116-128．
5) Topaloglu AK, et al：TAC3 and TACR3 mutations in familial hypogonadotropic hypogonadism reveal a key role for neurokinin B in the central control of reproduction. Nat Genet 2009；41：354-358．

● 参考文献 ●

1) 高野加寿恵(編)：最新内分泌検査マニュアル(第3版)．日本医事新報社，2010．

第3章

ホルモン製剤

第3章 ホルモン製剤

 エストロゲン製剤

岡垣竜吾

エストロゲンとは，エストロゲン受容体に結合して作用を発現する天然および合成物質の総称である．エストロゲンは内・外性器に作用し女性の生殖系の維持に重要な役割を果たすとともに，全身の臓器において多彩な作用を発現する．

エストロゲン製剤の種類

1）天然型エストロゲン

エストロン（E_1），エストラジオール（17β-estradiol：E_2），エストリオール（E_3）の3者が存在する．生体内ではE_1とE_2は互いに転換され，E_3はE_1から生成される最終産物であり，尿中に排出される．その生物学的活性比は$E_1：E_2：E_3＝10：100：1$とされる（50：100：10とする教科書もある）（図1）．

2）エステル化エストロゲン

1930年代に開発された，E_2の水酸基を炭酸エステル化（R-COO-R'）した合成エストラジオールで，血中や肝臓のエステラーゼで代謝されてE_2となる．油性または水性懸濁液の注射剤は，徐放剤（デポー剤）として筋肉注射される．安息香酸エストラジオール（estradiol benzoate；オバホルモン®水懸液），吉草酸エストラジオール（estradiol valerate；ペラニンデポー®，プロギノン®・デポー），プロピオン酸エストラジオール（オバホルモンデポー®）などがある（図1）．デポー剤は作用時間が長く血中濃度は安定しない．

3）結合型エストロゲン

1942年に開発され，日本でも1964年から発売されている結合型エストロゲン（conjugated equine estrogen：CEE；プレマリン®）は水溶性の天然型エストロゲンで，妊馬尿から抽出される．その成分はE_1のほかにエクイリン，17α-ジヒドロエクイリンなど約10種類のエストロゲン様物質を含み，硫酸エステル結合（R-SOO-R'）をもつ抱合体（エステル）として存在するので結合型（抱合型）エストロゲンとよばれる（図1）．

4）合成エストロゲン経口剤

17α位にエチニル基を導入した合成エストロゲンであるエチニルエストラジオール（EE）や，代謝後にEEに変化するメストラノール（ME）は，強力なエストロゲン活性をもち，経口投与が可能である（図1）．おもに排卵の抑制を目的として用いられ，現在わが国で用いられる経口避妊薬/低用量エストロゲン・プロゲスチン配合薬はEEを含有する．

5）17β-estradiol

長い間17β-estradiolそのものは製剤化不可能であったが，化学合成による大量生産が可能となり，経皮17β-estradiol製剤が開発された（経皮貼付剤；エストラーナ®テープ，経皮ジェル剤：ディビゲル®，ル・エストロジェル®）．血中E_2濃度は40～60 pg/mLとなる．さらに，マイクロナイズドエストラジオールの開発により，経口剤（ジュリナ®0.5 mg錠）も可能となった．1.0 mg内服で血中E_2濃度は47 pg/mLとなる．

エストロゲン製剤の使い分け

1）エストロゲン補充療法
　　　（estrogen replacement therapy：ERT）

「ホルモン補充療法ガイドライン」に従って行う[1]．副作用防止の観点から，原則としてE_2経皮製剤を用いる．皮膚のかぶれなどにより使用できない場合は，E_2経口剤を用いる．子宮がある場合には黄体ホルモンを併用する．E_2製剤は

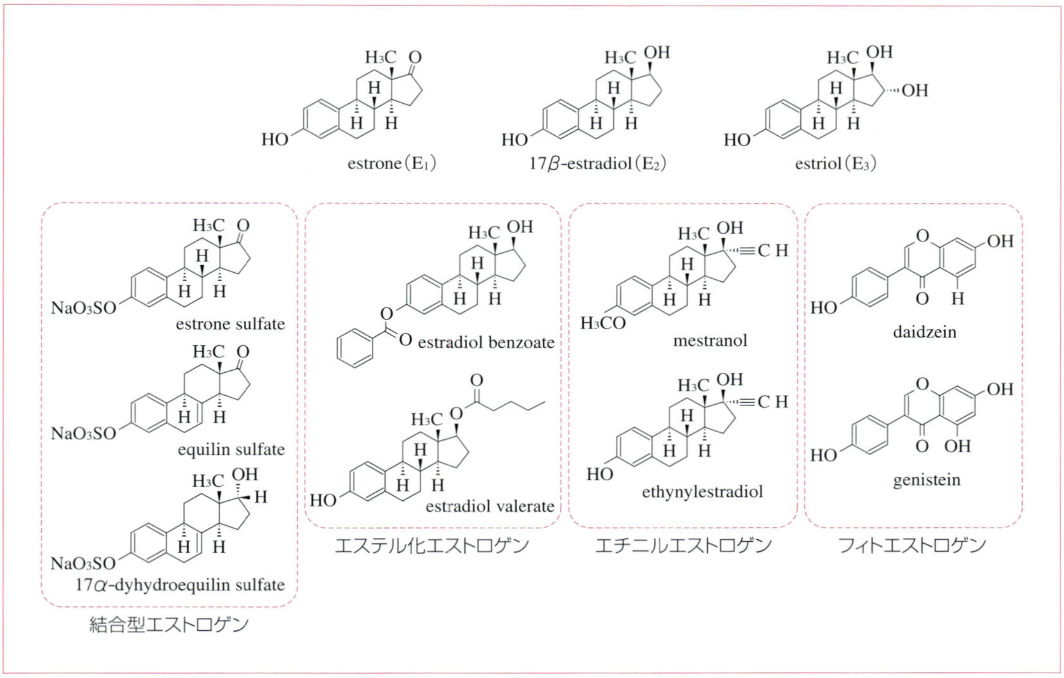

図1 エストロゲン構造の例

血中濃度が測定できる利点がある．また，経皮剤では脂質異常，血栓症のリスクが低い．経口剤は肝臓を通過するが，脂質異常，血栓症のリスクは CEE よりは低いとされる．

CEE は，安価のため現在でも使用されることがある．CEE は肝臓での代謝の差により，血中濃度が一定しないが，閉経後女性への CEE 0.625 mg/日の継続的投与により血中 E_1 は 135.0 pg/mL，E_2 は 21.3 pg/mL となるという[2]（通常の測定系では他のエストロゲン様物質とクロスするため見かけの E_2 測定値は 76.2 pg/mL となる）．CEE は肝臓を通過する際にホルモン結合蛋白，中性脂質，凝固因子の産生を高めるため，脂質異常と血栓症（冠動脈性心疾患，脳梗塞，肺塞栓など）のリスクを高める．

E_3 の腟剤（エストリール®腟錠，ホーリン®腟錠）は，萎縮性腟炎の治療に用いる．E_3 は E_2 よりも活性が低く，特に子宮内膜への作用が弱く不正出血が少ない．このため，高齢女性に E_3 経口剤を黄体ホルモンの併用なしで使用する事例があるが，E_3 単独の内服では子宮内膜癌のリスクは 3.0 倍，子宮内膜異型増殖症のリスクは 8.3 倍になるという報告があり，推奨されない[3]．腟剤ではこれらのリスクの上昇はない．

2）排卵の抑制

避妊や月経困難症・子宮内膜症治療の目的で排卵を抑制する場合には，EE を含む製剤を用いる．EE の作用は E_2 の約 32〜60 倍といわれ，副作用も強い（血栓症等のリスクが高い）ので，排卵抑制以外の目的での EE は避ける．たとえば，避妊の必要がない場合には無月経の治療に EE を用いない方がよい．

3）機能性子宮出血・過多月経の止血

「産婦人科診療ガイドライン―婦人科外来編 2014」や，ESHRE（欧州ヒト生殖学会議）・ACOG（米国産婦人科学会）のガイドラインに従う[4]．高用量エストロゲンは現在でも思春期の急性大量出血には使用しうる．長期的な治療，性成熟期以降の治療には周期的プロゲスチン投与または低用量エストロゲン・プロゲスチン配合薬の投与が推奨されている．ダナゾールおよび GnRH アゴニストは短期の使用に限る．近年ではレボノルゲストレル放出子宮内システムも有用とされる．

若年女性・高齢女性への使用

若年期の卵巣不全に対するERTの方法に関しては,「ターナー症候群におけるエストロゲン補充療法ガイドライン」が参考になる[5]. 12歳頃までに少量のE_2(0.09 mg/2日)から経皮剤にて補充を開始し,0.72 mg/2日まで増量,最大量で6カ月経過後または破綻出血が生じた時点で周期的エストロゲン・プロゲスチン投与に移行する. 性成熟期では血中E_2濃度100 pg/mLを目標とし増量するとの意見もある. 原発性卵巣不全による低エストロゲン症の保険適用を有するのは経皮剤(エストラーナ®)のみである.

乳癌リスクを考慮した更年期以降のホルモン補充のポイントは,以下のようである.

① 禁忌・慎重投与症例に該当するかチェックする
② 60歳以下が一般的である
③ CEEと酢酸メドロキシプロゲステロン(MPA)の組み合わせは避け,できれば経皮エストロゲン製剤を用いる
④ 子宮がない場合にはエストロゲン単独とする
⑤ ホルモン補充療法中は定期的に乳がん検診を施行する
⑥ 4～5年ごとに有効性を再検討する

● 文　献 ●

1) 日本産科婦人科学会,他(編):ホルモン補充療法ガイドライン. 2012.
2) Yasui T, et al:Combination of automatic HPLC-RIA method for determination of estrone and estradiol in serum. J Clin Lab Anal 1999;13:266-272.
3) Weiderpass E, et al:Low-potency oestrogen and risk of endometrial cancer:a case-control study. Lancet 1999;353:1824-1828.
4) ACOG Committee on Practice Bulletins—Gynecology, American College of Obstetricians and Gynecologists:ACOG practice bulletin:management of anovulatory bleeding. Int J Gynaecol Obstet 2001;72:263-271.
5) 田中敏章,他:ターナー症候群におけるエストロゲン補充療法ガイドライン. 日小児会誌 2008;112:1048-1050.

2 黄体ホルモン製剤・ダナゾール製剤

岡垣竜吾

プロゲステロン受容体に結合して作用するステロイドホルモンを黄体ホルモンと総称し，天然型をプロゲステロン，合成黄体ホルモンをプロゲスチンとよぶ．

黄体ホルモン製剤の種類

プロゲスチンにはC21-プロゲステロン誘導体である酢酸メドロキシプロゲステロン（MPA）やジドロゲステロン（DYD）の系統と，C-19ノルテストステロン誘導体の系統がある（図1）.

C-19ノルテストステロン誘導体には第1世代：ノルエチノドレル，ノルエチステロン（NET），第2世代：レボノルゲストレル（LNG），第3世代：デソゲストレル（DSG），第4世代：ジエノゲスト（DNG）がある．また，17α-スピロノラクトン誘導体という第三の系統として，ドロスピレノン（DSPR）が開発され，これも第4世代プロゲスチンとよばれる．

1) 天然型プロゲステロン

天然型プロゲステロンは初回肝臓通過効果を受けて作用がなくなるため，経口錠は最近になって開発された（わが国では未承認）．筋肉注射剤（プロゲホルモン®，ルテウム®）または腟坐薬（ルティナス®）が用いられる．おもな使用目的は，不妊治療における妊娠子宮内膜の維持と，流早産の予防である．プロゲステロンは子宮平滑筋の弛緩作用，プロスタグランジン合成の抑制作用，抗炎症作用を通して早産予防効果をもつ．日本早産予防研究会によるRandomized Controlled Studyが進行中である．

2) 酢酸メドロキシプロゲステロン（MPA；ヒスロン®，プロベラ®）

MPAは強力な黄体ホルモン作用，弱いアンドロゲン作用とグルココルチコイド作用がある．また，排卵抑制作用も有する．子宮体癌，子宮内膜増殖症の治療薬の適応がある．ほかに月経周期異常，過多月経，機能性子宮出血，黄体機能不全，切迫流早産などを適応としており，1日2.5〜15 mgを1〜3回に分けて服用する．MPAは内膜増殖抑制効果が最も確実な製剤であることから，結合型エストロゲンとの併用で広くホルモン補充療法に用いられてきたが，欠点も存在する．第一に乳癌リスクを増大させること，第二に血栓症リスクを増大させること，第三にエストロゲンのもつ血管拡張作用やHDLコレステロール増加作用を抑制することである．このため，近年ではMPAの使用を避ける傾向にある．

3) ジドロゲステロン（DYD；デュファストン®）

DYDはプロゲステロンのC-19位のメチル基をβからαに変えた立体異性体で，経口投与が可能である．1日5〜15 mgを1〜3回に分割投与する．子宮内膜を脱落膜化させ，着床は障害しない．排卵抑制作用はない．また，アンドロゲン作用を有さない．以上の特徴から，不妊治療における黄体機能の補充に使用される．ほかに，妊娠を希望している女性において月経困難症，子宮内膜症，習慣性流早産の適応がある．機能性子宮出血に対する止血効果もある．DYDを内服しても基礎体温は上昇しない．

4) 合成プロゲスチン

第2世代LNGではプロゲステロン作用が強められたが同時にアンドロゲン作用も増強して

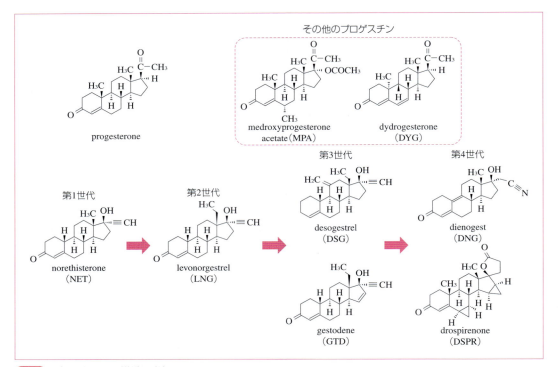

図1 プロゲスチン構造の例
〔百枝幹雄:新しいプロゲスチン-ジエノゲスト.HORM FRONT GYNECOL 2007;14:61-66 より引用〕

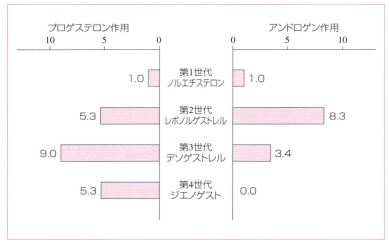

図2 黄体ホルモン
経口におけるプロゲステロン活性(内膜に対する作用)をノルエスチステロンを1とした相対的活性
〔百枝幹雄:新しいプロゲスチン-ジエノゲスト.HORM FRONT GYNECOL 2007;14:61-66 より引用〕

いる．第3世代DSGではプロゲステロン作用の増強とアンドロゲン作用の軽減が図られ，第4世代ではアンドロゲン作用はなく，子宮内膜に対する抗アンドロゲン作用がある(図2)[1]．また，第4世代DSPRには利尿作用がある．

①経口避妊薬(OC)

第2世代LNGは三相性OCに使用される(トリキュラー®,アンジュ®)．また，緊急避妊に使用される．緊急避妊はプラノバール®2錠を12時間あけて2回内服するなどの，Yuzpe法が保

険適用外で使用されていたが，現在では副作用の少なさから，性交後72時間以内にLNG（ノルレボ®錠0.75 mg）を2錠単回内服することが推奨される．「緊急避妊法の適正使用に関する指針」（日本産科婦人科学会編，2011年）を参照されたい．

②レボノルゲストレル放出子宮内システム

　レボノルゲストレル放出子宮内システム（LNG-IUS；ミレーナ® 52 mg）はLNGが子宮内腔より局所に強く作用する製剤である．避妊目的で2007年より自費で使用され，2014年，過多月経および月経困難症が保険適用となった．また，多くの国で「機能性子宮出血」「特発性過多月経」「ホルモン補充療法中の子宮内膜増殖抑制」に対する有用性が示されており，月経困難症に対する効果も期待される．子宮内膜で470～1,500 ng/mL，子宮筋層で1.8～2.4 ng/mL，血清中は0.1～0.2 ng/mLのLNG濃度とされる[2]．このため，過多月経には有効であるが，筋層が厚くなった子宮腺筋症，卵巣チョコレート嚢胞，骨盤腹膜の子宮内膜症などには効果がない．

③ジエノゲスト（DNG）

　第4世代DNG（ディナゲスト®）は単独で子宮内膜症の治療・再発予防に用いられる．長期に使用でき，また，血栓症のリスクを上昇させないので，喫煙者や40歳代以降の女性，肥満がある場合に選択しやすい．

5）ダナゾール

　ダナゾール（ボンゾール®）は合成ステロイドである．アンドロゲン作用をもち，子宮内膜や子宮内膜症組織を萎縮させ，排卵を抑制する．子宮内膜症の治療薬（200～400 mg/日）として処方されてきた．男性化徴候（多毛や変声），体重増加，痤瘡，肝障害，血栓症などの有害事象があり，現在では使用されることはまれである．

●文　献●

1) 百枝幹雄：新しいプロゲスチン─ジエノゲスト．HORM FRONT GYNECOL 2007；14：61-66．
2) Seeber B, et al：Quantitative levonorgestrel plasma level measurements in patients with regular and prolonged use of the levonorgestrel-releasing intrauterine system. Contraception 2012；86：345-349．

第3章　ホルモン製剤

3 エストロゲン・プロゲスチン配合薬

岡垣竜吾

エストロゲン・プロゲスチン配合薬の種類

　初期にはエストロゲンとしてエチニルエストラジオール（EE）またはメストラノール（ME）50 μg を含むプラノバール®，ソフィア®A，ソフィア®C などのエストロゲン・プロゲスチン配合薬が開発された．その後，エストロゲンの低用量化に伴ってこれと配合される黄体ホルモンの改良が加えられ，現在の低用量ピル（oral contraceptive：OC）が開発されてきた．EE 50 μg のものを中用量，それ以下のものを低用量，30 μg 以下の場合を超低用量とよぶことがある．ただし，超低用量といっても，強力なエストロゲンである EE を含む配合薬は排卵抑制を目的としたものであり，最低限必要なエストロゲンの補充を目的とした製剤よりは，ホルモンとしての作用も副作用も強い．

　わが国においては 1999 年に避妊目的の OC が承認され，2008 年に「子宮内膜症に伴う月経困難症」に対して EE 35 μg とノルエチステロン（NET）1 mg を含むエストロゲン・プロゲスチン配合薬であるルナベル®配合錠が承認された．さらに 2010 年には「月経困難症」を適応として，EE 20 μg とドロスピレノン（DSPR）の配合薬であるヤーズ®配合錠が承認された．ヤーズ®配合錠はプロゲスチン成分として抗アンドロゲン作用・抗アルドステロン作用をもつ DSPR を使用しているので，浮腫・体重増加・乳房緊満などの副作用が少ないことが期待される．その後ルナベル®の EE 成分を 20 μg まで減量したルナベル® ULD 配合錠が，「月経困難症」を適応として承認され，従来のルナベル®配合錠はルナベル® LD 配合錠とよばれることになった．理論的には EE が低用量であるほど悪心などの副作用が少なく，血栓症の発生リスクが低いことが期待される（ただし，まだ臨床的エビデンスはない）．これらの保険適用薬は，自費の OC と区別するためわが国では低用量エストロゲン・プロゲスチン配合薬（low dose estrogen progestin：LEP）とよばれている．

エストロゲン・プロゲスチン配合薬の使い方

1）ホルモン補充療法に用いる製剤

　17β-estradiol 0.62 mg と第 1 世代プロゲスチンである NET 2.70 mg を配合した経皮貼付剤としてメノエイドコンビパッチ®がある．適応は更年期障害および卵巣欠落症状に伴う血管運動神経系症状（hot flash および発汗）であり，使用法は 1 枚を 3〜4 日ごとに 1 回（週 2 回）下腹部に貼付する．内服薬としては 17β-estradiol 1.0 mg と第 2 世代プロゲスチンであるレボノルゲストレル（LNG）0.04 mg を含むウェールナラ®がある．

2）中用量ピル

　プラノバール®は EE 50 μg とノルゲストレルの配合錠，ソフィア®A は ME 50 μg とノルゲストレルの配合錠である．これらは合成エストロゲンを多量に用いているので作用・副作用ともに強い．排卵抑制作用があるため避妊目的にも使われてきた．また，機能性子宮出血の止血目的に使用される．

3）OC・LEP

　ガイドラインに従って使用する．OC については日本産科婦人科学会が作成した「低用量経口避妊薬の使用に関するガイドライン（改訂版）」がある[1]．また，2014 年には「経口避妊薬

および低用量 EP 配合剤の服用中に発生した静脈血栓塞栓症を重篤化させないための対策について」が示されており，さらに 2015 年には「OC・LEP ガイドライン 2015 年版」が発刊された．

OC・LEP の効果に関しては，プラセボ対照二重盲検無作為化群間比較試験と長期投与試験の結果，LEP は月経困難症を有意に改善し，長期投与では月経時以外の骨盤痛も軽減することが証明されている．また，子宮内膜症の術後に LEP を内服すると再発防止効果があることが知られている．

血栓症の問題

エストロゲン，特に EE は肝臓でのグロブリン合成を促進し，血液凝固因子の産生を増加させる．また，生理的凝固抑制タンパクであるプロテイン S の産生を抑制する．このため，血栓症のリスクが増加する．OC・LEP の処方にあたっては血栓症に対する十分な配慮が求められており，以下のような注意が必要である．

①現病歴，既往歴，家族歴（血栓性素因）を詳細に問診し，所定の用紙に記録する．
②一定以上のリスクのある患者には投与しない．
③すべての女性に対し，開始前に血栓症のリスクについて説明し，診療録にも説明を行った旨を記載する．
④適当な運動を行い，水分補給により脱水を避けるよう指導する．また，体重・血圧を定期的に自己チェックするよう推奨する．
⑤血栓を疑わせるサインがあれば来院するよう説明し，緊急時の対応を記した患者携帯カードを本人に持たせる．
⑥新規処方開始時には，最初の 3 カ月は月 1 回受診させ，血圧を測定し，面談する．以後の受診時にも血圧を測定し，面談する．半年に 1 回程度の採血検査を推奨する．
⑦50 歳以上では OC・LEP 使用により血栓症リスクは非使用者の 6.3 倍になるとの報告がある．45 歳以上では中止や薬剤変更，ホルモン補充療法（hormone replacement therapy：HRT）への移行などを考えた方がよい．

血栓症の症状として，「ACHES」を見逃さないよう注意喚起されている．ACHES とは，Abdominal pain（激しい腹痛），Chest pain（激しい胸痛，息苦しい，押しつぶされるような痛み），Headache（激しい頭痛），Eye/speech problems（見えにくい所がある，視野が狭い，舌のもつれ，失神，けいれん，意識障害），Severe leg pain（ふくらはぎの痛み・むくみ，握ると痛い，赤くなっている）である．ACHES が出現したときは D-ダイマー測定や下肢静脈エコーによる評価を行い，適切な診療科へ紹介する．

第 3 世代：デソゲストレル（DSG），第 4 世代：DSPR を含む OC・LEP は第 1・第 2 世代を含む製剤より血栓症リスクが高いという報告がある．2011 年に報告されたデンマークの大規模コホート研究では，801 万人年の解析において，OC 非使用者の血栓症発生リスクを 1 とすると，現在 EE 30〜40 μg＋LNG を内服している女性の相対リスクは 2.9，EE 30〜40 μg＋DSG では 6.6，EE 30〜40 μg＋DSPR では 6.4 とされ，第 3・第 4 世代含有 OC の血栓症リスクは非使用女性の約 6 倍，第 1・第 2 世代含有 OC の約 2〜3 倍と推定される[2]．2012 年に米国食品医薬品局（FDA）は DSPR 含有 OC により血栓症リスクが上昇すると結論づけ，「薬剤の安全性に関する通知」を出している[3]．一方で，前方視的研究や患者対照研究において，プロゲスチンの種類による血栓症リスクの差はないとの報告もある．研究方法，対象集団，血栓症の診断能力などにより結果が異なる可能性がある．日常診療的には，LEP 製剤の差よりも，上記の血栓対策をいずれの製剤であってもしっかり行うことの方が重要であると思われる．

なお，これらの血栓リスクは産褥の血栓リスク（40〜65/10,000 人年）よりははるかに低いものであるため，ACOG の committee opinion などをみても，「総合的には OC を内服していた方が血栓症のリスクは低くなる」という論調で書か

れている[4]．しかし，LEP製剤として月経困難症に対して使用される場合には，比較対象は妊娠ではないので，血栓症リスクに関してより慎重な対応が必要であろう．

なお，わが国ではプロテインS遺伝子変異のヘテロ保因者が約55人に1人認められ，深部静脈血栓症のハイリスクであることが知られている．保因者がOC・LEPを使用したときのリスクは明らかではない．血栓症の家族歴があるなど，高リスク群の女性OC・LEP治療開始前にはD-ダイマー，APTT，アンチトロンビン・プロテインC・プロテインS活性，抗リン脂質抗体などの検査をすすめる意見がある[5]．

●文　献●

1) 日本産科婦人科学会：低用量経口避妊薬の使用に関するガイドライン（改訂版）．2005．
2) Lidegaard Ø, et al：Risk of venous thromboembolism from use of oral contraceptives containing different progestogens and oestrogen doses：Danish cohort study, 2001-9. BMJ 2011；343：d6423.
3) Food and Drug Administration：FDA drug safety communication：updated information about the risk of blood clots in women taking birth control pills containing drospirenone. Silver Spring（MD）：FDA；2012. http://www.fda.gov/Drugs/DrugSafety/ucm299305.htm
4) Committee on Gynecologic Practic：ACOG Committee Opinion Number 540：Risk of venous thromboembolism among users of drospirenone-containing oral contraceptive pills. Obstet Gynecol 2012；120：1239-1242.
5) 安達知子：経口避妊薬と静脈血栓症．産と婦 2014；81：988-993.

第3章 ホルモン製剤

4 ゴナドトロピン製剤

岡垣竜吾

生理的月経周期においては，卵胞刺激ホルモン（follicle stimulating hormone：FSH）の作用により複数の卵胞が発育を開始しても，卵胞期後期になりエストラジオール（17β-estradiol：E_2）が上昇すると negative feedback により FSH が低下し，FSH 感受性が上昇しなおかつ黄体化ホルモン（luteinizing hormone：LH）感受性を獲得した卵胞（主席卵胞）のみが発育を続け排卵に至るという，排卵個数の調節機構が存在する．FSH 血中レベルを卵胞発育に必要な濃度（FSH 閾値）に長時間保つことにより，発育卵胞へのゲートが広がり，複数の卵胞が閉鎖卵胞に至ることなく発育を持続させ，排卵に向かう．これが FSH 投与による過排卵のモデルである．

ゴナドトロピン製剤の種類

1970 年代に広く使用されるようになったゴナドトロピン製剤は，更年期女性の尿を原料として精製されたヒト閉経期ゴナドトロピン（human menopausal gonadotropin：hMG）であった．尿中の不純物（特に LH）や未知の病原体を完全に除去できないこと，ロット間の活性が一定しないことが問題であった．その後精製技術の進歩により，現在使用されているゴナドトロピン製剤には様々な LH/FSH 比のものがある．ゴナピュール®などは尿由来 FSH（urinary FSH：uFSH）ではあるが，純粋な FSH に近い．

リコンビナント FSH（recombinant FSH：rFSH）製剤は，ヒト FSH 遺伝子を組み込んだプラスミドをチャイニーズハムスター卵巣細胞（CHO 細胞）にトランスフェクションした細胞培養系を用いて製造されるもので，原理的に LH を含まず，病原体や不純物の混入もない，タンパクあたり比活性の高い FSH 製剤である．rFSH の生物活性の確実さは最小限の投与で卵胞発育を狙うことを可能とし，安全確実な調節卵巣刺激（controlled ovarian stimulation：COS）の達成のためにきわめて有用とされる．現在使用可能な rFSH にはホリトロピンベータ（フォリスチム®注）およびホリトロピンアルファ（ゴナールエフ®）がある．

人工授精周期で uFSH と rFSH の効果を比較したランダム化前方視的研究において，効果は同等とされている[1]．ただし，rFSH 製剤では用量を患者が自分で細かく設定でき自己注射のため長期投与に対応しやすくなっていること，卵胞発育の再現性が期待でき，治療計画が立てやすいことなど，妊娠率以外にも治療上の利点がある．初回投与量については hMG 製剤では通常 75 単位が想定されているが，rFSH 製剤には 50 単位から開始するプロトコールを有する製品（フォリスチム®注，フォリスチム®注カートリッジ）がある．

調節卵巣刺激（COS）

卵巣刺激・排卵誘発はまず無月経や排卵障害の治療として始まり，やがて不妊症の治療として排卵を有する女性もその治療対象としてきた歴史がある．COS とは，不妊治療，特に生殖補助医療（assisted reproduction technology：ART）における卵巣刺激に際して，卵巣における卵胞発育と排卵時期について介入し，適切にその調節を行うことをいう．COS では，自然排卵のある女性を含めた不妊女性に対して，その妊娠する可能性を最大化する目的で，卵胞発育と排卵および黄体機能に，排卵誘発剤などの薬剤を用いて介入する．

卵巣過剰刺激症候群（OHSS）

1980年代後半，GnRHアゴニスト導入により過排卵においても内因性LHサージを起こさせることなく卵巣刺激を行うことができるようになり，治療日程の調整が容易となるとともに妊娠率を向上させたが，多胎妊娠と卵巣過剰刺激症候群（ovarian hyperstimulation syndrome：OHSS）が増加し，新たな問題となった．これらはともに母児の生命を危うくし，非可逆的な障害を残す可能性がある．

OHSSは，外因性または内因性の大量のFSHとLH/hCGにより卵巣が刺激されたために卵巣が囊胞性に腫大，全身の毛細血管透過性の亢進により血漿成分がサードスペースへ漏出し，循環血液量減少，血液濃縮，腹・胸水貯留が生じた状態である．OHSSではhypovolemic shock，出血性ショックや血栓症・脳梗塞により死亡または障害を残す場合がある．OHSS発症頻度は2009年の日本産科婦人科学会の調査では，卵巣刺激周期あたり重症0.8〜1.5%とされている．OHSSの重症度分類および管理ガイドラインが2009年に日本産科婦人科学会生殖・内分泌委員会から出されており，いったん発症してしまったOHSSはそれに従った管理を行う[2]．

排卵障害に対するゴナドトロピン製剤の使用法

一般不妊治療においてゴナドトロピン製剤を使用する場合，以下が推奨される．
①単一排卵を目標とし，低用量漸増法を行う
②卵胞発育をモニタリングする
③16mm以上の卵胞が4個以上存在した場合，治療周期をキャンセルする
④過排卵となった場合は卵巣過剰刺激・多胎妊娠・内外同時妊娠の発生に注意する

特に多囊胞性卵巣症候群（polycystic ovary syndrome：PCOS）や血中の抗ミュラー管ホルモン（anti-müllerian hormon：AMH）高値，過去の過剰反応既往など，卵巣刺激に対する過剰反応の起こりやすい症例に対しては必ず低用量漸増法を用いる．低用量漸増法では，FSH製剤初期投与量として1日50単位または75単位から開始する．1〜2週間の投与で10mm以上の卵胞が得られない場合に初期投量の1/2相当量を増量する．増量後は1週間ごとに増量の要否を判定し，最長4〜5週間の治療周期に2〜3回の増量を行う．卵胞の発育がみられなければ治療周期を終了し，次周期には開始量を個別化する[3]．

FSH製剤の使用周期には経腟超音波検査による卵胞径測定と，血中E_2値のモニタリングを行う．使用開始の1週間後には卵胞計測を開始し，その後は週に2〜3回計測する．卵胞径が10mmに達したらFSH投与量を固定する．その後の卵胞発育速度は1日2mm程度と推定される．卵胞径17mm以上の卵胞が得られた時点でLH製剤（わが国においてはリコンビナントLHが市販されていないので，代用として通常hCG 5,000単位）を投与し，排卵を誘発する．

<u>16mm以上の卵胞が4個以上存在した場合には治療をキャンセルし，hCGを投与してはならない</u>．また，ARTにおける検討では，黄体機能サポートを目的としたhCG追加投与はOHSSのリスクのみを増大させ，妊娠率を向上させないとの報告があるので，黄体機能サポートの目的では黄体ホルモン剤を使用するべきであり，排卵後のhCG追加投与は推奨されない[4]．

外来一般不妊治療におけるE_2値と過排卵に関する報告は乏しく，治療周期をキャンセルする基準も明確なものはない．しかし，卵胞1個あたりの排卵期のE_2が100〜200 pg/mLであることから考えて，400〜800 pg/mLを超えた場合には過排卵に注意を要すると推定される．

ART周期でのゴナドトロピン製剤の使用法

「産婦人科診療ガイドライン―婦人科外来編2014」では以下を提唱している．
①PCOS症例とOHSS既往症例に対してゴナドトロピン療法を行う際は，リコンビナン

トまたはピュア FSH 製剤（筆者注：尿由来 FSH であっても純度の高い製剤のこと）を用いて低用量で緩徐に刺激する.
②OHSS のリスクが高いと判断したら，❶ルテアルサポートに hCG を使用しない．❷LH サージの代用としての hCG 投与を延期（Coasting 法）するか減量する．❸胚移植をキャンセルして全胚凍結する．

ART 周期で GnRH アンタゴニストを使用し，hCG を用いずに GnRH アゴニストによって卵の最終成熟を行った場合，OHSS 既往または PCOS をもつ症例においても OHSS の発症はまれである．
※全胚凍結により妊娠例における late onset type の OHSS を予防できる．しかし，early onset type の OHSS で死亡に至った症例も報告されており，全胚凍結を過信して過排卵を行うことは危険である．OHSS の予防のためにはほかに Coasting 法，予防的アルブミン投与，ドパミン作動薬の内服などの試みがあるが，いずれも OHSS を完全に予防できるものではない．

OHSS と多胎妊娠は，絶対に避けるべき合併症である．世界的なコンセンサスとして，単胎満期産の生児が得られた場合のみ，不妊治療の成功とみなされる．

●文　献●

1) Gerli S, et al：Recombinant versus urinary follicle-stimulating hormone in intrauterine insemination cycles：a prospective, randomized analysis of cost effectiveness. Fertil Steril 2004；82：573-578.
2) 日本産科婦人科学会生殖・内分泌委員会：「本邦における多囊胞性卵巣症候群の治療法に関する治療指針作成のための小委員会」報告．日産婦会誌 2009；61：902-912.
3) 松崎利也：新しい排卵誘発治療．日産婦会誌 2009；61：N325-329.
4) van der Linden M, et al：Luteal phase support for assisted reproduction cycles. Cochrane Database Syst Rev 2011；10：CD009154.

第3章 ホルモン製剤

5 GnRH アナログ製剤

平池 修

特徴・作用機序

ゴナドトロピン放出ホルモン（gonadotropin-releasing hormone：GnRH）は10アミノ酸のペプチドホルモンであり，思春期以降になると視床下部のGnRHニューロンより下垂体門脈内に分泌されるようになる．GnRHの基本構造は1, 2, 4, 9, 10位のアミノ酸にあり，1位のpGlu, 2位のHis, 4位のSer, 9位のPro, 10位のGly-NH_2は脊椎動物において保存されているアミノ酸である（図1）．両末端のアミノ酸構造はGnRH受容体との結合に重要であり，特にアミノ酸末端側が生物学的活性を示す．また，カルボキシル末端10位のグリシンアミドをエチルアミドに置換するとGnRH受容体への結合能が増強し，100倍以上の効力を発揮するようになるため，GnRHアゴニストのアミノ酸置換はこの理論的背景をもとにしている．GnRHアンタゴニストは，1, 2, 3位のアミノ酸を置換することによりアンタゴニストとしての作用を示し，6, 10位のアミノ酸を置換することでタンパク分解酵素抵抗性を高めている．日本では，GnRHアゴニストとして，ブセレリン（スプレキュア®），ナファレリン（ナサニール®），ゴセレリン（ゾラデックス®），リュープロレリン（リュープリン®），GnRHアンタゴニストとしてセトロレリクス（セトロタイド®），ガニレリクス（ガニレスト®）が婦人科領域において使用されている[1]．

GnRHアゴニストを投与すると，初期にはGnRH受容体は増加し，ゴナドトロピンと性ステロイドホルモンの一過性増加（flare up現象）がみられるが，その後，脳下垂体におけるGnRH受容体数のdown regulationが起こることにより，下垂体のGnRHに対する反応性が最終的には消失し，ゴナドトロピン分泌が抑制され，次いで性ステロイドホルモンの分泌低下に至る．flare up直後の不応期にアゴニスト投与を中止しても，すぐにGnRH受容体数は増加しないため，GnRHへの反応性の回復には時間がかかる．GnRHアゴニストを臨床に応用する場合には，作動薬としての作用を利用することもあるが，長期間作用することによって起こる下垂体機能抑制を目的とした使用法が大部分を占めている．GnRHアンタゴニストは投与直後数時間程度でその作用・効果が発現され，投与を中止すると理論的には直ちにGnRHへの反応性が回復するのが特長である．

適応

GnRHアゴニストの継続的使用により，上述のような機序で脳下垂体のGnRH受容体の脱感作が起こり，安定したゴナドトロピン分泌抑制作用を得られることから，本製剤はホルモン依存性腫瘍の治療に用いられることが多い．代表的な性ホルモン依存性疾患としては子宮筋腫，子宮腺筋症，子宮内膜症，（他科疾患としては前立腺癌，乳癌）などがあげられ，GnRHアゴニストを用いた治療は偽閉経療法として知られている．GnRHアゴニストの副作用として，持続的低エストロゲン状態に伴いのぼせ，発汗，肩こり，関節痛などの更年期障害様症状が起こることと，骨量減少が問題となる．骨量は投与期間に比例して減少することから，GnRHアゴニストの連続投与期間は6カ月以内が原則である．投与終了後の骨量の回復に最低6カ月を要することからこの期間に再発する疾患に対しては再

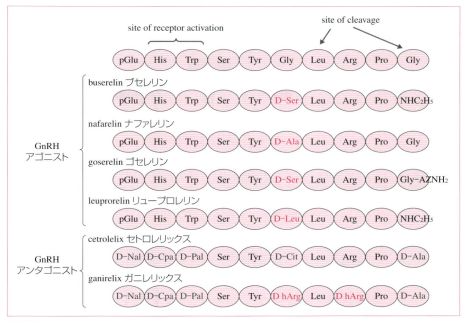

図1 代表的な GnRH アゴニスト製剤のアミノ酸構造
中央6番目のアミノ酸は必ず置換されている．

投与が困難となる．それ以外の用法として，GnRH 分泌をコントロールするという観点で本剤を使用するのは，中枢性思春期早発症，排卵調節などが適応としてあげられる．

GnRH アンタゴニストは2006年にわが国で認可されて以来，排卵誘発の標準的なプロトコルで使用されるようになった．当科においても排卵誘発プロトコルの約半数を占めるようになっている．

具体的使用法

生殖医療における適応と，ホルモン依存性腫瘍の治療における適応に区分される．

1）生殖医療での使用

①調節卵巣刺激（COS）

調節卵巣刺激（controlled ovarian stimulation：COS）の際に GnRH アゴニストを2週間以上用いると premature LH surge が抑制されるため，予定日における採卵が可能となる．GnRH アゴニストを使用する COS プロトコルは，ロング法，ショート法，ウルトラショート法などがあるが（図2），前周期の黄体中期より GnRH アゴニストの投与を開始するロング法は，生殖補助医療における COS 法の中でも優れた方法としてこれまで認知されてきた．しかし hMG 投与量がどうしても多くなる傾向があること，それに伴い特に多嚢胞性卵巣症候群症例において卵巣過剰刺激症候群（ovarian hyperstimulation syndrome：OHSS）リスクが上昇すること，下垂体の抑制解除に時間がかかるため黄体機能不全を引き起こすことなどが問題であり，現在では GnRH アンタゴニストも COS に使用されるようになっており，アンタゴニスト法とロング法の成績にはほとんど差がない[2]．また poor responder においてはアンタゴニスト法の方がロング法より妊娠率が向上したという報告[3]もあり，症例にあわせた製剤の使い分けが望ましい．ウルトラショート法では GnRH アンタゴニストの併用により，予定日採卵が可能となる．

②卵巣毒性の回避

乳癌，悪性リンパ腫，白血病などの癌の治療には抗悪性腫瘍剤が使用されるが，抗悪性腫瘍剤には卵巣毒性をもつものがあり，卵巣予備能低下をもたらす可能性がある．このような症例に対して GnRH アゴニストを同時に使用するこ

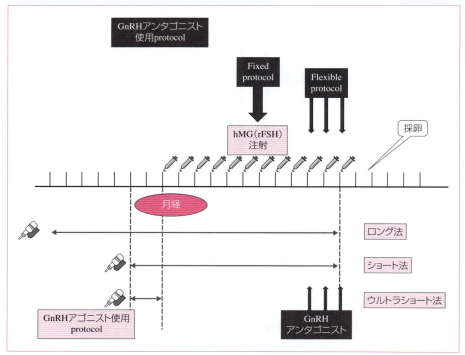

図2 生殖補助医療において卵巣刺激周期に GnRH アゴニストを使用するときの概略図
GnRH アゴニストの使用期間によって，ロング法，ショート法，ウルトラショート法と区分されている．ウルトラショート法は，短期間使用による flare up 効果のみを活用したものであり，下垂体抑制効果がなく，自発的排卵を起こす可能性がある．

とにより，卵巣予備能力をある程度保持できるという報告が近年多くみられる[4]．

③特発性思春期早発症

視床下部からの GnRH 分泌は，9〜10 歳前後に賦活化される．視床下部-下垂体系ニューロンの発育が思春期近くになると成熟して，LH のパルス状分泌が夜間に起こるようになる．そしてゴナドトロピンの分泌が増すようになり，次いで性腺からのエストロゲン分泌が上昇し第2次性徴が開始するという機序が，一般的に思春期発来メカニズムとして考えられている．乳房発育7歳6カ月未満，陰毛発育8歳未満，初経10歳6カ月未満で思春期発来をみると中枢性思春期早発症と判断される．中枢性かつ特発性のものが女児の70%を占めると報告されており，GnRH アゴニストが使われる．

2) ホルモン依存性腫瘍

①子宮筋腫

GnRH アゴニストは子宮筋腫に対する治療選択肢として現在でも確立したものであり，子宮筋腫の術前に行う治療として有用である．粘膜下子宮筋腫症例などでは，投与初期の flare up により子宮からの大量出血あるいは持続出血を増悪させることがあるので注意が必要である．近年ではレボノルゲストレル放出子宮内システム（LNG-IUS；ミレーナ® 52 mg）が過多月経（heavy menstrual bleeding）の治療に使われるようになってきており治療選択の幅が広がっていることと，本書でも記載のある選択的プロゲステロン受容体調節薬（SPRM）が海外を中心に使われるようになっており，今後 GnRH アゴニストが占める位置が変わってくる可能性がある[5]．

②子宮内膜症・子宮腺筋症

「子宮内膜症取扱い規約」によると，GnRH アナログ療法は明らかな有用性があり，特に痛みを伴う患者の治療によい．2014年版 ESHRE（欧州ヒト生殖学会議）ガイドラインでは，GnRH アナログは他のホルモン治療とともに提示すべき

治療選択肢であり，疼痛改善効果に優れているが，最大骨量に到達していない若年者に対する使用には注意すべきと記載されている[6]．

GnRHアナログ製剤を長期投与するための試みとしてadd back療法があり，鎮痛作用は同様に得られる一方で，骨量減少や更年期様症状などの副作用は軽減されるという報告がある．

GnRHアンタゴニストを子宮内膜症症例に用いた報告によると，エストロゲンは50 pg/mL程度に保たれ，副作用も少なく，子宮内膜症所見の改善が60％にみられたという．近年経口投与可能な非ペプチド性アンタゴニストが開発されており，ゴナドトロピン，エストロゲンは，投与開始後迅速に低下し，製剤投与を中止してからは速やかな回復がみられたことから，長期投与した場合の肝機能障害などの副作用を克服できる，臨床応用が可能な製剤の発売が期待されている．

子宮腺筋症の場合，GnRHアゴニスト療法により肥大していたjunctional zoneが縮小し子宮容積が縮小するという報告があるが，いずれも散発的なものであり，子宮腺筋症に対するGnRHアゴニスト療法の有効性については明確な結論は得られていない．

③前立腺癌および乳癌

a．前立腺癌

前立腺癌はGnRH療法に対する反応が良好であり，GnRHアゴニストの有効性は去勢術と同等とされていることから，最も一般的な内分泌治療としてGnRHアゴニストおよび抗アンドロゲン剤の併用あるいは単独療法が行われる．

GnRHアゴニストは初期のflare upがあり，尿路閉塞，転移巣に由来する骨痛・脊髄圧迫などが懸念される場合は症状が増悪するおそれがあるが，GnRHアンタゴニストではその心配がないため，わが国においてもデガレリクス（ゴナックス®）が2012年から発売されている．

b．乳癌

閉経前乳癌でホルモン依存性乳癌luminal typeの場合には内分泌療法が推奨されているが，術後のadjuvant therapyとしてGnRHアナログ製剤が使用されることがある．GnRHアナログ単剤よりも，タモキシフェンとGnRHアナログを併用した方がより高い再発抑制効果があることが知られている[7]が，GnRHアナログの使用期間，長期毒性への対処などの課題が残されている．

●文　献●

1) 平池　修：GnRHアゴニストとアンタゴニスト．産婦の実際 2010；59：35-43.
2) Kolibianakis EM, et al：Among patients treated for IVF with gonadotrophins and GnRH analogues, is the probability of live birth dependent on the type of analogue used? A systematic review and meta-analysis. Hum Reprod Update 2006；12：651-671.
3) D'Amato G, et al：A novel protocol of ovulation induction with delayed gonadotropin-releasing hormone antagonist administration combined with high-dose recombinant follicle-stimulating hormone and clomiphene citrate for poor responders and women over 35 years. Fertil Steril 2004；81：1572-1577.
4) Blumenfeld Z, et al：GnRH-analogues and oral contraceptives for fertility preservation in women during chemotherapy. Hum Reprod Update 2008；14：543-552.
5) Islam MS, et al：Uterine leiomyoma：available medical treatments and new possible therapeutic options. J Clin Endocrinol Metab 2013；98：921-934.
6) Dunselman GA, et al：ESHRE guideline：management of women with endometriosis. Hum Reprod 2014；29：400-412.
7) Goel S, et al：LHRH agonists for adjuvant therapy of early breast cancer in premenopausal women. Cochrane Database Syst Rev 2009；CD004562.

第3章 ホルモン製剤

6 選択的エストロゲン受容体調節薬(SERM)

平池 修

特徴

17β-estradiol を代表とするエストロゲンの作用は，核内受容体スーパーファミリーに属するエストロゲン受容体(ER)によって発現される．ERの基本構造は他の核内受容体と同様に，アミノ酸末端にリガンド非依存的転写活性化領域である AF-1 ドメインとカルボキシ末端にリガンド依存的転写活性化領域である AF-2 ドメインが存在し，AF-2 ドメインはリガンドつまりエストロゲンと ER との結合に関与し，エストロゲン依存的な転写活性化能をもつ．中央に DNA 結合領域があるが，DNA 結合領域は Zn フィンガーモチーフを 2 個もち，ER と DNA の特定領域(ER 応答領域)との結合を担う(図1)．ER には，ERα および ERβ の 2 種類のサブタイプが存在し，各々ホモ二量体で ER 応答領域に結合する．ERα と ERβ の DNA 結合領域は高い相同性を有するが，AF-1 領域と AF-2 領域は相同性が低いことと，ERα と ERβ は組織発現分布に特異性があることから，エストロゲンの作用は組織に応じて異なっている．

選択的エストロゲン受容体調節薬(selective estrogen receptor modulator：SERM)は，ER のサブタイプ別の活性化能があること，AF-1 および AF-2 のどの作用を促進または抑制するかという点で個々に特異性がある．これまでに多数の SERM が開発されているが，いずれも 17β-estradiol のもつ活性とは異なった作用をもつ物質であり，同時に薬剤として有用な作用をもつものが SERM といえる．広義に解釈すれば植物エストロゲンも SERM と考えられる．ER の活性化の結果が生体にとって有害な物質の場合には，ホルモン依存性腫瘍が発生したり，性分化異常などをもたらす可能性が生じうることが知られており，環境撹乱物質などがその代表である．

適応・作用機序

SERM の中でわが国で臨床応用されているおもな薬には，クロミフェン(クロミッド®)およびシクロフェニル(セキソビット®)(適応症：第1度無月経，無排卵性月経，希発月経の排卵誘発)，ラロキシフェン(エビスタ®)およびバゼドキシフェン(ビビアント®)(適応症：閉経後骨粗鬆症)，タモキシフェン(ノルバデックス®)およびフルベストラント(フェソロデックス®)(適応症：ホルモン依存性乳癌)などがある．

1) クロミフェン(クロミッド®)

もともと経口避妊薬として 1961 年に開発された薬であり，エンクロミフェンとズクロミフェン(幾何異性体)が 3：2 の比率で混ざっている合剤である[1]．エストロゲンの視床下部，下垂体への negative feedback を阻害するためゴナドトロピン分泌促進作用がある．下垂体にも直接作用があり，GnRH に対するゴナドトロピンの反応を促進するという機序もある．クロミフェンは ER と結合可能であり，低濃度エストロゲンの存在下では ERα アゴニストとして作用するのに対し，高濃度エストロゲンの存在下では ERα アンタゴニストとして作用する一方，ERβ の活性化作用はない[2]．内服後に時々霧視の訴えがあるが，シクロフェニルと同様に非アレルギー性視神経炎を生じた症例報告が散見されるため注意が必要である．

2) シクロフェニル(セキソビット®)

クロミフェンと同時期に開発された薬であ

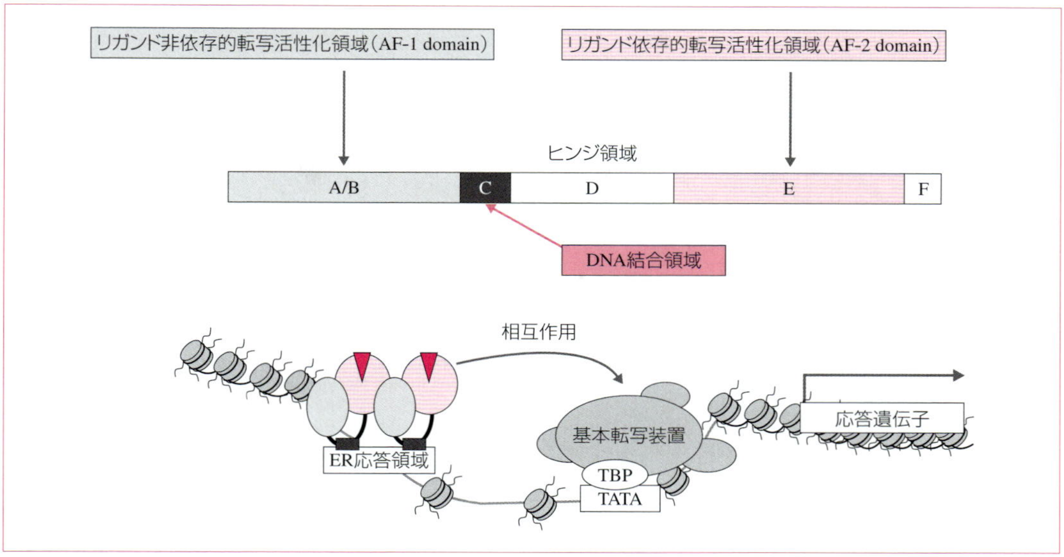

図1 エストロゲン受容体 ER の構造および基本的作用メカニズムの説明図

り，一般的にクロミフェンよりやや排卵誘発効果の弱い SERM として用いられている．クロミフェンと比較して子宮内膜の菲薄化作用が若干弱いことから好んで用いられる場合もある[3]．シクロフェニル誘導体が乳癌のイメージングに使用されているという報告が散見される．

3) ラロキシフェン（エビスタ®）およびバゼドキシフェン（ビビアント®）

これらは ERα アンタゴニストであり，乳腺，子宮，血管系にはアンタゴニスト作用をもたらすが，骨においてはアゴニスト作用をもつ．ラロキシフェンは乳腺増殖抑制作用があるため，乳癌の chemoprevention 作用に関する報告がある．MORE 試験[4]は骨粗鬆症女性の新規椎体骨折がみられないかという事象と乳癌抑制効果について検討した臨床研究であるが，ホルモン依存性（ER 陽性）乳癌の発生率は 72％ に減少した．この chemoprevention 作用は STAR trial[5]で確認され，タモキシフェンまたはラロキシフェンを服用した群ではコントロール群と比較してホルモン依存性乳癌発生率が約半減したが，タモキシフェン群とラロキシフェン群には差はなかったことから，将来的な乳癌の chemoprevention が行われうる可能性が示唆された．後発のバゼドキシフェンにも同様な作用が期待されている．また海外臨床試験では深部静脈血栓塞栓症の発現率が 1％ であったが，わが国での 3 年間の製造発売後調査においては 0.2％ であった．

STAR trial において子宮関連疾患発生率がラロキシフェン群で低かったこと，バゼドキシフェンも子宮増殖作用が少ない（**図2**）ことに着目し，ホルモン補充療法を SERM ＋ エストロゲンで行う治療が tissue specific estrogen complex（TSEC）として近年話題をよんでいる[6]．その代表がバゼドキシフェン＋結合型エストロゲンの合剤である Duavee であり，2013 年に米国で認可された．ホルモン補充療法において比較的有用な作用が少ないとされている酢酸メドロキシプロゲステロン（MPA）の子宮内膜増殖抑制作用を SERM で代用しようという試みである．ラロキシフェンやバゼドキシフェンには hot flash, 腟・外陰萎縮作用などの副作用があるが，TSEC にはそのような作用がないことから今後注目されよう．

4) タモキシフェン（ノルバデックス®）

タモキシフェンはホルモン依存性乳癌，つまり ER 陽性乳癌において使用される典型的な非ステロイド系 SERM であり，1963 年に開発された古い薬である．タモキシフェンは AF-2 アンタゴニスト作用をもつが，AF-1 アゴニスト作

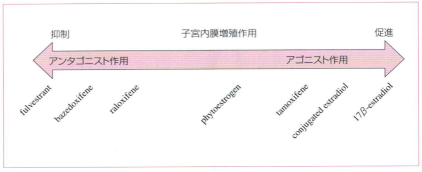

図2 SERM 製剤の子宮増殖作用を相対化して表示した
〔Mirkin S, et al：Tissue-selective estrogen complexes for postmenopausal women. Maturitas 2013；76：213-220 より引用・改変〕

用があり，全体としてはアンタゴニスト作用がある．乳腺に対しては増殖抑制的に作用するが，子宮内膜に対しては増殖促進的に作用することから長期にタモキシフェンを使用すると子宮内膜にポリープが発生する可能性があることが知られている．また，タモキシフェンは視床下部-下垂体系に対してクロミフェンと同様に排卵促進的に作用することが知られており，不妊治療に用いられている報告が散見される．

具体的使用法

1）クロミフェン

【処方例】
・クロミッド®：月経5日目より1～2（50～100 mg）錠/日で5日間内服[1]

　基本的に1錠/日（50 mg）の内服で半数以上の症例において排卵が惹起される．多嚢胞性卵巣症候群の場合には最大3錠/日（150 mg）で用いられる可能性があり，インスリン抵抗性を合併している症例ではメトホルミンを併用する場合がある．

　実地臨床においては上記の典型的内服方法以外にも複数の使用法があり，卵巣が過剰反応を示す場合には減量したり（1錠/日〔50 mg〕で3日間，半錠で内服など），子宮内膜菲薄化を考慮した場合には月経2～3日目より開始するなどの工夫があるが，排卵率，妊娠率，流産率という臨床成績からみると大差がないことになっている．体外受精プログラムにおける排卵誘発を行う場合に，排卵直前まで連日内服をするという方法もある．またゴナドトロピン製剤注射がなんらかの理由で困難という症例の場合200～250 mg/日で8～10日間内服させる方法も報告されているが，推奨されない．

2）シクロフェニル

【処方例】
・セキソビット®：月経5日目より4～6錠/日（400～600 mg）で5日間内服

　クロミフェンに準じた使い方が不妊治療において行われているが，近年シクロフェニル使用に関連した報告は少ない．

3）ラロキシフェン

【処方例】
・エビスタ®：1錠/日（60 mg）で連日内服

　MORE 試験では腰椎，大腿骨骨密度に有意な上昇効果が認められ，新規椎体骨折発生も抑制した．したがって骨密度上昇効果，椎体骨折抑制はグレードA，非椎体骨折はグレードB，大腿骨近位部骨折抑制に関してはグレードCである．なお骨粗鬆症治療薬のネットワークメタ解析を行った報告によると，テリパラチドとビスホスホネート薬の効果はほぼ同等であったが，SERM の効果はやや劣るとされている．

4）バゼドキシフェン

【処方例】
・ビビアント®：1錠/日（20 mg）で連日内服

　海外における臨床試験では6カ月後に有意な

腰椎骨密度上昇を認め，大腿骨骨密度も同様であった．また新規椎体骨折発生率低下は5年間の継続投与において維持されていた．骨密度上昇効果，椎体骨折抑制はグレードA，非椎体骨折はグレードB，大腿骨近位部骨折抑制に関してはグレードCである．TSEC製剤であるDuavee錠は，結合型エストロゲン0.45 mg＋バゼドキシフェン20 mgの合剤であり，この含有量は臨床試験においての成績を参考に決められた[7]．

● 文　献 ●

1) Practice Committee of the American Society for Reproductive Medicine：Use of clomiphene citrate in infertile women：a committee opinion. Fertil Steril 2013；100：341-348.
2) Kurosawa T, et al：Clomiphene citrate elicits estrogen agonistic/antagonistic effects differentially via estrogen receptors alpha and beta. Endocr J 2010；57：517-521.
3) Goto S, et al：Efficacy of clomiphene citrate and cyclofenil for infertile women with normal ovulatory cycles. Fertil Steril 2001；76：409-411.
4) Ettinger B, et al：Reduction of vertebral fracture risk in postmenopausal women with osteoporosis treated with raloxifene：results from a 3-year randomized clinical trial. Multiple Outcomes of Raloxifene Evaluation (MORE) Investigators. JAMA 1999；282：637-645.
5) Vogel VG, et al：Effects of tamoxifen vs raloxifene on the risk of developing invasive breast cancer and other disease outcomes：the NSABP Study of Tamoxifen and Raloxifene (STAR) P-2 trial. JAMA 2006；295：2727-2741.
6) Mirkin S, et al：Tissue-selective estrogen complexes for postmenopausal women. Maturitas 2013；76：213-220.
7) Kagan R, et al：A randomized, placebo- and active-controlled trial of bazedoxifene/conjugated estrogens for treatment of moderate to severe vulvar/vaginal atrophy in postmenopausal women. Menopause 2010；17：281-289.

第3章 ホルモン製剤

7 選択的プロゲステロン受容体調節薬 (SPRM)

平池 修

● 特徴

卵巣の黄体抽出物より子宮内膜分泌期像を起こすホルモンの存在が予知された6年後の1934年にButenandtらによってプロゲステロンは結晶化された．プロゲステロンは子宮内膜の脱落膜化，着床制御，乳管上皮の発育やGnRHホルモンパルス分泌の制御などといった生殖機能を司り，排卵後の卵巣顆粒膜細胞およびその周囲の莢膜細胞から構成される黄体や，胎盤から分泌される．性ステロイドホルモンは，炭素数27のコレステロールを前駆体とし，ペルヒドロシクロペンタノフェナトレン核を基本骨格としてもつ化合物である．黄体ホルモン類と副腎皮質ホルモン（糖質コルチコイド，鉱質コルチコイド）類は炭素数21個からなるプレグナン骨格をもち，プロゲステロンの下流に位置する女性ホルモンは炭素数18個からなるエストラトリエン骨格をもつ．プロゲステロン受容体（PR）と結合して作用するものは黄体ホルモンとよばれ，そのうちの生体内で産生される天然型のものがプロゲステロンであり，プロゲスチン（またはプロゲストーゲン，プロゲスターゲン）製剤がこれまでに開発されており，子宮内膜症治療薬，避妊薬，ホルモン補充療法などに活用されている．

PRはエストロゲン受容体（ER）と同じく核内受容体スーパーファミリーに属し，ERにはERαおよびERβの2種類のサブタイプが存在し，各々異なる遺伝子座に存在する独立した遺伝子である一方，PRの2つのサブタイプPR-A，PR-Bは翻訳開始点こそ異なるが同一の遺伝子から産生されるスプライシング産物であるところがERと大きく異なり，PR-Bにはアミノ酸末端に164アミノ酸が付加されている（図1）．PRの基本構造は，他の核内受容体と同様に，アミノ酸末端側にAF-1ドメインとカルボキシ末端側にAF-2ドメインが存在し，AF-2ドメインはリガンドつまりプロゲステロンとPRとの結合に関与し，プロゲステロン依存的な転写活性制御能をもつ．しかしPR-Bには前述のように164アミノ酸が付加されておりAF-3とよばれる転写活性化領域をもつ．中央にDNA結合領域があり，PRとDNAの特定領域（PR応答領域）との結合を担う．PR-AおよびPR-Bは各々ホモ二量体でPR応答領域に結合する．組織に応じてPRの役割は異なるが，概してPR-Bは活性化機能を担い，PR-Aは抑制的機能を担うものとされている（図2）．

PRの作用を調節する代表的薬剤にはプロゲスチン製剤があり，酢酸メドロキシプロゲステロン（MPA）は1958年，クロルマジノン酢酸エステルは1959年，ジドロゲステロンは1960年と比較的古い時代に開発されたものであるが，その後PRの純粋なアンタゴニスト作用を発揮するもの，アゴニスト様作用とアンタゴニスト作用を併せ持つ製剤が開発され，PRアンタゴニスト（PA）および選択的エストロゲン受容体調節薬（selective progesterone receptor modulator：SPRM）とよばれている．この分類にはまだ議論の余地があるが，一般的にSPRMとして認知されている薬剤にはmifepristone, onapristone, telapristone acetate, ulipristal acetate, asoprisnil[1]（図3）などがあり，いずれもステロイド系の薬剤である（〜isnilは部分的アゴニスト活性があることを意味し，〜pristoneはアンタゴニスト作用のみがあることを意味する）．本稿ではSPRMの中でも比較的臨床応用が進んでいる

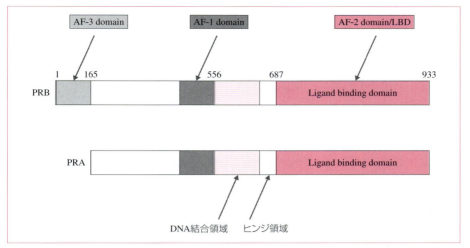

図1　ヒトPR遺伝子の一次構造
DNA結合領域にはZnフィンガードメインが存在し，DNAとの結合を媒介する．ヒンジ領域には核移行シグナルが存在し，PRの核内への転送に関連する．AF-3の機能はそれ自身の転写活性化能はなく，AF-1およびAF-2機能の調節などに関連したものではないかと推測されている．

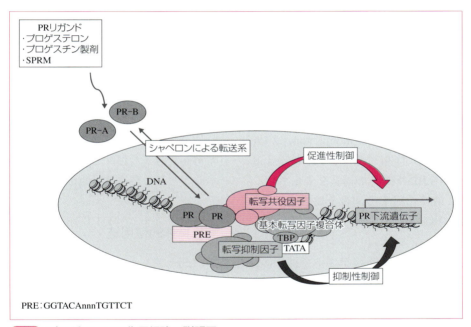

図2　プロゲステロン作用経路の説明図
①PRのリガンドがアゴニストまたはアンタゴニスト作用をもっているか，②リガンドがPR-Aに作用，PR-Bに作用するのか，③PRに結合する転写共役因子が促進系または抑制系作用をもったものがリクルートされるのか，という点が関係して，PRリガンドに応じて異なった作用が出ることになる．

mifepristone（ミフェプリストン）とulipristal acetate（ウリプリスタル）について解説する．

適応・作用機序

1）mifepristone

グルココルチコイド受容体のリガンド探索が行われていた1981年に，抗PR作用があること

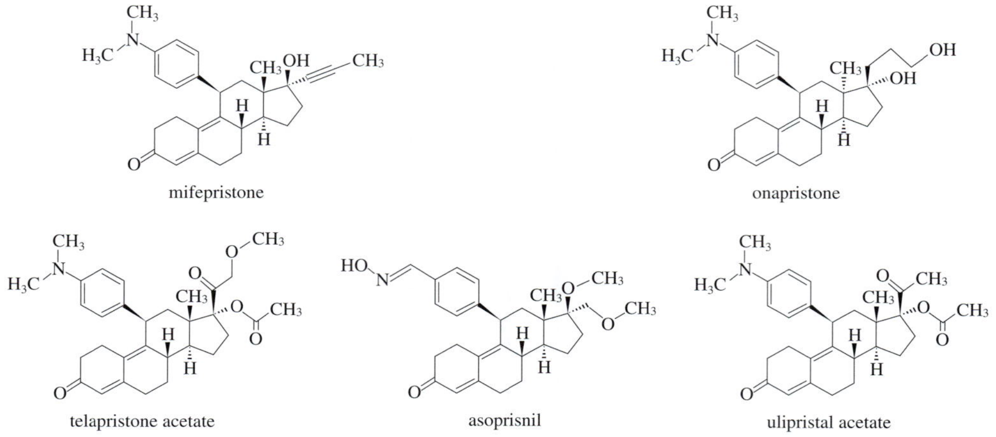

図3 代表的 SPRM の構造図

が判明した薬であり，2000年に米国において認可された．プロゲスチンの作用を判定する方法としてMcPhailテスト[2]が古くから知られている．エストロゲンでプライミングされた野兎に該当物質を投与し子宮内膜の増殖状態と変化をみるアッセイである．アンタゴニスト作用をみるには同時にプロゲステロンを投与するとよく，McPhailテストによるとmifepristoneはPAでありアゴニスト作用はない．PRのligand binding domain(LBD)(図1)の構造を変化させることでAF-2活性化因子の結合を阻害する(図2)分子細胞生物学的機序が知られている．

2) ulipristal acetate

開発名CDB2914はMcPhailテストではPAとして考えられている．ulipristal acetateはヨーロッパにおいて2009年，2010年に米国において緊急避妊薬として認可された．排卵前であると最低5日は排卵を遅延させる効果があることが知られており，LHサージの最中であれば，排卵を約80%の確率で遅延させることができるが，着床を阻害するという明白なデータはないようである．

PGL4001 Efficacy Assesment in Reduction of Symptoms Due to Uterine Leiomyomata(PEARL Ⅰ)study[3]によると，投与開始から13週時点で70〜80%の女性が無月経になり，子宮筋腫の量は対照群(+3%)と比較して-12〜-21%になったと報告された．二重盲検法にて307例をGnRHアゴニストとulipristal acetateで割り振ったPEARL Ⅱ study[4]によると，ulipristal acetateの子宮筋腫縮小効果は-20〜-12%であり，GnRHアゴニストの縮小効果(-47%)と比べやや悪いものの，無月経に至ったのは内服開始後5〜7日であり，子宮出血コントロールに関して非劣性であっただけでなく，更年期症状も出にくいことから今後世界的な普及が見込まれる．

具体的使用法

1) mifepristone：経口中絶薬

投薬後の予想される経過について十分に説明したのち患者の同意を得て，子宮内の7週未満での妊娠であることを確認する．mifepristone 600 mg分3を内服し，48時間後にミソプロストール(サイトテック®)400 μgを内服する．前者により受精卵の活性が低下するのと，後者により頸管熟化，子宮内容物排出能が促される．約2週間後に医療機関を受診し中絶の完了を確認する，というのが，中絶を目的としたmifepristone内服の基本スケジュールである[5]．その一方，行為後120時間以内に25〜50 mgの単回投与で緊急避妊として使用するというやり方も

あるようだが，ロシア，中国など限定された国でのみ認可されている．

2）ulipristal acetate：緊急避妊

行為後 120 時間以内における緊急避妊の使用としては，単回 30 mg 内服である．レボノルゲストレル 1.5 mg 単回投与と比較しても非劣性である[6]．

3）子宮筋腫治療

先述の PEARL study の結果をもとにして，術前の患者に 1 日あたり 5 mg 内服治療がヨーロッパにおいて認可されている．子宮内膜の保護という観点から，PA を有月経女性に長期にわたり使用し続けることに関してはある程度の注意が必要であると考えられていた．PR 調節薬（PRM）に由来する子宮内膜の変化は PRM-associated endometrial changes（PAEM）といわれ，組織診上悪性的変化も含むものとされていることから，長期使用が念頭におかれている ulipristal acetate の投与は 3 カ月までと決められていたが，3 カ月投与 4 コースという PEARL Ⅲ study および 3 カ月投与 2 コースという PEARL Ⅳ study を経て，ulipristal acetate による子宮内膜変化は投与終了から最長 6 カ月以内に消失するものとされており，年単位ではない短期間の使用に関してはあまり問題がないものと考えられている．したがって PAEM に関しては，さらなる長期的使用に関する問題が残るものの，短期的には問題がないものと考えられる．またグルココルチコイド受容体抑制作用があることから喘息患者における投与には慎重であるべきである．

●文 献●

1) Chabbert-Buffet N, et al：Selective progesterone receptor modulators and progesterone antagonists：mechanisms of action and clinical applications. Hum Reprod Update 2005；11：293-307.
2) McPhail MK：The assay of progestin. J Physiol 1934；83：145-156.
3) Donnez J, et al：Ulipristal acetate versus placebo for fibroid treatment before surgery. N Engl J Med 2012；366：409-420.
4) Donnez J, et al：Ulipristal acetate versus leuprolide acetate for uterine fibroids. N Engl J Med 2012；366：421-432.
5) 久慈直昭，他：新しいプロゲステロン製剤．HORM FRONT GYNECOL 2001；8：379-386.
6) Glasier A：The rationale for use of Ulipristal Acetate as first line in emergency contraception：biological and clinical evidence. Gynecol Endocrinol 2014；30：688-690.

第3章　ホルモン製剤

8　アロマターゼ阻害薬

平池　修

特徴・作用機序

エストロゲンの70%はテストステロンからエストラジオールへの変換により産生され，残り30%はエストロンが17β水酸化ステロイド脱水素酵素(17β-HSD)type Iにより変換されることにより生合成される．どちらの経路においてもアロマターゼはエストロゲン生合成の最終段階を担っている(図1)．第1世代のアロマターゼ阻害薬(AI)であるアミノグルテチミドは，元来抗痙攣薬として開発されたものであるが，副腎機能不全の報告があり製造中止になった．あとになってこの作用はシトクロムp450すなわちアロマターゼの阻害作用によるものであることが判明した．以降1980年代から次世代のAIが開発されており，第2世代製剤であるフォルメスタンは筋肉注射を要すること，ファドロゾールはアルドステロン抑制を伴うことから，現在のAIは第3世代製剤へと移行しており，閉経後ホルモン依存性乳癌の治療におもに用いられている．AIはtype I(ステロイド系インヒビター)およびtype II(非ステロイド系)に分類され(図2)，type Iはアンドロステンジオンのアナログであり，アンドロゲンが結合する基質を非可逆的に不活性化するものであり現在ではエキセメスタン(アロマシン®)などが用いられている．アロマターゼ分子を標的にして可逆的に結合，阻害するものがtype IIとして知られており，アナストロゾール(アリミデックス®)やレトロゾール(フェマーラ®)などが用いられている．アナストロゾールおよびレトロゾールの半減期は48時間，エキセメスタンの半減期は27時間である．

本来AIは婦人科領域においての適応がないが，クロミフェン(CC)抵抗性多嚢胞性卵巣症候群に対するAIの効果は報告が多く，効果が今でも検証され続けている．AIはアロマターゼ活性を低下させることから，内在性エストロゲンが一時的に低下したのちのリバウンド現象として，下垂体からのゴナドトロピン分泌を促進させるものと考えられている(中枢作用説，図3)．一方，初期卵胞発育はアンドロゲンにより促進されることが知られているため，AIにより卵胞におけるテストステロンが一時的に増加することから結果として卵胞発育が促進されるという説もある(末梢作用説)．

適応

AIのおもな適応は閉経後乳癌である．2005年のSt Gallen国際会議においてAIの使用が推奨されてから以降，閉経後ホルモン依存性(luminal type)乳癌の治療において全世界的に重要な地位を占めている．一次治療において，レトロゾールはタモキシフェン(ノルバデックス®)より優位であることが明らかとなったが，現在では一次治療，二次治療のみならず，chemopreventionとしても使用される．乳癌以外の婦人科領域疾患においては，以下のような疾患に用いられた報告が海外を中心として報告されている．

1) 子宮内膜症

子宮内膜症はエストロゲン依存性疾患であり，AIはエストロゲン産生を抑制することから子宮内膜症に使用した報告があり，子宮内膜症に由来する骨盤内疼痛の抑制に効果があるという報告が多くみられる．子宮内膜症性卵巣囊胞の径を縮小させることができ，直腸腟内膜症に

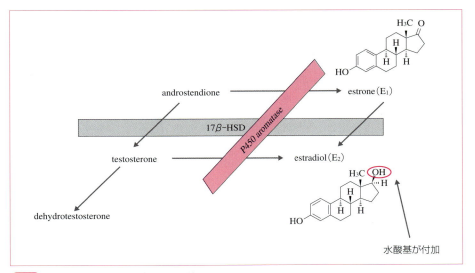

図1 エストロゲン生合成経路の説明図
エストロゲンはtype I 17βHSDによりエストロンからエストラジオールに変換される．その際水酸基が1個付加される．

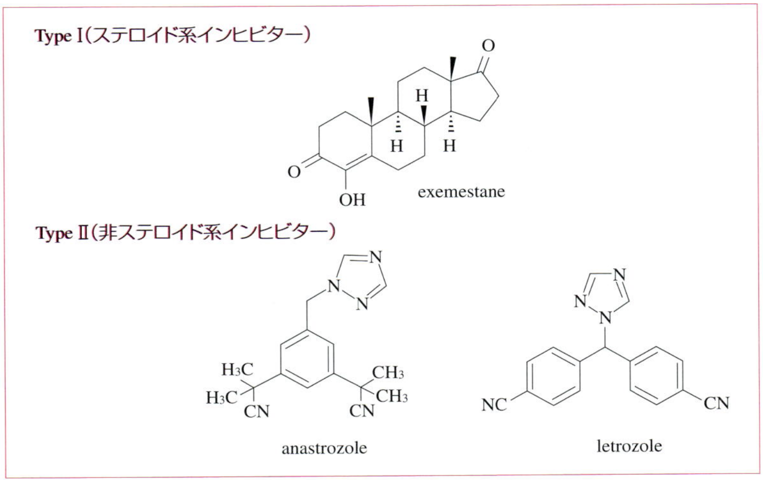

図2 第3世代アロマターゼ阻害薬の構造図
Type I と Type II に大別され，産婦人科領域で使用されているのはType IIの方である．

由来する疼痛の緩和にも効果があり，おおむねアナストロゾール1 mg，レトロゾール2.5 mgで効果があるとされている．しかし後述するように卵胞発育を促進させる可能性があることと，骨量喪失の可能性があることから，長期間の使用に関しては検討の余地があることと，ランダム化比較試験（RCT）が存在しないことが問題とされている[1]．

2）子宮筋腫

子宮筋腫細胞はエストロゲン依存性に増殖するため，内在性エストロゲンの低下を目的として一時的性腺機能低下を惹起することができるGnRHアゴニストが使用されている．子宮筋腫細胞におけるアロマターゼ活性は正常子宮筋層よりも高く，AIによるアロマターゼ活性阻害は筋腫細胞の増殖を抑制することから，AIが子宮筋腫の治療に用いられたという報告は数多くみられ，GnRHアナログとの比較でいうと，子宮筋腫径縮小効果はGnRHアナログとほぼ同等であるが，hot flashの発生頻度が少なく，flare up

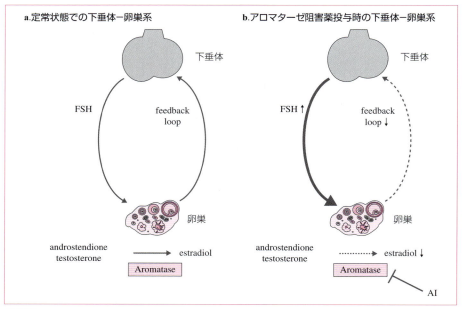

図3 アロマターゼ阻害薬の作用機序
a）下垂体からはFSHが分泌され，卵巣顆粒膜細胞においてアロマターゼによる作用によりエストロゲンがテストステロンなどから合成されている．エストロゲンはnegative feedback loopにより下垂体を制御している．
b）アロマターゼ阻害薬の作用によりエストロゲン産生が一時的に低下する．低下によってnegative feedback loopが解除されるため，下垂体からのFSH産生が増加する．増加したFSHは卵巣に作用を及ぼし卵胞発育を促進する．

作用もないことが特徴である[2]．その他の子宮関連疾患では，エストロゲン受容体陽性の子宮肉腫（endometrial stromal sarcoma）や子宮内膜過形成（異型性の有無に関係ない）にも用いられている報告が散見される．

3）排卵誘発

無排卵である多嚢胞性卵巣症候群（polycystic ovary syndrome：PCOS）に対する治療の第一選択薬はクロミフェン（CC；クロミッド®）であるが，CCは排卵誘発率こそ高い（60〜90％）が妊娠率は比較的低い（10〜40％）．その理由として，子宮頸管粘液の減少，子宮内膜厚の菲薄化などの抗エストロゲン作用があげられる．海外および国内でも不妊クリニックを中心に，CC抵抗性PCOS症例の排卵誘発にレトロゾールやアナストロゾールを用いている報告が数多くある．使用されているAIはレトロゾールの方が圧倒的に多い．AIは2000年頃より不妊治療に用いられた報告があり，CCのような抗エストロゲン作用が少なく子宮内膜菲薄化作用も弱い．排卵誘発効果に関しても，CCよりやや弱く単一卵胞が育ちやすいといわれているが，メタ解析によると，レトロゾールの方がCCより患者当たりの排卵誘発率は高い（OR 2.90）ものの，妊孕能の改善にはつながらなかったとされている[3]．またAI使用に関連した大きな問題点として，先天性奇形との関連性があげられる．2005年のBiljanらの報告[4]では，すべての先天異常発生率には影響がなかったものの，心奇形，四肢奇形が増えていたため，レトロゾールを閉経前女性に使用することを全世界的に禁忌としたドクターレターが出された[5]．しかしこのBiljanらの発表は，レトロゾール使用群とコントロール群で年齢がマッチしていなかったという重大な欠点があり，その直後に出されたTulandiらの報告では，全先天奇形・染色体異常はレトロゾール群で2.4％（14/514），CC群で4.8％（19/397）で有意差はなかった．一方心奇形はレトロゾール群0.2％，CC群1.8％で，むしろCC群の方が有意に多かった．CCは比較的半

減期が長い薬であり，その成分の一つであるズクロミフェンは1カ月以上体内に残留することが知られているが，レトロゾールおよびアナストロゾールは半減期も短いこともあり，いまだにレトロゾール使用と先天異常発生に関しては満足のいく結論が出ておらず，使用に関しては十分なカウンセリングが必要である．最近出されたPCOS患者に対するCCとレトロゾールの二重盲検法による比較試験[6]では，累積妊娠数がレトロゾール群（103/374＝27.5％），CC群（72/376＝19.1％）であり，排卵誘発率もレトロゾールの方が優れていた．流産率には有意差がなく，大奇形発生率も有意差はなかったが，レトロゾール群4例，CC群1例に奇形発生がみられた事実をどのように考えるのかが重要であり，安易な使用は厳に慎むべきである．

具体的使用法

1）閉経後乳癌
【処方例】
- レトロゾール（フェマーラ®）2.5 mg/日および，アナストロゾール（アリミデックス®）1 mg/日　連日使用

排卵誘発効果がみられないかどうかを観察する．

2）排卵誘発[3]
【処方例】
- 月経3〜7日目の間レトロゾール（フェマーラ®）2.5〜7.5 mg/日内服（増量は1錠ずつ），月経3〜7日目の間アナストロゾール（アリミデックス®）1〜3 mg/日内服（増量は1錠ずつ）

副作用として消化管障害，hot flashなどがあることと，催奇形性に関する十分な説明を再度強調しておきたい．

3）卵巣過剰刺激症候群の予防
レトロゾールを卵子提供者の刺激周期の黄体期に使用し，卵巣過剰刺激症候群発症の予防に用いた報告があり，エストラジオールの低下をみたとの報告がある[7]．

4）担癌患者の卵・受精卵保存時の使用
乳癌患者の治療に抗悪性腫瘍剤を使うときには卵巣毒性を考慮しなくてはならない．乳癌の治療直前に排卵誘発を行う際には，通常の排卵誘発プロトコルどおり月経初期からhMG製剤を用いるが，治療を急がなくてはならない関係上，月経周期の時期を問わないで排卵誘発を行うランダムスタート法もありうる．レトロゾールを排卵誘発プロトコルに追加することで局所のエストロゲン濃度上昇を阻害し乳癌の悪化を阻止するという考え方があり，使用された報告がみられる[8]．短期成績は良好であるが，長期的成績は続報を待つ必要がある．

●文　献●

1) Mousa NA, et al：Aromatase inhibitors in the treatment of severe endometriosis. Obstet Gynecol 2007；109：1421-1423.
2) Song H, et al：Aromatase inhibitors for uterine fibroids. Cochrane Database Syst Rev 2013；CD009505.
3) Misso ML, et al：Aromatase inhibitors for PCOS：a systematic review and meta-analysis. Hum Reprod Update 2012；18：301-312.
4) Biljan MM, et al：The outcome of 150 babies following the treatment with letrozole or letrozole and gonadotropins. Fertil Steril 2005；84：S95.
5) フェマーラ錠適応外使用に対する海外での安全性情報と適正使用に関するお願い．http://chugai-pharm.jp/hc/ss/pr/drug/news/details/1402919213927/1.html.
6) Legro RS, et al：Letrozole versus clomiphene for infertility in the polycystic ovary syndrome. N Engl J Med 2014；371：119-129.
7) Garcia-Velasco JA, et al：Letrozole administration during the luteal phase after ovarian stimulation impacts corpus luteum function：a randomized, placebo-controlled trial. Fertil Steril 2009；92：222-225.
8) Azim AA, et al：Safety of fertility preservation by ovarian stimulation with letrozole and gonadotropins in patients with breast cancer：a prospective controlled study. J Clin Oncol 2008；26：2630-2635.

第4章

疾患・症候

第4章　疾患・症候

1　思春期発来異常の診断と治療

綾部琢哉

● 思春期発来機構の概要[1]

　思春期とは第2次性徴の出現に始まり，初経を経て第2次性徴が完了し，月経周期がほぼ順調になるまでの期間をいう．わが国では8〜9歳頃から17〜18歳頃までとされる．第2次性徴だけを狭義に捉えると，8〜9歳頃から発現し始め3〜4年以内に完了する．この時期を終えることにより生殖能力を獲得する．

　出生時には両側卵巣におよそ200万個の原始卵胞をもっており，その卵胞が何らかの機構により少しずつリクルートされ，一次卵胞まで発育する．この過程は出生直後にはすでに始まり，ゴナドトロピンに依存せず継続的に起こり，かつ同時に複数個の卵胞が発育する．ゴナドトロピン分泌が不十分なうちは一次卵胞までしか発育せず，エストロゲン産生をみないうちに卵胞は閉鎖する．何らかの理由でゴナドトロピン分泌が増量する（あるいは卵胞のゴナドトロピン受容体の数が増える/機能が亢進する）と，卵胞は閉鎖を免れて発育を続けエストロゲンを産生する．すなわち，卵胞はいつでも準備されており，刺激があれば何歳であっても発育しうるのであり，卵胞発育が一時的でなくある程度連続して起こればエストロゲン分泌も続く．その結果，第2次性徴が始まり思春期が開始したとみなされる．この思春期開始時期が平均よりも統計学的に早いか遅いか，によって異常と診断されるのである．

　近年GnRHニューロンに存在するG蛋白共役型受容体GPR54が見出され，その内因性リガンドはキスペプチンとよばれている．このキスペプチンは，キスペプチンニューロンにおいてKiSS-1遺伝子の産物から酵素による切断を経て産生される．思春期に視床下部神経細胞でKiSS-1 mRNAの発現が亢進し，増加したキスペプチンがGPR54との結合を介してGnRHのパルス状分泌を促進する結果，ゴナドトロピン分泌が亢進して思春期が発来すると推測されている[2]．キスペプチンニューロンはエストロゲンα受容体を発現しており，GnRH分泌におけるエストロゲンフィードバックはキスペプチンニューロンを介するものと考えられている．卵

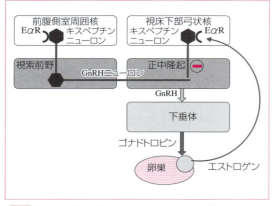

図1　エストロゲンによる負のフィードバック

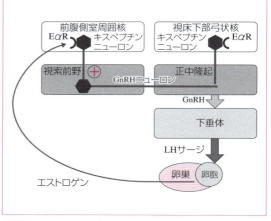

図2　エストロゲンによる正のフィードバック

表1　早発思春期の定義

	早発思春期 日本産科婦人科学会	中枢性思春期早発症 診断の手引き
乳房発育	7歳未満	7歳6カ月未満
恥毛発生	9歳未満	8歳未満
初経発来	10歳未満	10歳6カ月未満

〔綾部琢哉：早発思春期．産と婦 2015；82：276 より引用〕

表2　早発思春期の臨床的意義

1. 潜在する病変の発現症状である可能性があり，精査が必要
2. 本人に心理的，社会的問題を引き起こす可能性がある
3. 早期には急激な身長増加をみるが，骨年齢が促進され，骨端線も早期に閉鎖して，最終的には低身長におわる
4. 将来，心血管障害，2型糖尿病，乳癌などの発症リスクが高くなる可能性

〔綾部琢哉：早発思春期．産と婦 2015；82：275 より引用〕

表3　早発思春期の分類

1. **中枢性（真性）：視床下部 GnRH 分泌早期活性化**
   GnRH↑ LH↑ FSH↑
   1）特発性　GnRH 分泌亢進
   2）器質性　腫瘍（過誤腫，神経膠腫）
   　　　　　炎症
   　　　　　外傷
   　　　　　水頭症
   　　　　　放射線照射後
2. **末梢性（仮性）：GnRH 分泌を伴わない**
   1）ホルモン産生疾患　LH↓ FSH↓
   　　卵巣腫瘍，卵胞囊胞
   　　　　エストロゲン産生腫瘍
   　　　　自律性反復性卵胞囊胞
   　　副腎腫瘍
   　　McCune-Albright 症候群
   　　hCG 産生腫瘍
   2）原発性甲状腺機能低下症　LH↑ FSH↑
   3）医原性，外因性：食品，薬剤，化粧品　LH↓ FSH↓
3. **異性性早発思春期**
   1）男性化卵巣腫瘍　arrhenoblastoma など
   2）男性化副腎腫瘍
   3）先天性副腎皮質過形成
4. **亜型**
   1）早発乳房発育
   2）早発副腎皮質性第2次性徴
   3）早発初経

〔綾部琢哉：早発思春期．産と婦 2015；82：277 より引用〕

胞発育の途中まではエストロゲンによる中枢への負のフィードバックがかかりゴナドトロピン分泌は抑制されているが（図1），卵胞が成熟してエストロゲン分泌が高まると正のフィードバックに切り替わり LH サージが起こって（図2）排卵に向かう．この正負のフィードバック転換も，中枢における担当部位の違いで説明されている[3]．キスペプチンニューロンにはプロラクチン受容体も発現しており，高プロラクチン血症による排卵障害もキスペプチンを介している可能性が示唆されている．

一方，GnRH ニューロンに対する様々な神経性・体液性入力の変化，さらにそれらに対する GnRH ニューロンの反応性の変化が思春期発来に関与する，という考え方も提唱されている．インスリン抵抗性が思春期発来に関与し，その治療により初経を遅らせることが可能であるとの報告もみられる[4]．メラトニンも視床下部の GnRH パルスを抑制することにより性腺機能に影響する可能性がある．夜間メラトニン濃度が早発思春期症の女児では低いこと，遅発思春期症では高値を示すことが報告されている．

しかしながらこれらはいずれも思春期前後にみられる現象を記述しているにすぎず，その変化が起こる機序そのものについては明らかでない．近年，キスペプチンニューロンに存在する neurokinin B, dynorphin A がキスペプチンと協同的に GnRH ニューロンに作用し，GnRH パルス産生を調節しているとの報告がなされ，GnRH の上流での調節機構が次第に明らかになりつつある．

思春期の一般的な発育

女性の第2次性徴は乳房発育，恥毛発育，初経で表現され，前2者に関しては Tanner の分類が一般的に用いられている．思春期前の時期をⅠ度，思春期の開始をⅡ度，成人をⅤ度として評価する．乳房発育（thelarche）は卵巣からのエストロゲン分泌の増加（gonadarche）を意味する．通常9～11歳で発育を開始する．女子では乳房の発育がみられる頃からすでに身長増加のスパートが開始している．恥毛の発育（pubarche）

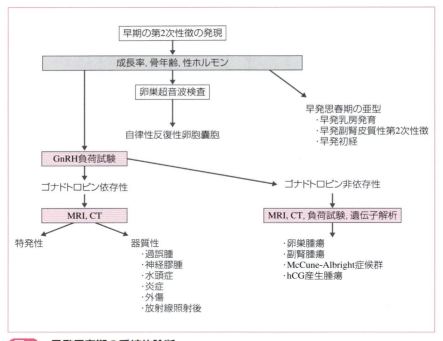

図3 早発思春期の系統的診断
〔綾部琢哉：早発思春期．産と婦 2015；82：278 より引用〕

は卵巣由来のエストロゲンと，卵巣・副腎由来のアンドロゲンとの相乗作用による．副腎性アンドロゲンの産生（adrenarche）は6〜8歳頃から増加し，恥毛はこれより数年遅れて発育を始める．性腺ステロイドの産生増加により成長ホルモンの夜間分泌が増加し，IGF-Ⅰなどの種々の介在因子を経て骨格が成長する．乳房発育，恥毛発育，発育スパートに続き，日本人女性では平均12〜13歳で初経（menarche）を迎える．

日本産科婦人科学会が全国調査により定めた定義を表1に示す．年齢はその時代や地域，人種などにより変動しうる．たとえば1950年までの100年間に，ヨーロッパにおける初経年齢は低下したが，食生活の変化などが関与していると考えられている．中枢性思春期早発症診断の手引きによる定義を併記した．多少の違いはあるが，およその目安と考えればよいであろう．

心理・社会的な問題の改善を図り，最終身長を正常化することが治療の目的となる．第4項について，初経年齢が早いと，高血圧・肥満・脂質代謝異常・心血管障害イベント・2型糖尿病などの発症リスクが高いとの報告が散見されるようになった[5]．多嚢胞性卵巣症候群（PCOS）との関連も報告され始めており，病態生理の理解も含めて今後注意していく必要があろう．

性ステロイドホルモンの分泌が，中枢性GnRH分泌の結果として起こっている場合を真性あるいは中枢性，GnRHとは無関係に末梢での産生が亢進している場合を仮性あるいは末梢性とよんでいるが，呼称は様々である．早発思春期をきたしうる疾患の分類（表3）[1]と系統的な診断法の例（図3）[1]を示した．

早発思春期の病態と検査

早発思春期が臨床的に問題となる理由を表2[1]に示した．原疾患があれば治療し，なければ

早発思春期の治療

①中枢性・特発性の場合はGnRHアナログが使用される．

【処方例】

リュープリン® 注射用 1.88 mg/3.75 mg

4週に1回，30 μg/kgを皮下注
効果不十分の場合は180 μg/kgまで増量
【処方例】
スプレキュア®点鼻液0.15%
左右の鼻腔に各々1噴霧投与（計300 μg）を1回投与とし，1日3〜6回．効果不十分の場合は皮下注法に切り替える．
②末梢性・GnRH非依存性の場合，アロマターゼ阻害薬やエストロゲン受容体拮抗薬による治療も試みられているが，効果に関しては未確定である．

遅発思春期

日本産科婦人科学会の定義では15歳以上で初経の発来したものを遅発月経，18歳になっても初経が起こらないものを原発性無月経としている．生理的な範囲内で思春期の発来が遅れている体質的なものが10〜20%あり，それらは正常な思春期発達の過程をとり，ゴナドトロピンレベルも正常範囲内やや低め程度である．多くは正常な成人身長に達するので治療の対象とせず経過観察でよい．ただし原発性無月経との鑑別は困難である．

遅発思春期治療の主たる目的は，エストロゲン欠乏による全身への影響の回避である．また本人の精神的な不安への対応という側面への配慮も必要である．第4章「4. 無月経の治療」を参照されたい．

●文　献●

1) 綾部琢哉：早発思春期．産と婦 2015；82：275-279.
2) Shahab M, et al：Increased hypothalamic GPR54 signaling：a potential mechanism for initiation of puberty in primates. Proc Natl Acad Sci USA 2005；102：2129-2134.
3) Kinoshita M, et al：Involvement of central metastin in the regulation of preovulatory luteinizing hormone surge and estrous cyclicity in female rats. Endocrinology 2005；146：4431-4436.
4) Ibáñez L, et al：Early metformin therapy to delay menarche and augment height in girls with precocious pubarche. Fertil Steril 2011；95：727-730.
5) Lakshman R, et al：Early age at menarche associated with cardiovascular disease and mortality. J Clin Endocrinol Metab 2009；94：4953-4960.

第4章 疾患・症候

2 無月経の病態と診断

綾部琢哉

● 無月経の病態

1) 月経異常で困ること

毎月のようにくる月経を中心にして考えがちであるが，生物としては本来，妊娠して次世代を残すことが重要なのであり，妊娠しない場合に月経をきたしているだけである．したがって月経が異常であっても本人の生存には無関係なことであるが，表1に示すような場合には問題となる．なお，以下，無月経というときには，初経前・妊娠産褥期・閉経後の生理的無月経を除いている．

2) 無月経の病態

正常な月経では，視床下部-下垂体-卵巣系のホルモンによる統御が行われ，卵胞発育によりエストロゲン（排卵すればプロゲステロンも）が産生され，それに子宮内膜が反応して増殖し（プロゲステロンが作用すればさらに分化し），受精卵からのhCGが作用しなければプロゲステロンの分泌が途絶えて消退出血をきたし（無排卵の場合はエストロゲンによる破綻出血をきたし），この出血が腟を通って流出する．このいずれかのレベルが障害されれば月経異常・無月経となる．

3) 無月経の分類

満18歳を過ぎても初経が発来しない原発性無月経と，それまであった月経が3カ月以上停止した続発性無月経とに分類されるが，両者は原因が異なることが多く，原発性では妊孕性を期待できない場合もある．原因が器質的な場合と機能的な場合とに分類し，さらにその責任部位との関連を合わせて表2を作成したが，必ずしも峻別できない場合もある．

4) 個々の病態の概説

①Kallmann 症候群

GnRHニューロンが内側鼻板から視床下部まで移動しきれずGnRHの単独欠損をきたしたもの．嗅覚障害の合併が知られている．

②Sheehan 症候群

分娩時の出血性ショックのあとに下垂体前葉の機能不全をきたしたもの．可逆的な場合や下垂体後葉も障害される場合がある．

③Mayer-Rokitansky-Küster-Hauser 症候群

Müller管のうち頭側の卵管は存在し，尾側の子宮と腟を全長欠損する（アンドロゲン不応症では腟下方を有することが多い）．卵巣は形態

表1 月経異常で困ること	
月経異常の原因が問題になる場合	何らかの異常が原因となり，その発現型として月経異常をきたしている場合，その原因そのものが本人の生存にとっても問題になることがある
月経異常の結果が問題になる場合	出血が多い（回数が多い，量が多い）場合：貧血
	出血がない/少ない場合： ・エストロゲン(E)レベルが低い場合：骨粗鬆症，動脈硬化 　　　　　　　　　　　　　　　思春期にEレベルが低いと子宮発育不良 ・Eレベルの上昇が早すぎる場合：将来の低身長 ・プロゲステロン分泌を伴わない場合：子宮内膜癌 ・多囊胞性卵巣症候群：排卵障害（子宮内膜癌）・不妊症 　　　　　　　　　　糖代謝異常/脂質代謝異常/冠症候群
	排卵障害による月経異常：不妊症

表2 無月経の分類

		原発性無月経	続発性無月経
器質的異常	視床下部	Kallmann症候群	
	下垂体		Sheehan症候群 （機能的なものもある）
	卵巣	性腺形成不全 （Turner症候群など）	
	子宮	Mayer-Rokitansky-Küster-Hauser症候群 アンドロゲン不応症 （精巣性女性化症候群など）	Asherman症候群
	腟	腟欠損/閉鎖 処女膜閉鎖　など	
	ステロイド代謝	副腎性器症候群	
機能的異常	視床下部		ストレス 体重減少 高プロラクチン血症
	下垂体		下垂体機能不全
	卵巣		多嚢胞性卵巣症候群（PCOS） 早発卵巣不全（POI）
	ステロイド代謝？		甲状腺機能異常

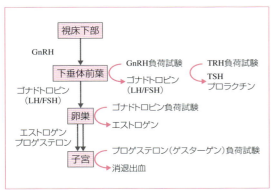

図1 ホルモン負荷試験

も機能も正常である．

④Asherman症候群

　炎症や機械的損傷により子宮内腔が癒着し子宮内膜が増殖しないために無月経をきたしたもの．

無月経の診断

①まず，原発性か続発性かで分けることが多い．原発性であれば外陰の状態，子宮の有無で鑑別していくが，現実的に中高生の外陰や子宮の状態を確認することは困難である場合が多く，また，子宮が未発達なのでわかり難いため，存否の判定が難しい．実際には血液検査でホルモン値を確認し，診断に近づくことが多い．腟閉鎖のみで卵巣・子宮の機能が正常な場合には，初経に相当する時期から周期的な腹痛を繰り返す（月経モリミナ）．経腹超音波検査やMRIにて貯留した血液を認めれば診断可能である．

②図1にそれぞれの部位間での生理的なホルモンの流れと，負荷試験を示した．診断手順の流れは各施設によって様々であり，原理さえ理解できていれば順番の組み方は自由である．1例として図2，3を提示した．

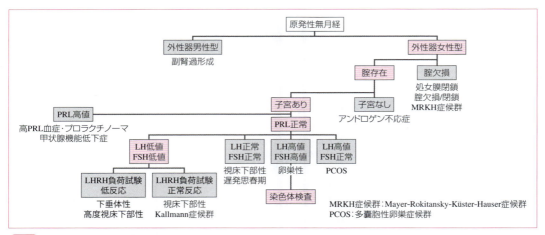

図2 原発性無月経の診断手順

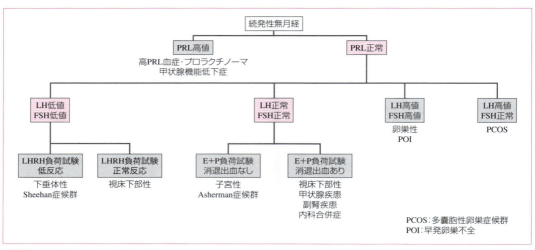

図3 続発性無月経の診断手順

第4章 疾患・症候

3 甲状腺機能障害に伴う月経異常の病態と診断

綾部琢哉

甲状腺ホルモン

甲状腺内で産生されるホルモンはサイロキシン(T_4)が優位であり，トリヨードサイロニン(T_3)の約80％は甲状腺外でT_4から変換されているが，標的細胞の受容体に結合する活性型はT_3である．甲状腺自体の機能（ホルモン産生能）をより正確に反映するのはfree T_4（FT_4）であるが，free T_4が甲状腺ホルモンの作用を必ずしも反映しない病態として低T_3症候群がある．これはT_4からT_3への転換が阻害されリバースT_3（rT_3）が増加する症候群である．T_3とT_4に関しては後述する．

甲状腺機能障害における月経異常の頻度

甲状腺機能障害では月経異常が多発すると報告されてきたが，かつては血液による診断が難しく，病態が進行した典型例において検討がなされていたためと考えられる．当然ながら，どのレベルで機能障害と定義するかによって月経異常の頻度も変わってくるため，報告された年代により頻度は様々であり，概して古い報告の方が月経異常の頻度は高くなっている．

甲状腺障害による月経異常の病態生理

甲状腺機能障害による月経異常の病態生理に関しては，プロラクチン（PRL）を介する機序以外は必ずしも明確になってはいない．甲状腺機能低下症ではT_3による中枢への負のフィードバック機構が弱まり，甲状腺刺激ホルモン放出ホルモン（thyrotropin-releasing hormone：TRH）が上昇し，甲状腺刺激ホルモン（thyroid-stimulating hormone：TSH）のみならずPRL分泌も亢進する（その詳細な機序は不明）．甲状腺機能障害の治療によりPRL値が下がり，月経異常が改善するという報告は多いが[1]，PRL値を下げるだけで（甲状腺機能は障害されたままで）月経異常が改善するかどうかは不明である．また甲状腺機能低下症では下垂体からの成長ホルモン（GH）分泌も低下することがあるので，GHを介した性腺への影響も考えられる．甲状腺機能亢進症では性ステロイドホルモン結合グロブリン（SHBG）が上昇，機能低下症ではSHBGも低下し，性ステロイドホルモンのフリータイプ（活性型）のレベルが変化すると予想される．甲状腺機能低下症により卵巣が浮腫状に腫大することがあるが，この病態と月経異常との関連に関する報告はみあたらない．

日本における甲状腺機能障害と月経異常との関連

日本における甲状腺機能障害と月経異常との関連を検討した報告が，神戸市の甲状腺専門病院である隈病院から報告されている．そのデータ[2]を紹介して本稿の責を果たしたい．この報告において，慢性甲状腺炎とは甲状腺機能が正常範囲内にあるものに限られている．月経異常は疾病診断時から6カ月前までの期間における状況を調査対象としている．

表1は各種甲状腺疾患における月経異常の出現率を示しているが，いずれの異常も健常対照群との間に有意差を認めていない．**表2**は甲状腺機能亢進症の重症度と月経異常についてみた

表1 各種甲状腺疾患における月経異常の出現率

	甲状腺機能亢進症		甲状腺機能低下症		慢性甲状腺炎		無痛性甲状腺炎		甲状腺腫瘍		健常対照	
検索数	586	(%)	111	(%)	558	(%)	202	(%)	595	(%)	105	(%)
続発性無月経	5	0.9	2	1.8	8	1.4	6	2.9	2	0.3	0	0.0
過少月経	10	1.7	0	0.0	4	0.7	3	1.5	3	0.5	0	0.0
希発月経	25	4.3	6	5.4	34	6.1	15	7.4	24	4.0	14	13.3
過多月経	2	0.3	0	0.0	2	0.4	0	0.0	2	0.3	2	1.9
頻発月経	21	3.6	2	1.8	14	2.5	2	1.0	5	0.8	2	1.9
不正周期	44	7.5	7	6.3	44	7.9	9	4.5	30	5.0	7	6.7
計	107	18.3	17	15.3	106	19.0	35	17.3	66	11.0	25	23.8

〔角野洋子,他:甲状腺疾患における月経異常に関する検討.産婦治療 2010;101:193-198 より引用〕

表2 甲状腺機能亢進症の重症度と月経異常

	FT4(ng/dL)				FT3(pg/mL)				健常対照	
	4 未満		4 以上		30 未満		30 以上			
検索数	456	(%)	130	(%)	424	(%)	162	(%)	105	(%)
続発性無月経	3	0.7	2	1.5	1	0.2	4.0	2.5 a	0	0.0
過少月経	6	1.3	4	3.1	4	0.9	6.0	3.7 b	0	0.0
希発月経	20	4.4	5	3.8	16	3.8	9.0	5.6	14	13.3
過多月経	1	0.2	1	0.8	1	0.2	1.0	0.6	2	1.9
頻発月経	17	3.7	4	3.1	17	3.8	4.0	2.5	2	1.9
不正周期	34	7.5	10	7.7	30	7.1	14.0	8.6	7	6.7
計	81	17.8	26	20.0	69	16.3	38.0	23.5 a	25	23.8

a:FT3 30 未満より $p<0.05$ で高値
b:健常対照に比し $p<0.05$ で高値

〔角野洋子,他:甲状腺疾患における月経異常に関する検討.産婦治療 2010;101:193-198 より引用〕

表3 甲状腺機能亢進症の推定罹病期間と月経異常

	推定罹病期間								健常対照	
	6 カ月未満		6 カ月以上		1 年未満		1 年以上			
検索数	427	(%)	159	(%)	489	(%)	97	(%)	105	(%)
続発性無月経	3	0.7	2	1.3	5	1.0	0.0	0.0	0	0.0
過少月経	5	1.2	5	3.1	7	1.4	3.0	3.1	0	0.0
希発月経	18	4.2	7	4.4	20	4.1	5.0	5.2	14	13.3
過多月経	0	0.0	2	1.3	1	0.2	1.0	1.1	2	1.9
頻発月経	15	3.5	6	3.8	19	3.9	2.0	2.1	2	1.9
不正周期	31	7.3	13	8.2	35	7.2	9.0	9.3	7	6.7
計	72	16.9	35	22.0	87	17.8	20.0	20.6	25	23.8

〔角野洋子,他:甲状腺疾患における月経異常に関する検討.産婦治療 2010;101:193-198 より引用〕

ものである.FT_4 4 ng/dL 以上と未満とで分けた場合には有意差を認めていないが,free T_3(FT_3) 30 pg/mL 以上と未満とで分けると,続発性無月経が重症群で軽症群よりも多く,過少月経が健常対照群よりも多く,月経異常全体を合わせると重症群で軽症群よりも多くなっている.甲状

表4 甲状腺機能低下症の重症度と月経異常

	TSH(μIU/mL)				健常対照	
	100未満	(%)	100以上	(%)		(%)
検索数	88	(%)	23	(%)	105	(%)
続発性無月経	0	0.0	2	8.7	0	0.0
過少月経	0	0.0	0	0.0	0	0.0
希発月経	4	4.5	2	8.7	14	13.3
過多月経	0	0.0	0	0.0	2	1.9
頻発月経	0	0.0	2	8.7	2	1.9
不正周期	5	5.7	2	8.7	7	6.7
計	9	10.2	8	34.8 a	25	23.8

a：TSH 100未満より $p<0.01$ で高値
〔角野洋子，他：甲状腺疾患における月経異常に関する検討．産婦治療 2010；101：193-198 より引用〕

腺機能亢進症ではFT$_4$よりもFT$_3$が病状により大きく関与している可能性が示唆されている．甲状腺機能亢進症における推定罹病期間を6カ月，1年で分けて検討した成績が表3に示されているがいずれも有意差がなく，FT$_3$のレベルだけがその時の月経異常に関与していると考えられる．無痛性甲状腺炎は甲状腺組織の破壊により血中に甲状腺ホルモンが放出されるが，ホルモン高値は通常3カ月程度までしか続かない．無痛性甲状腺炎での月経異常頻度はいずれも健常群との間に有意差を示していないが，月経は1カ月単位で考えるものであるから，多少ずれてもすぐに回復してしまい差がみられなかったのかもしれない．

甲状腺機能低下症では早発思春期をきたしうるが，高濃度のTSHがFSH受容体にも結合するため，と説明する考えもある．不育症の原因としても知られている．表4に示されているように，甲状腺機能低下症の重症度をTSH 100 μIU/mL 以上と未満とで分けて解析すると，月経異常全体を合わせた場合，重症群では軽症群よりも有意に高頻度でみられている．甲状腺機能異常が重症化すれば月経異常をきたしやすいことが推察される．

甲状腺機能障害と生殖生理学・周産期医学

甲状腺機能異常と不妊・流早産・胎児発育などとの関連が少しずつ明らかにされてきている．きわめて大雑把な言い方であるが，妊娠経過に問題がなさそうな女性だけが妊娠しやすいように設定されていると考えれば，これらの周産期異常相互の関係についても今後の展開が待たれるところである．

● 文　献 ●

1) Hekimsoy Z, et al：The prevalence of hyperprolactinaemia in overt and subclinical hypothyroidism. Endocr J 2010；57：1011-1015.
2) 角野洋子，他：甲状腺疾患における月経異常に関する検討．産婦治療 2010；101：193-198.

第4章 疾患・症候

無月経の治療

綾部琢哉

無月経治療の目的（表1）

無月経治療の目的は大きく2つある．第1は，本人の生存の維持，生活の質の改善をめざすものであり，第2は，妊孕能の維持をめざすものである．

1）本人の生存の維持，生活の質の改善

無月経の原因となるような基礎疾患，たとえば下垂体腫瘍，副腎機能異常，甲状腺機能異常などがあれば，本人の生存に直接影響しうるので優先的に治療する．高プロラクチン血症は本人の生存には無関係であるが，下垂体腫瘍があれば視野障害もきたしうる．適正な体重の維持が難しい場合はメンタルヘルス科との併診が必要な場合もある．

原発性無月経，あるいは続発性無月経でも中学生までの間に無月経になってしまい待機してもエストロゲンの分泌が期待できないような場合には，本人の精神的な問題も考え，内因性エストロゲン分泌促進，あるいは外因性エストロゲン補充を行い第2次性徴の発現と維持を行う．

エストロゲン低下による骨粗鬆症・動脈硬化・糖代謝異常・脂質代謝異常を予防する目的で治療する場合，対応の要否を考える目安となるのがプロゲステロン負荷試験である（図1）．無月経であってもエストロゲンがある程度分泌され子宮内膜が増殖している場合には，プロゲステロンの補充を行ったのちに消退出血が起こる（第1度無月経）．一方，エストロゲン分泌が少ないと子宮内膜が増殖しておらず，プロゲス

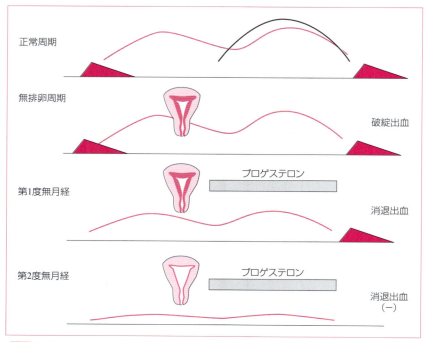

図1 プロゲステロン負荷試験

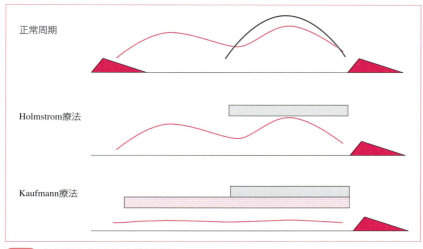

図2 無月経に対する内分泌療法

テロン補充後も（剥がれる内膜がないので）消退出血が起こらない（第2度無月経）．この両者におけるエストロゲンレベルの分岐点はわが国での調査によればエストラジオールレベルで28.2 pg/mL[1]とされている．この数字はBarbieriによれば骨におけるカルシウム代謝を維持できる濃度に相当する[2]．したがって，第1度無月経であれば，外因性のエストロゲンを補充しなくても骨代謝に関してはある程度維持できるレベルの内因性エストロゲン分泌が期待できることになる．

Turner症候群では低身長に対して成長ホルモンとエストロゲンの補充を行うが，エストロゲン補充が早すぎると骨端線が閉鎖し，逆に低身長をきたすので注意が必要である．

無排卵でもエストロゲン分泌が多い場合には破綻出血として不規則な出血を繰り返すことがある．この場合はプロゲステロン分泌を伴わないため，子宮内膜癌のリスクが（排卵周期を有する女性よりも）高くなる．排卵を促すか，プロゲステロンを周期的に投与することで内膜癌の予防を図る（Holmstrom療法，図2）．

2）妊孕能の維持

将来に備えて妊孕能を維持するために，子宮発育を促進し，子宮内腔を維持しておく必要がある．子宮に関しては，重量の報告があり[3]，出生直後から生後1カ月までは平均1.88 g，そ

表1 無月経治療の目的

本人の生存の維持，生活の質の改善	・背景となる基礎疾患の治療：下垂体腫瘍，副腎，甲状腺 ・第2次性徴の発現と維持 ・骨粗鬆症・動脈硬化の予防 ・糖代謝異常・脂質代謝異常の予防 ・低身長の予防 ・子宮内膜癌の予防
妊孕能の維持	・将来の妊孕能の温存 　　子宮発育促進 　　子宮内腔の維持 　　排卵機能の保持 ・今すぐの妊娠希望に対して 　　卵胞発育・排卵の促進

の後母体のエストロゲンの影響がなくなるため一時減少して，2～12カ月では1.36 g，1～5年では1.86 g，6～10年では2.35 g，11～15年では6.58 g，16～20年で23 gと，子宮発育は主として10歳代後半にみられるため，この時期にエストロゲン（＋プロゲステロン）を補充しておく必要がある（Kaufmann療法，図2）．この時期での過剰なスポーツの励行による無月経は骨代謝（可逆性がある）に影響するだけでなく，子宮発育（この時期にしか育たない）にも影響するということを啓蒙する必要がある．

多囊胞性卵巣症候群（PCOS）は放置すれば卵巣白膜の肥厚が進み排卵障害をきたしうる．またプロゲステロン分泌を伴わないエストロゲン分泌が続くので子宮内膜癌のリスクが高まる．

表2 無月経に対する治療方法の原則

エストロゲンの産生ないし補充	・自分の卵胞発育を回復させ内因性エストロゲン産生をめざす ・エストロゲンを補充する
子宮・腟の形態修正	・子宮・腟を自然の状態に戻す/作る

対応が必要である.

今すぐに妊娠を希望している場合は,通常の卵胞発育促進・排卵の促進を行う.ただし,無月経の時期が長くて子宮が萎縮しているまま,あるいは本人がやせているままでの妊娠は,ハイリスクになりうるので注意が必要である.

無月経に対する治療方法の原則(表2)

治療方法の原則は,エストロゲンの産生促進ないし補充と,子宮・腟の形態修正である.

1) エストロゲンの産生促進ないし補充

自分の排卵を回復させ,内因性エストロゲンの産生に期待する方法であるが,現時点では画期的な方法はなく,本人の中枢機能の発達・回復を待つだけのことが多い.エストロゲン単独分泌にならないように,プロゲステロンを周期的に投与する(Holmstrom療法).

本人の卵巣機能が期待できない,あるいは中枢機能の発達・回復に時間がかかる場合には,外因性にエストロゲン+プロゲステロンを補充する(Kaufmann療法).機能回復の確認は補充を休止して反応をみる以外に方法がない.

【処方例】プロゲステロン負荷試験,あるいはHolmstrom療法の場合
　ジドロゲステロン(デュファストン®)5 mg
　1~3錠　分1~3　7~10日間

【処方例】Kaufmann療法の場合
　17βエストラジオール(ジュリナ®)0.5 mg
　1~2錠　分1~2　10日間
　引き続き
　エチニルエストラジオール+ノルゲストレル合剤(プラノバール®)
　1錠　分1　11日間

2) 子宮・腟の形態修正

Asherman症候群には子宮鏡下に内腔を解放し子宮内膜による被覆を図っておく.

腟の閉塞により月経血が貯留している場合には閉塞部位を解放する.

Mayer-Rokitansky-Küster-Hauser症候群ではしかるべき時期に造腟術を行う.

● 文　献 ●

1) 日本産科婦人科学会・生殖内分泌委員会報告:思春期における続発無月経の病態と治療に関する小委員会(平成9~10年度検討結果報告).日産婦会誌 1999;51:755-761.
2) Barbieri RL:Hormone treatment of endometriosis:the estrogen threshold hypothesis. Am J Obstet Gynecol 1992;166:740-745.
3) 大久保智治:早発思春期.産と婦 2008;75:206-209.

5 多嚢胞性卵巣症候群の病態と診断

河野康志　溝口千春　楢原久司

多嚢胞性卵巣症候群（polycystic ovary syndrome：PCOS）は，排卵障害を主徴とする疾患であり生殖年齢女性の6〜10％にみられる[1]．月経異常，多毛，肥満などの特徴的な臨床症状ならびに不妊症を呈し，卵巣の多嚢胞性変化，血中黄体化ホルモン（LH）高値ならびに高アンドロゲン血症などの内分泌学的異常が認められる．また，PCOSの50〜70％にインスリン抵抗性を認め，現在ではインスリン抵抗性はPCOSの中心的な病態の一つと考えられている．

伴うPCOSの頻度は高い．日本に多い非肥満のPCOSでは，インスリン抵抗性の関与が少ないなど，欧米のPCOSとは異なる病態を呈し，症状に人種差が存在すると考えられている．

 病態と臨床症状

1）月経周期の異常

PCOSの月経異常の特徴は，初経時から発症し，その後も持続することである．その内訳は希発月経が44％と最も多く，第一度無月経が35％，無排卵周期症が17％である[2]．卵巣におけるエストロゲン産生は保たれており，機能性子宮出血が出現することがある．

2）アンドロゲン過剰症状

アンドロゲン過剰症状もPCOSの特徴にあげられ，多毛，痤瘡，低声音および陰核肥大などがある．多毛は大腿内側や外陰部から臍下部にかけての男性型多毛を呈す．多毛の評価法にはFerriman-Gallwey scoreが用いられる[3]．日本人を含む東アジアの症例では多毛の程度が軽度であり，美容的な処置をしている場合も多いため，客観的な評価が困難である．

3）肥満

肥満の判定はBody Mass Index（BMI）を用い，日本では25 kg/m^{2}以上が肥満となる．日本人のPCOSでは26％が肥満を伴う[2]．一方，海外ではBMI 30以上を肥満と判定しており，肥満を

 検査所見と評価

1）超音波断層法検査

①卵巣の多嚢胞状変化

経腟的超音波断層法検査で両側卵巣表層に多数の小卵胞（ネックレスサイン）がみられ，少なくとも一側の卵巣全体に2〜9 mm大の小卵胞が10個以上存在すればPCOSと診断される[2]．

②卵巣腫大

PCOSにおいては卵巣の腫大もみられる．基準が主観的であるため正確な陽性率を算出することは困難で，報告により陽性率は大きく異なる．卵巣体積は超音波の3方向径の積を2で割ることで概算できるが，実際には卵巣全体の3方向を正確に計ることは難しく計測法の標準化も不可能であり，かなりの誤差を含む[4]．欧米では，卵巣体積が10 mL以上でPCOSと診断できるとしている[5]．

2）内分泌学的検査

内分泌検査は，排卵誘発薬や女性ホルモン薬を投与していない時期に実施する．超音波断層法検査で10 mm以上の卵胞が存在しないことを確認の上で行う．また，月経または消退出血開始から10日目までの時期は高LHの検出率が低いため，この時期の測定で高LHを検出できない場合には，時期を変えて11日目以降に再検査する[4]．

①下垂体前葉ホルモン

PCOSでは正常月経周期女性の卵胞期中期の

値と比較して，血中卵胞刺激ホルモン（FSH）はやや低くLHが高い．これは，多数の小卵胞から産生される性ステロイドによる慢性的非周期的フィードバックによるものであり，LHのパルス状分泌の頻度亢進も伴って，正常月経周期の卵胞期後期に近い内分泌動態となる．高LHと判定するためには正常女性卵胞期の基準値の上限ではなく，平均値＋1×標準偏差を用いる．LH高値は68.2％，LH/FSH比上昇は74.6％にみられ，LH/FSH比も上昇する[2]．肥満例の血中LH値は非肥満例に比べると低いため，肥満例ではLH基礎値は有用ではないが，LH/FSH比の陽性値は非肥満例と同様に高い．また，軽度の高プロラクチン血症を伴う症例もみられる[2]．

②性ステロイドホルモン
ⓐアンドロゲン

卵巣におけるアンドロゲンの過剰産生はPCOSの特徴であり，半数以上の症例で血中の総テストステロン（T），遊離T，アンドロステンジオンの濃度が高い．また，副腎におけるアンドロゲン産生も亢進する症例もみられ，血中dehydroepiandrosterone（DHEA）とDHEA-Sulfateが高値となる．肥満例ではT，アンドロステンジオンの陽性率が非肥満例よりも高い．

高アンドロゲン血症の判定には，T，遊離Tまたはアンドロステンジオンのいずれかを用い，カットオフ値には各測定系の正常範囲上限を超えるものとすることで，高い特異性が確保できる．PCOSにおいて45〜50％程度にT高値がみられる[4]．

ⓑエストロゲン

PCOSのエストロゲン動態は，エストロン（E_1）が約50％で高値となり，E_1/E_2（エストラジオール）比はほぼ全例で上昇する[2]．

3) インスリン抵抗性（代謝検査）

インスリン抵抗性の評価法としては正常血糖クランプ法が最も正確であるが，検査方法が煩雑である．実臨床ではインスリン抵抗性を簡易に算出するHOMA-IR指数が用いられることが多い．HOMA-IR指数は，空腹時血糖値（FBS）と空腹時インスリン値（IRI）の積を405（正常者の平均値）で割ることにより算出される（HOMA-IR＝FBS×IRI÷405）．HOMA-IR指数が2.5以上をインスリン抵抗性あり，1.6以下をインスリン抵抗性なしと判定する．この判定法では，日本のPCOSにおいてインスリン抵抗性のある症例は32.8％，インスリン抵抗性のない症例は50.1％である[2]．

診断基準

わが国ではPCOSの診断には1993年に日本産科婦人科学会から提唱された診断基準が用いられてきた．しかし，この診断基準はPCOSにおける国際的な診断基準であるRevised 2003 consensus on diagnostic criteria[5]と合致していない点もあるため，2007年に新しい診断基準（日産婦診断基準2007）が定められた[2]．

表1に示すように，月経異常，多嚢胞卵巣，ホルモン値異常の3項目を必須としている点は変わりないが，①LH高値と男性ホルモン高値を相補的に併存させたこと，②超音波断層法による卵巣の多嚢胞所見の判定基準を明確にしたこと，③血中LH基礎値の高値の判定基準を提示したことが新しい診断基準の改善点である．

PCOSは臨床症状や検査所見に人種差がみられるが，日産婦診断基準2007（表1）[2]の方がより厳しい基準であるため，基本的にはRevised 2003 consensus on diagnostic criteria[5]も満たす．

日産婦診断基準2007を用いた場合，「1. 月経異常」，「2. 卵巣の多嚢胞所見」，「3. 血中男性ホルモン高値またはLH高値・FSH正常値」，の3項目をすべて満たし，類似疾患を除外することでPCOSの診断が確定する．

鑑別診断

肥満や高アンドロゲン血症を呈するPCOSと類似の病態を示すものを除外することも重要で，①肥満による月経不順，②体重減少性無月経の回復期，③副腎酵素欠損症（遅発型21水酸化酵素欠損症，非古典的3β-水酸化ステロイド

表1 多嚢胞性卵巣症候群の新診断基準（日本産科婦人科学会 生殖・内分泌委員会，2007）

以下の1〜3のすべてを満たす場合を多嚢胞性卵巣症候群とする
1．月経異常 2．多嚢胞卵巣 3．血中男性ホルモン高値 　　　または 　　LH基礎値高値かつFSH基礎値正常

注1）月経異常は，無月経，希発月経，無排卵周期症のいずれかとする．
注2）多嚢胞卵巣は，超音波断層検査で両側卵巣に多数の小卵胞がみられ，少なくとも一方の卵巣で2〜9 mmの小卵胞が10個以上存在するものとする．
注3）内分泌検査は，排卵誘発薬や女性ホルモン薬を投与していない時期に，1 cm以上の卵胞が存在しないことを確認の上で行う．また，月経または消退出血から10日目までの時期は高LHの検出率が低いことに留意する．
注4）男性ホルモン高値は，テストステロン，遊離テストステロンまたはアンドロステンジオンのいずれかを用い，各測定系の正常範囲上限を超えるものとする．
注5）LH高値の判定は，スパック-Sによる測定の場合はLH≧7 mIU/mL（正常女性の平均値＋1×標準偏差）かつLH≧FSHとし，肥満例（BMI≧25）ではLH≧FSHのみでも可とする．その他の測定系による場合は，スパック-Sとの相関を考慮して判定する．
注6）クッシング症候群，副腎酵素異常，体重減少性無月経の回復期など，本症候群と類似の病態を示すものを除外する．
〔水沼英樹，他：本邦における多嚢胞性卵巣症候群の新しい診断基準の設定に関する小委員会（平成17〜平成18年度）検討結果報告．日産婦会誌 2007；59：868-886より引用〕

脱水素酵素欠損症），⑤クッシング症候群およびクッシング病，⑥アンドロゲン産生腫瘍（卵巣，副腎）などを鑑別する必要がある[6]．

長期予後

PCOSは思春期初来以降における症状（多毛症，痤瘡，月経異常），性成熟期の管理（不妊治療等），妊娠中や妊娠後の管理および発癌のリスクなど，各ライフステージにおける多彩な症状に対する管理が求められている[1]．またインスリン抵抗性を合併することから，耐糖能異常，脂質代謝異常，2型糖尿病，高血圧や心血管系疾患等のメタボリック症候群の臨床像との類似性があり，罹患中もしくは将来発症する可能性が高いことが報告され，欧米ではメタボリック症候群のハイリスク群と位置づけられている[7]．

一方，わが国では，PCOSとメタボリック症候群とを繋げるデータが少ないのが現状であり，今後の研究成果が待たれる．PCOSは月経異常や不妊症の治療のみならず，長期的な臨床経過の観察や管理が必要である．

●文　献●

1) Fauser BC, et al：Consensus on women's health aspects of polycystic ovary syndrome (PCOS)：the Amsterdam ESHRE/ASRM-Sponsored 3rd PCOS Consensus Workshop Group. Fertil Steril 2012；97：28-38.
2) 水沼英樹，他：本邦における多嚢胞性卵巣症候群の新しい診断基準の設定に関する小委員会（平成17〜平成18年度）検討結果報告．日産婦会誌 2007；59：868-886.
3) Ferriman D, et al：Clinical assessment of body hair growth in women. J Clin Endocrinol Metab 1961；21：1440-1447.
4) 松崎利也：多嚢胞性卵巣症候群．産と婦 2015；82 Suppl：290-293.
5) The Rotterdam ESHRE/ASRM-sponsored PCOS consensus workshop group. Revised 2003 consensus on diagnostic criteria and long-term health risks related to polycystic ovary syndrome (PCOS). Hum Reprod 2004；19：41-47.
6) 河野康志，他：副腎の酵素異常—副腎性器症候群・副腎皮質過形成．産婦の実際 2015；64：1261-1266.
7) 日本産科婦人科学会（編）：産婦人科研修の必修知識 2013．2013；pp435-440.

第4章 疾患・症候

6 多嚢胞性卵巣症候群の治療

河野康志　溝口千春　楢原久司

　日本産科婦人科学会生殖・内分泌委員会により，多嚢胞性卵巣症候群（polycystic ovary syndrome：PCOS）の新治療指針に関するアルゴリズムが提唱された（図1）[1]．その指針では，挙児希望の有無により取り扱いが異なり，挙児希望がある症例には排卵誘発を主体とし，その順序に主眼がおかれている．一方，挙児希望の有無にかかわらず，肥満例ではまず食事・運動療法による減量を行う．

治療方針

1）挙児希望がない場合

　肥満があれば，減量と運動を推奨する．肥満のないPCOSや減量や運動でも排卵がない肥満のPCOSでは黄体ホルモン療法（Holmstrom療法），Kaufmann療法を行うが，低用量経口避妊薬も用いられることがある．多数の小卵胞から分泌されるエストラジオールや脂肪組織から産生されるエストロンにより，血中エストロゲン値は比較的高値となり，子宮内膜が過形成を起こす．子宮内膜保護の観点からも上述した黄体ホルモンを含む製剤を用い，周期的な剝脱を誘起することが重要である[2]．

2）挙児希望がある場合

　挙児希望がない場合と同様に，肥満があれば運動ならびに2〜6カ月間，5〜10％の体重減少を目標とした減量を推奨している[2]．肥満のないPCOSや減量や運動で排卵がない肥満のPCOSでは，以下のような排卵誘発法が必要となる．

①薬物療法
ⓐクロミフェン療法

　PCOSに対する排卵誘発法の第一選択としてクロミフェン療法を行う．本法での排卵率は75％前後であると報告されている[2]．クロミフェンには抗エストロゲン作用があるため，頸管粘液の減少や子宮内膜の菲薄化が起こる．排卵率が高くても妊娠率は低いのはこれらの影響によると考えられている．6カ月以上投与しても妊娠に至らない場合には，他の治療も考慮する．

ⓑメトホルミン併用療法

　メトホルミン投与は，肥満症例，耐糖能異常を有する症例ならびにインスリン抵抗性を有する症例が適応となる．クロミフェン抵抗性を有する症例に対してクロミフェンとメトホルミンを併用した場合にはクロミフェン単剤に比較して，排卵率，妊娠率および生児出生率の増加に極めて効果的であることが報告されており，多胎の発生率も低いことから有用な方法と思われる．

　また，PCOS女性の妊娠率と生産率におけるメトホルミンの改善作用の二重盲検比較試験ではPCOSの肥満群と非肥満群に対してメトホルミンとプラセボを最長9カ月間投与し，投与開始から3カ月間妊娠しなかった症例には両群ともにクロミフェンによる排卵誘発を4〜6周期施行し，さらに妊娠しなかった場合にはゴナドトロピンやアロマターゼ阻害薬を投与したところ，メトホルミン投与群が妊娠率と生産率で有意に増加した．またPCOSの肥満群におけるメトホルミン投与群の妊娠率が有意に改善していた[3]．PCOSの肥満女性にはメトホルミンの3カ月間先行投与と排卵誘発剤の併用が排卵障害の改善に有効であり，併用療法における投与法の選択肢として考慮すべき方法と考えられる．

　メトホルミンの投与は妊娠が確認されるまで

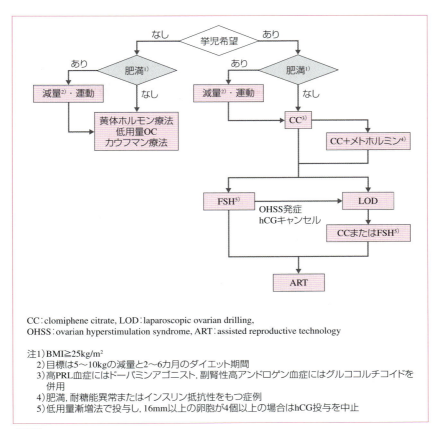

図1 PCOSの治療指針
〔日本産科婦人科学会，日本産婦人科医会（編）：産婦人科診療ガイドライン—婦人科外来編2014．2014；p133より引用〕

連日，使用されることが多い一方で，月経開始後からhCGを投与するまでの期間だけ使用する場合もある．1日投与量は，わが国では糖尿病で認可されている最大量750 mgが用いられている．無効である場合には増量が必要であるが，十分なインフォームドコンセントを要する[2]．一方，メトホルミンには悪心，嘔吐，下痢や便秘といった消化器症状や，乳酸アシドーシスのような重篤な副作用があるため，慎重な観察が必要である．

ⓒグルココルチコイド併用療法

クロミフェン単独療法無効例で副腎性高アンドロゲン血症を伴う場合には，グルココルチコイド（プレドニン®）をクロミフェンと併用する．グルココルチコイドは糖尿病のリスクを悪化させるため，必ず血糖値を確認することが必要である[4]．

ⓓドーパミンアゴニスト併用療法

クロミフェン単独療法無効例で高プロラクチン血症がある場合には，ドーパミンアゴニスト（カバサール®，テルロン®，パーロデル®）クロミフェンと併用する．

ⓔゴナドトロピン療法

PCOSにおけるゴナドトロピン（Gn）療法では，recombinant FSH（recFSH）あるいはpure FSH（pFSH）の低用量漸増療法[5]が推奨されている．消退出血後あるいは月経後の初期より，rec FSHあるいはpFSHを最低単位量から連日投与し，卵胞発育がみられない場合は原則としてその半量ずつ増量するなどして，主席卵胞径が18 mmになった時点でhCGを投与する．経腟的超音波断層法による卵胞径の計測や血中エストロゲン値を測定しながら卵巣過剰刺激症候群（ovarian hyperstimulation syndrome：OHSS）や多胎妊娠の

予防を行う．一般に16 mm以上の卵胞が4個以上発育した場合は，その周期はキャンセルとする．

②手術療法

過去には卵巣に対する楔状切除術により排卵誘発が試みられてきたが，現在では腹腔鏡観察下に両側卵巣に小孔をあける方法（腹腔鏡下卵巣多孔術：laparoscopic ovarian drilling：LOD）が多くの施設で行われている．

術後の自然排卵率は74％，妊娠率は60％と報告されており[2]，LODの適応症例として，不妊症かつクロミフェン抵抗性でLH高値の症例，骨盤病変の評価や治療が必要とされる症例，卵胞のモニタリングのための頻回な病院受診が困難な症例があげられている[6]．

LODの利点は自然排卵周期の回復が高率に期待できCochrane review[7]にも記載されているように，妊娠率はGn療法と差はないものの，多胎妊娠率が有意に低く，またOHSSの発症頻度も低下することである．副作用としては，術後の卵巣周囲癒着と早発卵巣不全があげられている[2]．

LODの効果を予測する因子としては術前の高LH値（＞10 IU/mL）や肥満でないことなどがあげられている[6]．また最近では，LOD後に自然排卵がみられた群では反応のない群と比較して有意に術前の抗ミュラー管ホルモン（anti-müllerian hormone：AMH）値が低く，AMH値がLODの効果を予測する因子である可能性も指摘されている[8]．LOD効果の持続期間も評価が一定ではなかったが，術後5年間の追跡調査で22症例のうち約70％に，また10年間では14例中7例（50％）にクロミフェン感受性が保たれるとの報告もあり[6]，LODの効果が長期間にわたり持続する可能性も示唆されている．

③生殖補助医療（ART）

PCOSにおいて，体外受精・胚移植（IVF-ET）の適応となるものは，①クロミフェン療法，メトホルミン併用療法，ゴナドトロピン療法で排卵や妊娠に至らない場合や，LODで排卵や妊娠に至らない場合，②卵管因子や男性因子等の生殖補助医療（ART）の適応となる因子が存在する場合，③排卵誘発にGnが必要であるが適正な卵胞発育が得られない場合やOHSSが発症する場合などがある[2]．PCOSであるという理由でIVF-ETの適応にはならない．調節卵巣刺激に使用するゴナドトロピン製剤はrecFSHまたはpFSH製剤がOHSSの発症を減少させるのに有用であり，重症OHSSを発症するリスクが高ければ，全胚凍結も選択肢の一つとなる．

PCOSは卵巣の特徴的な形態と内分泌学的異常を伴い，排卵障害が主体の疾患であるため，不妊治療アルゴリズムに従い，段階的な排卵誘発が必要となる．注射薬を用いることや外科的治療も必要となる場合があるため，それぞれの長所や短所についても説明し理解を得ることが必要である．排卵誘発治療を繰り返しても副作用が強く出現したり，妊娠に至らない場合には最終的にはIVF-ETが必要となることを伝える．

●文　献●

1) 日本産科婦人科学会，他（編）：産婦人科診療ガイドライン－婦人科外来編2014．2014；pp131-134．
2) 久保田俊郎，他：本邦における多嚢胞性卵巣症候群の治療法に関する治療指針作成のための小委員会報告．日産婦誌 2009；61：902-912．
3) Morin-Papunen L, et al：Metformin improves pregnancy and live-birth rates in women with polycystic ovary syndrome (PCOS)：a multicenter, double-blind, placebo-controlled randomized trial. J Clin Endocrinol Metab 2012；97：1492-1500．
4) 日本生殖医学会（編）：生殖医療の必修知識．杏林舎，2014；pp178-182．
5) 松崎利也：多胎妊娠を予防するための排卵誘発法の開発と評価．日産婦会誌 2007；59：1776-1786．
6) 福原理恵：多嚢胞性卵巣症候群に対する卵巣多孔術．日産婦会誌 2013；65：2737-2745．
7) Farquhar C, et al：Laparoscopic drilling by diathermy or laser for ovulation induction in anovulatory polycystic ovary syndrome. Cochrane Database Syst Rev 2012；6：CD001122．
8) Elmashad AI, et al：Impact of laparoscopic ovarian drilling on anti-müllerian hormone levels and ovarian stromal blood flow using three-dimensional power doppler in women with anovulatory polycystic ovary syndrome. Fertil Steril 2011；95：2342-2346．

第4章 疾患・症候

高プロラクチン血症の病態と診断

河野康志　山下聡子　楢原久司

病態と原因

　プロラクチン（prolactin：PRL）は下垂体前葉のPRL分泌細胞（lactotroph）から分泌される．PRLの分泌は生理的な状態ではおもに視床下部からのPRL放出抑制因子（PRL releasing-inhibiting factor：PIF）によって抑制的に調節されているが，PRL放出因子（PRL releasing factor：PRF）も調節に関与する．PIFの主要な物質であるドーパミンは，視床下部で産生されたのちに下垂体門脈に取り込まれ，ドーパミン受容体に結合し強力なプロラクチン分泌抑制作用を発揮する．一方，何らかの原因または薬剤によりドーパミン分泌が抑制された場合やPIFとPRFのバランスが破綻した場合，下垂体からのPRFの分泌が亢進し，高PRL血症が惹起される[1]．

　高PRL血症を起こすものには，生理的原因として妊娠・哺乳刺激のほかに運動や食事，ストレスなどがある．病的原因として最も多いのはPRL産生下垂体腫瘍（プロラクチノーマ）であり全体の約30％を占める．次に多いのは，視床下部機能障害であり，代表的な疾患として，分娩後より長期間にわたり乳汁漏出と無月経が持続するChiari-Frommel症候群や分娩と関係なく乳汁漏出と無月経を認めるが器質的異常はみられないArgonz-del Castillo症候群がある．さらに薬剤性や原発性甲状腺機能低下症などが続くが，服用薬物で原因となるのは精神科系や消化器系薬剤が多い（詳細は第2章「12．プロラクチンの産生・分泌」参照）．

臨床症状

1）乳汁漏出
　乳汁漏出は高PRL血症の90％にみられる．症状としては本人が強く訴えるものから搾るとにじむ程度のものまで幅広い．乳汁漏出がみられても血中PRL値は正常の症例もあり，乳汁漏出の程度と血中PRL値には相関は認めないとされる[1]．

2）月経異常
　高PRL血症では無月経，希発月経，無排卵周期症や黄体機能不全などの月経異常が約90％にみられる[1]．

3）不妊
　高PRL血症により排卵障害が引き起こされ不妊の原因となる．原因不明の不妊の中に潜在性高PRL血症による卵胞発育障害や黄体機能不全が含まれることも念頭におく必要がある．

4）性機能異常
　男性においては性欲低下，インポテンスや精子数減少がみられる．

5）中枢神経症状
　プロラクチノーマがトルコ鞍上へ進展し周囲組織や視神経を圧迫した場合には，視力低下，視野狭窄（両耳側半盲）や頭痛等の中枢神経症状が現れる場合がある．

検査

　高PRL血症の原因は多岐にわたるため，診断のためには下記の検査を行う．

1）血中PRLの基礎値測定
　昼間安静時の血中PRL値がWorld Health Organization（WHO）の標準品1st IRP-PRLを用

いた免疫放射定量法（IRMA）で，基準値上限である15 ng/mL以上を高PRL血症の診断基準の一つとしている[2]．WHOの標準品 2nd IRP-PRLや 3rd IRP-PRLを用いた測定系では血中PRL値30 ng/mLが基準値の上限であるため，高PRL血症の診断には注意を要する．血中PRL値は日内変動があり睡眠時，食事やストレスでも上昇する．排卵期と黄体期中期で高値となるため，採血は卵胞期初期で食後2時間以降の安静状態で行うことが推奨されており，2〜3回繰り返し検査することが望ましい[1]．

PRL値 50 ng/mL以上（特に100 ng/mL以上）ではプロラクチノーマが疑われる．高PRL血症は甲状腺機能低下症に伴うこともあるため，甲状腺刺激ホルモン（TSH），free T_3，free T_4などの甲状腺機能検査も同時に行う．

2）マクロプロラクチン血症

PRLの分子量には不均一性があり，血中には14，16，22，23，48，56，150 kDaなどの分子量のPRLが存在している．50〜60 kDaはbig PRL，150〜170 kDaはbig-big PRLまたはマクロプロラクチンとよばれる．マクロプロラクチンは下垂体から分泌されたPRLと自己抗体が血管内で結合したものであり[3]，分子量が大きく血管内皮細胞の通過や細胞内のPRL受容体との結合ができないため，生理的活性はほとんどないと考えられている[4]．現在使用されているPRLの測定法は電気化学発光免疫測定法（ECLIA）で，マクロプロラクチンも測定するため，マクロプロラクチンを多く含む検体を測定した場合にPRL値は偽高値となる．そのため，臨床症状のない高PRL血症を経験した場合には高マクロプロラクチン血症を疑い，polyethyleneglycol（PEG）添加試験によりマクロプロラクチンを沈殿，除去したのちに測定することが望ましい[5]．

3）TRH負荷試験

甲状腺刺激ホルモン放出ホルモン（TRH）負荷試験は卵胞期初期に行うプロラクチン分泌刺激試験である．TRH 500 μgを緩徐に静注し，15，30，60分値を測定する．血中PRL値の基礎値が正常であっても，TRH負荷試験により血中PRL値が70 ng/mL以上になる場合は潜在性高PRL血症と診断する[1]．一方，血中PRL値の基礎値が高値であってもTRH負荷による反応に乏しく頂値が基礎値の2倍以下であれば，プロラクチノーマの可能性がある．また，下垂体機能低下症や神経性食欲不振症では基礎値は低値でTRH負荷に対して低反応を示す[2]．

TRH負荷は妊婦に対しては禁忌であり，副作用として頭痛，悪心，動悸，ほてり感などが生じることがあるが，通常1〜2分で自然に消失する[6]．

4）画像診断

血中PRL値が50 ng/mL以上の場合はプロラクチノーマの可能性があるため，下垂体MRI検査や頭部単純X線撮影あるいはトルコ鞍拡大X線写真撮影を行う．プロラクチノーマは下垂体ホルモン産生腫瘍の中では最も多く，下垂体腫瘍の30〜40％を占める．下垂体腺腫の診断はCTよりもMRIが優れており，特にMRIは骨からのアーチファクトがなく下垂体前葉と後葉の識別が可能であり下垂体腺腫の検出率が高い[1]．T1強調画像で正常な下垂体前葉より低信号となるが，出血や壊死，線維化などがあれば信号強度は多彩になる．微小な下垂体腺腫の場合には造影検査が非常に有用である．T1強調画像で造影剤注入後，正常の下垂体前葉は強く造影されるが，腺腫はあまり造影されず明瞭な低信号領域として描出される[5]．腫瘍径10 mm以上のマクロプロラクチノーマではトルコ鞍拡大X線写真撮影でトルコ鞍の拡大，変形，破壊像が認められることがある[1]．軽度の高PRL血症でも，マイクロプロラクチノーマ，マクロプロラクチノーマ，非機能性腺腫，中枢神経系の奇形などの可能性があるため，薬剤やその他の高PRL血症の原因がない場合は，視床下部・下垂体のMRI検査を行うべきである[7]．

診断

原因が判明すればそれぞれの原疾患によって

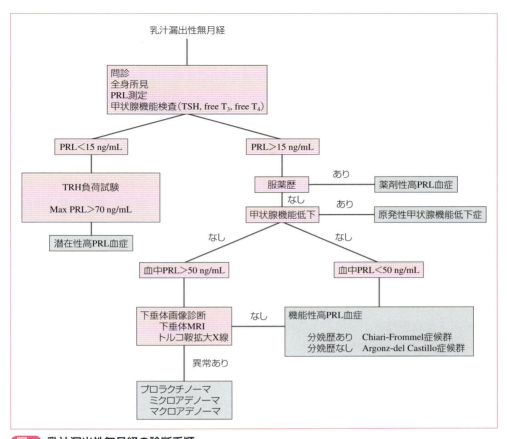

図1 乳汁漏出性無月経の診断手順
〔日本産科婦人科学会（編）：産婦人科研修の必修知識2013．2013；p433 より引用〕

治療法が異なる．高PRL血症の鑑別診断のフローチャートを**図1**[1)]に示す．

　まず問診により乳汁分泌などの自覚症状，既往歴，服薬歴や月経の状態などを確認する．高PRL血症を呈する薬剤について別稿（第2章「12．プロラクチンの産生・分泌」）に示す．原因となる薬剤は向精神病薬や胃腸薬など様々であるため，詳細な問診が必要である．薬剤性高PRL血症を否定できれば，甲状腺機能検査を行い，PRL値によっては画像検査による下垂体腫瘍の検索を行う．プロラクチノーマは腫瘍の大きさによりマイクロプロラクチノーマ（腫瘍径10 mm 未満）とマクロプロラクチノーマ（10 mm以上）に分類される．

　PRL 15 ng/mL 未満であっても，乳汁分泌や月経不順などの症状がある場合には潜在性高PRL血症を疑い，TRH負荷試験を行う．高PRL血症を呈する疾患は多岐にわたるため，系統的検査により原因を正確に診断することが正しい治療方針の選択につながる．

● 文　献 ●

1) 日本産科婦人科学会（編）：産婦人科研修の必修知識2013．2013；pp430-435.
2) 日本生殖医学会（編）：生殖医療の必修知識．杏林舎，2014；pp72-75.
3) Hattori N, et al：Correlation of the antibody titers with serum prolactin levels and their clinical course in patients with anti-prolactin autoantibody. Eur J Endonrinol 1994；130：438-445.
4) Hattori N, et al：Anti-proractin（PRL）autoantibodies cause asymptomatic hyperprolactinemia：bioassay and clearance studies of PRL-immunoglobulin G complex. J Clin Endocrinol Metab 1997；82：3107-3110.
5) 石山めぐみ，他：高プロラクチン血症の取り扱い．産婦の実際 2009；58：1716-1720.
6) 高野加寿恵，他：最新内分泌検査マニュアル第3版．日本医事新報，2010；p25.
7) 長谷川歩美，他：高プロラクチン血症．産と婦 2013；80 Suppl：229-233.

第4章 疾患・症候

8 高プロラクチン血症の治療

河野康志　山下聡子　楢原久司

● 原因からみた治療方針

高プロラクチン（prolactin：PRL）血症の治療法はその原因によって治療法が異なる．原因となる疾患を正確に診断し，その病態を把握することが適切な治療につながる．

1）機能性高PRL血症

Chiari-Frommel症候群やArgonz-del Castillo症候群等の視床下部機能障害が原因となる機能性高PRL血症に対しては薬物療法が基本であり，PRLを低下させる作用をもつドーパミンアゴニスト療法が中心となる．ドーパミンアゴニスト製剤にはブロモクリプチン（パーロデル®），テルグリド（テルロン®），カベルゴリン（カバサール®）がある．当初用いられていたブロモクリプチンは，服用開始時に副作用として嘔気・嘔吐，めまいや気分不良などが出現するのが難点であるため，食事中または食直後に1.5～2.5 mg/日から開始し，PRLが正常化するまで維持または増量（5.0～7.5 mg/日）する．テルグリドは下垂体D2受容体に親和性が高く作動薬としての効果をもち，一方で中枢のドーパミン神経系のシナプス後D2受容体には部分作動薬として作用するため，嘔吐などの消化器症状が軽度となった．本剤は0.5 mg/日より開始し，適宜増量（0.5～1.0 mg/日）する．その後開発されたカベルゴリンは半減期が約65時間[1]であり，持続的に作用し，効果も強いため週1回の投与で治療が可能となった．まず0.25 mgから開始し，有効量まで0.25 mgずつ増量（0.25～0.75 mg/週）する．

ドーパミンアゴニスト製剤の単独投与による排卵率は約85%，妊娠率は約40～50%である[2]．一方，ドーパミンアゴニスト製剤による催奇形性は報告されていないが，妊娠が確認されれば原則として投与を中止する．乳汁分泌も抑制するため，授乳を望む患者では投与再開を遅らせることも必要となる．

2）薬剤性高PRL血症

原因となる薬剤は向精神病薬や胃腸薬など様々であり，原則的には薬剤を休薬あるいは変更する．主作用が副作用を上回る場合には原疾患の治療が優先されるべきかどうか検討が必要となる[1]．

3）原発性甲状腺機能低下症

甲状腺機能低下症に対する甲状腺ホルモン剤の補充により，甲状腺機能が改善するとPRL値も正常化し，月経異常等の臨床症状も改善する．

4）腫瘍性高PRL血症（図1）[3]

腫瘍径が10 mm以上のマクロプロラクチノーマと10 mm未満のマイクロプロラクチノーマに分類され，病巣の状態や患者背景によりドーパミンアゴニスト療法と手術療法が適宜選択される．

①薬物療法

マイクロプロラクチノーマのうち妊娠を希望する症例では，前述のドーパミンアゴニスト製剤による治療法が第一選択となることが多く，87%に排卵が回復し，62%で妊娠が成立する[2]．プロラクチノーマは良性疾患であり薬物療法で良好な成績が得られ，腫瘍縮小効果も認められており[4]．自然消失もありうるとされる[2]．また，マイクロプロラクチノーマでは妊娠中の腫瘍の増大による合併症はほとんどみられないとされているが[5]，約25%の症例において妊娠中に増加するエストロゲンにより腫瘍が増大し，視神経の圧迫や頭蓋内圧亢進症状が出現することも念頭におく必要がある[6]．

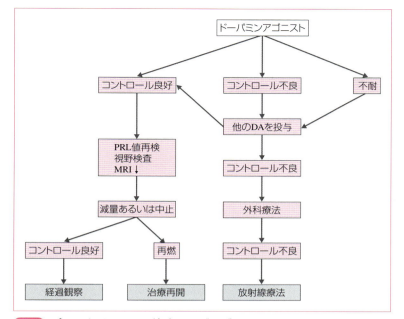

図1 プロラクチノーマの治療アルゴリズム
〔日本産科婦人科学会, 日本産婦人科医会（編）：産婦人科診療ガイドライン―婦人科外来編 2014. 2014；p129 より引用〕

　妊娠を希望しない場合, 経過観察により腺腫の増大が 5〜10％ に認められるため[7], 定期的な血中 PRL 値の測定や画像診断による腫瘍の経過観察が必要となる. 通常, ドーパミンアゴニスト療法が行われる.

　また, 経過中にプロラクチノーマが退縮する現象が観察されており, 一定期間の薬剤治療後に休薬してもマイクロプロラクチノーマの 25.8％, マクロプロラクチノーマの 15.9％ では PRL 値は再上昇しない. この現象は妊娠出産後, 閉経後, または無治療経過中にも観察されている[2].

②手術療法

　手術を選択するのは根治を強く希望する場合に限られる. 手術療法の利点は一度の治療で完治可能であり, また, 完治できなくても術後の薬物療法においてドーパミンアゴニスト製剤の投与量を減らすことができることである. 手術の方法には開頭法と経鼻的手術である経蝶形骨洞的下垂体腺腫摘除術（Hardy 手術）があり, 基本的には後者が行われる.

　マイクロプロラクチノーマに対する Hardy 手術では, 排卵率 50％, 妊娠率 43％ と薬物療法と比較して低率であり, 血中 PRL 値の正常化後の患者のうち 50％ が再発する. マクロプロラクチノーマは, 術後の短期的な血中 PRL 値の正常化率は約 50％, 排卵率, 妊娠率も約 30％ とさらに低率である. 手術によって完全に摘出できず, 術後に高 PRL 血症が持続する患者にドーパミンアゴニストを投与すると, 排卵率および妊娠率は約 60％ となる[2].

　これらの結果から最近ではサイズにかかわらずドーパミンアゴニスト製剤による薬物療法を第一選択とする考えが中心となっている.

③放射線療法

　プロラクチノーマが大きく進展している場合には手術による腫瘍の摘出が不十分な場合があり, その後に腫瘍の増殖抑制とホルモン分泌過剰の抑制の目的で, 通常の放射線治療が追加治療として行われてきた. しかし, 効果発現までに時間がかかることや下垂体ホルモンの低下や間脳下垂体機能低下, 知能・記憶障害, 視機能障害など, 長期的に重篤な副作用をきたすことが難点であった. 最近では腫瘍の縮小のため定

位放射線治療であるガンマナイフが用いられることがある．治療期間が短く，残存腫瘍や再発腫瘍，高齢者や全身合併症のため安全な手術が困難な場合にはよい適応となる．しかしながら，治療後の生殖機能に関しての成績は明らかではないため，最初から勧められる方法ではない．

治療の補助

間脳下垂体機能障害が2009（平成21）年度から特定疾患に指定され，PRL分泌異常症が公費負担で治療可能になったが，その対象はプロラクチノーマのみに限定されていることに留意する[2]．

●文　献●

1) 日本産科婦人科学会（編）：産婦人科研修の必修知識2013．2013；pp430-435．
2) 日本生殖医学会（編）：生殖医療の必修知識．杏林舎，2014；pp171-174．
3) 日本産科婦人科学会，日本産婦人科医会（編）：産婦人科診療ガイドライン―婦人科外来編2014．2014；pp128-130．
4) 青野敏博：プロラクチノーマ．日事新報 1993；3587：23．
5) 栃木明人：臨床エビデンス婦人科学 第1版．佐藤和雄，他（編）．2003；pp242-245．
6) Molitch ME：Prolactin in human reproduction. In：Reproductive Endocrinology. Strauss III JS, et al（eds），Elsevier Science, 2004；pp93-123．
7) Vance ML, et al：Drugs five years later. Bromocriptine. Ann Intern Med 1984；100：78-91．

第4章 疾患・症候

黄体機能不全の病態と診断

柴原浩章 和田 龍

　黄体機能不全(luteal insufficiency, luteal defect)とは、「子宮内膜の分泌期変化が正常に起こらないものをいう。基礎体温(basal body temperature : BBT)、黄体期の性ステロイドホルモンの測定および子宮内膜組織診により診断される。また、ステロイドホルモンの分泌は保たれているが子宮内膜の応答不全がある場合は本症と区別して考えられるべきである。妊卵の着床障害による不妊の原因として重要である」と定義される[1]。黄体機能不全により黄体期の短縮、あるいは機能性出血を呈し、子宮内膜の分泌期変化が正常に起こらず着床不全状態となり、不妊症や不育症の一因となる。

病態

　成熟期の女性では、視床下部-下垂体-卵巣系の調節により、毎周期卵胞発育・黄体形成・黄体退縮が繰り返し行われ、黄体機能が正常な場合、子宮内膜は正常な分泌期変化を示す。すなわち視床下部からGnRHがパルス状に分泌され、下垂体から分泌されるFSHが顆粒膜細胞を刺激して卵胞を成熟させる。次いでLHの分泌が促進されLHサージが起こる。成熟卵胞内においてLHサージはLHレセプターを発現させ、蛋白分解酵素活性を高め、卵胞壁の崩壊により排卵に至る。排卵はLHサージの36〜40時間後、あるいはLHサージ終了から10〜12時間後に起こる。排卵後には顆粒膜細胞と莢膜細胞が赤体を経て黄体化し、黄体が形成される。黄体期にはLHが黄体の維持に関与し、プロゲステロン(P_4)分泌を維持する。ところが黄体ホルモンの分泌不全、または黄体ホルモン受容体の機能不全により黄体機能不全は発症し、その結果

として子宮内膜の分泌期への変化は不十分となり、不妊症や不育症の原因となる。

　黄体機能不全の原因には神経内分泌学的要因・卵巣要因・子宮要因がある。表1[2]に示すように、神経内分泌学的要因としてLHパルスの頻度の異常・卵胞期FSHの分泌不全・LHサージが不十分・卵胞期のLH/FSH比の異常・高プロラクチン血症・黄体期のLH分泌不全を、卵巣要因として原子卵胞の減少・黄体退行の加速・卵胞の発育障害・活性酸素の増加・血流障害を、また子宮要因として子宮内膜のステロイドレセプター、特にプロゲステロンレセプターの不十分な発現・子宮内膜炎・血流障害・サイトカインや接着因子の異常が指摘されている[2]。そのほかにも、生理的要因として分娩後や初経後や閉経前・慢性的低酸素・クロミフェンやhMG周期などの薬物性・腎疾患や肝不全などの慢性全身性疾患・甲状腺疾患・肥満や痩せ・運動やストレス・生殖補助医療(ART)におけるGnRHアナログ製剤の併用などがある。ARTにおけるGnRHアナログ併用ゴナドトロピン療法では、採卵以後も下垂体からのLH分泌抑制効果が残存し、黄体機能不全に陥る。

診断

　黄体機能不全の診断法として、従来よりBBT、黄体期中期の血中P_4値、および子宮内膜日付診がある(表2)。しかしながら子宮内膜日付診の有用性は、以下に示すように現在は否定的である。

1) 基礎体温(BBT)

　BBTで高温相が10日未満に短縮、高温相と低温相の平均温度差が0.3℃未満、あるいは高

表1 黄体機能不全の原因

1．神経内分泌学的要因	LHパルスの頻度の異常 卵胞期FSHの分泌不全 LHサージが不十分 卵胞期のLH/FSH比の異常 高プロラクチン血症 黄体期のLH分泌不全
2．卵巣要因	原始卵胞の減少 黄体退行の加速 卵胞の発育障害 活性酸素の増加 血流障害
3．子宮要因	子宮内膜のステロイドレセプター（特にプロゲステロン）の不十分な発現 子宮内膜炎 血流障害 サイトカインや接着因子の異常
4．その他	生理的要因（分娩後，初経後，閉経前） 慢性的低酸素 薬物性（クロミフェン，hMGなど） 慢性全身性疾患（腎不全，肝不全など） 甲状腺疾患 肥満や痩せ 運動，ストレス 生殖補助医療におけるGnRHアナログ製剤の併用

〔McNeely MJ, et al：The diagnosis of luteal phase deficiency: a critical review. Fertil Steril 1988；50：1-15 より引用・改変〕

表2 黄体機能不全の診断

検査法	診断基準
1．基礎体温	高温相が10日未満に短縮 高温相と低温相の平均温度差が0.3℃未満 高温相の中期で一時的に体温低下を認める
2．血中ホルモン値	P_4値が10 ng/mL未満（2周期連続） ［参考］エストロゲン値が100 pg/mL未満
3．子宮内膜日付診	現段階ではその有用性は否定的

温相の中期で一時的に体温低下を認めるなどの場合に，黄体機能不全の存在を推定する．

2）血中 P_4 値

黄体期中期である高温相の7日±2日目頃に，血中 P_4 値を測定する．LHにはパルス状分泌があるため，同一の高温相で計3回計測することが望ましいとされるが，保険診療上は実際的ではない．遠藤らは少なくとも2周期続けて血中 P_4 値が10 ng/mL未満を示した場合，黄体機能不全と診断して何らかの治療を選択すべきとしている[3]．

なお同時期に血中 E_2 値の測定も行い，100 pg/mL未満であれば黄体機能不全に相当するとされるが，その根拠は明らかではない．

3）子宮内膜日付診

不妊症患者において，子宮内膜における機能的，形態的にダイナミックな変化が正しく行われているかを評価する方法として，黄体期に採取した子宮内膜の組織学的所見から分泌期性変化を評価する子宮内膜日付診（endometrial dating）がある．Noyesらの診断基準[4]により，組織学的に黄体期何日目の所見に相当するかの日付と，実際の日付との差が±2日を正常と判定する．3日以上ずれる場合に黄体機能不全の存在

を推定する．組織学的観察項目である腺上皮核分裂像・腺上皮細胞核の偽重層・核下空胞・腺分泌・間質の浮腫・間質の脱落膜様反応・間質細胞核分裂像・多核白血球細胞浸潤の8項目に基づき診断を行う．

黄体機能不全の診断法として，子宮内膜日付診は不妊症の一次検査として位置づけられてきた．その後，簡易的な内分泌検査や経腟超音波検査などの排卵推定法が進歩し，Murray ら[5]は Noyes らの診断基準により子宮内膜の組織学的所見の再評価を行った結果，組織学的所見に基づく日付診は個体差，評価者差などの bias がともに大きく，±2日を正常と判定することに疑問を投げかけた．したがって現段階では不妊症検査として子宮内膜日付診を施行することに意義はないと結論されている[6]．

●文　献●

1) 日本産科婦人科学会（編）：日本産科婦人科学会用語集・用語解説集．金原出版，2008；p139.
2) McNeely MJ, et al：The diagnosis of luteal phase deficiency：a critical review. Fertil Steril 1988；50：1-15.
3) 遠藤俊明，他：生殖医療ガイドブック 2010．日本生殖医学会（編）．金原出版，2010；pp66-68.
4) Noyes RW, et al：Dating the endometrial biopsy. Fertil Steril 1950；1：3-25.
5) Murray MJ, et al：A critical amalysis of the accuracy, reproducibility, and clinical utility of histologic endometrial dating in fertile women. Fertil Steril 2004；81：1333-1343.
6) 生水真紀夫：生殖医療ガイドブック 2010．日本生殖医学会（編）．金原出版，2010；pp128-129.

第4章　疾患・症候

10　黄体機能不全の治療

柴原浩章　加藤　徹

　黄体機能不全に対する治療法として，黄体補充療法と黄体賦活療法がある．前者は黄体ホルモン剤を投与して補充する方法で，後者は卵巣に形成された黄体をhCGにより刺激し，内因性のプロゲステロンおよびエストロゲン産生を促進する方法である．

薬物療法

　黄体機能不全の治療法を**表1**に示す．黄体補充療法と黄体賦活療法のほかには，卵胞発育を促進するため卵胞刺激法として排卵誘発剤の投与も有用である．高プロラクチン血症や甲状腺機能低下症を伴う黄体機能不全に対しては，各々の原因治療を行う．漢方療法の有用性を唱える報告もある．

1）黄体補充療法

　黄体ホルモンの補充療法としては，高温相の2〜3日目から酢酸クロルマジノン（ルトラール®）4 mg/日，またはジドロゲステロン（デュファストン®）15〜20 mg/日を10〜14日間内服，あるいはカプロン酸ヒドロキシプロゲステロン（プロゲデポー®）50 mg/日を10〜14日間連日筋肉注射する．生殖補助医療（ART）では黄体ホルモン腟坐薬の投与に移行しているが，現在はルティナス®腟錠100 mgを2〜3回/日，経腟投与している．

2）黄体賦活療法

　黄体賦活法としては，黄体期にhCG 3,000〜5,000単位を隔日に2〜3回投与する．

3）卵胞刺激法

　排卵誘発剤の投与により卵胞成熟を改善し，その結果黄体機能の改善を期待する場合は，シクロフェニル（セキソビッド®）400〜600 mgを月経5日目から5日間，あるいはクエン酸クロミフェン（クロミッド®またはセロフェン®）50〜100 mgを月経5日目から5日間投与する．

4）高プロラクチン血症

　高プロラクチン血症の女性では，黄体からの性ステロイドホルモン分泌が低下する．したがって黄体機能不全と高プロラクチン血症を同時に認める場合，まずは高プロラクチン血症の原因に基づき治療法を検討する．薬物療法の適応の場合，カベルゴリン（カバサール®）0.25〜

表1　黄体機能不全の治療法

1．黄体補充療法	酢酸クロルマジノン（ルトラール®） ジドロゲステロン（デュファストン®） カプロン酸ヒドロキシプロゲステロン（プロゲデポー®）	
2．黄体賦活療法	hCGによる黄体刺激	
3．卵胞刺激法	シクロフェニル（セキソビッド®） クエン酸クロミフェン（クロミッド®またはセロフェン®） ゴナドトロピン療法	
4．高プロラクチン血症	カベルゴリン（カバサール®） テルグリド（テルロン®） メシル酸ブロモクリプチン（パーロデル®）	
5．甲状腺機能低下症	甲状腺ホルモン補充療法	
6．漢方療法	当帰芍薬散，温経湯，桂枝茯苓丸	

1.0 mg を週1回投与する．

5）甲状腺機能低下症

甲状腺ホルモンは卵巣の顆粒膜細胞に存在する受容体を介し，卵巣機能に直接影響する．甲状腺機能低下症の場合には，卵胞発育の停止や，黄体形成の減少や消失をきたす．したがって甲状腺機能低下症を伴う黄体機能不全症例には，原因治療として甲状腺ホルモン補充療法により黄体機能の改善をまず試みる．

6）漢方療法

黄体機能不全に対して頻用される漢方製剤は，排卵障害と同様に当帰芍薬散，温経湯，桂枝茯苓丸である[1]．黄体のプロゲステロンの分泌促進作用などが報告されている．

7）ARTに伴う黄体機能不全

ARTでは調節卵巣刺激としてGnRHアゴニストやGnRHアンタゴニストを併用するゴナドトロピン療法を行う．下垂体のダウンレギュレーションによりLH, FSHの分泌を抑制する結果，黄体機能不全を必発することから，黄体補充療法あるいは黄体賦活療法が必要である．

最近Vaisbuchらは2012年に世界82カ国，408センター，284,600周期の体外受精の分析を行った[2]．その結果，80％の医師は採卵の当日から黄体補充を開始し，90％以上の周期で経腟投与を行い，そのうち77％は経腟投与のみ，17％はプロゲステロン筋肉注射を併用していた．治療期間は72％の症例で妊娠8～10週，あるいはそれ以降まで投与していた．

一方ARTにおいて，黄体ホルモンの効果をより増強する方法として，Fatemiらはいくつかの薬剤併用の効果を報告している[3]．それによるとE_2の補充による有効性は，ロングプロトコールでは有効であるが，ショートプロトコールおよびアンタゴニストプロトコールでは無効であった．アスコルビン酸の併用は有益性の根拠はなかった．プレドニゾロンの併用は体外受精患者では着床が改善され妊娠率や着床率は改善したが，顕微授精患者に対して有効性を認めなかった．アスピリン併用は，抗リン脂質抗体症候群（APS）・全身エリテマトーデス（SLE）・関節リウマチ（RA）など一部の限定した患者において有効であった．

●文　献●

1) 柴原直利：不妊と漢方．産婦治療 2011；102：775-780．
2) Vaisbuch E, et al：Luteal-phase support in assisted reproduction treatment：real-life practices reported worldwide by an updated website-based survey. Reprod Biomed Online 2014；28：330-335．
3) Fatemi HM, et al：An update of luteal support in stimulated IVF cycles. Hum Reprod Update 2007；13：581-590．

第4章　疾患・症候

11　一般不妊治療における排卵誘発法

柴原浩章　脇本　裕

　生殖補助医療では複数の卵子回収のためにゴナドトロピン製剤を投与し，premature LH サージによる採卵キャンセルを予防する目的でGnRH アナログ製剤を併用する．一方，一般不妊治療で同様のゴナドトロピン療法を行うと多胎妊娠の発生率が上昇するため，できる限り単一排卵を目標とした投与法の工夫が必要である．したがって一般不妊治療での排卵誘発剤投与のコツは，非常に基本的ではあるが各製剤投与の適応を順守することといえる．

　ところが実践的には排卵誘発剤の投与の目的は 2 つあり，1 つは排卵障害を認める不妊女性に対する排卵誘発（ovulation induction：OI）であり，適応に従い投与する．もう 1 つは排卵障害を認めないが，排卵前の卵胞発育不全を示唆する低 E_2，または黄体機能不全を示唆する黄体中期の低プロゲステロン（P_4），あるいは希発月経などに対する卵巣刺激（ovarian stimulation：OS）を目的とする経験的な投与である．その他，原因不明不妊症に対して排卵誘発剤を投与する報告もあるが，この場合にゴナドトロピンを用いると多胎妊娠や卵巣過剰刺激症候群（ovarian hyperstimulation syndrome：OHSS）の発症リスクが高く，十分なインフォームドコンセントの上，豊富な経験に基づく慎重な投与が必要である．

　なお排卵誘発剤の投与にあたっては，慎重に卵胞発育のモニタリングを行う．経腟超音波検査で正確に卵胞径を測定するためには，明らかな正円形の場合を除き，長径と短径の平均値を求めることがコツであり，同時に子宮内膜厚，頸管粘液の貯留，腹水量をあわせて観察する．リアルタイムな結果確認が可能であれば，E_2値や P_4値，あるいは LH 値の測定は，卵胞発育だけでなく排卵時期の予想，あるいは排卵後の確認として有用である．

　治療方針

1）視床下部性排卵障害
　シクロフェニル，あるいはクロミフェン投与の適応である．

2）下垂体性排卵障害
　ゴナドトロピン療法を行う．投与に際しては，副作用である OHSS および多胎妊娠の発生に細心の注意を払う．

3）卵巣性排卵障害
　E＋P 製剤，あるいは GnRH アゴニストの投与により血中 FSH 値および LH 値の低下をはかることは可能である．ただしこのような早発卵巣不全（premature ovarian insufficiency：POI）の症例で卵子数が回復することはなく，引き続きゴナドトロピン療法を試みてまれに奏効することを経験するが，一般に排卵誘発はきわめて困難である．したがって一部の国々では提供卵子による体外受精を行っている．最近では河村らによる休眠卵子の活性化法が注目されている[1]．

4）高プロラクチン血症
　プロラクチン産生下垂体腫瘍による Forbes-Albright 症候群に対しては，ドーパミン作動薬または外科的治療のいずれかの選択肢がある．一般に径 1 cm 未満のマイクロアデノーマで乳汁漏出以外の自覚症状がない場合，ドーパミン作動薬が第一選択である．一方，径 1 cm 以上のマクロアデノーマでそれに伴う症状があれば，手術適応について脳神経外科医と協議する．

　精神科疾患や消化器疾患に対する継続的な薬剤の服用が原因となる薬剤性高プロラクチン血

症に対しては，その薬剤の中止または減量が可能か，担当医と相談する．

原発性甲状腺機能低下症が存在する場合には，専門医による精査の上，甲状腺機能を正常化する治療を優先する．

特発性の高プロラクチン血症の場合には，ドパミン作動薬を選択するが，それでも排卵周期を確立できない場合にはクロミフェン療法を試みる．

5) 多囊胞性卵巣症候群(PCOS)

日本産科婦人科学会により治療指針が示されている[2]（第4章「6.多囊胞性卵巣症候群の治療」図1参照）．肥満を認める場合は減量を指示する．次いで薬物療法としては，クロミフェン療法が第一選択である．クロミフェン療法のバリエーションとして，高テストステロン血症を呈する場合にはプレドニゾロン，高プロラクチン血症を呈する場合にはドパミン作動薬，インスリン抵抗性を呈する場合にはメトホルミンを，各々クロミフェンに併用する．これらの経口剤による排卵誘発が無効の場合，ゴナドトロピン療法または腹腔鏡下卵巣多孔術(LOD)の両者の特徴を十分に説明し，二者択一とする．

具体的処方

1) シクロフェニル療法

視床下部-下垂体系に作用してGnRHやゴナドトロピンの分泌を促進する作用がある．排卵誘発率は50%前後であるが，頸管粘液，腟スメアとも生理的な排卵に近い変化を示す．副作用の発現率は3.1%と低率で，悪心・嘔吐・顔面紅潮感・下腹痛・卵巣腫大などがある．以上の特徴から，軽度の排卵障害例に対する第一選択と位置づけられている．

【処方例】
・セキソビット®錠(100 mg)6錠，分3，食後5日間，月経周期5日目から開始

2) クロミフェン療法

抗エストロゲン作用を有し，内因性エストロゲンの視床下部-下垂体系に対する抑制作用に拮抗する結果，GnRHとゴナドトロピンの放出を正常化する．排卵誘発率は70～80%であるが，視床下部性第2度無月経での排卵成功率は低い．

副作用には顔面紅潮感が5.4%，卵巣腫大が2.9%，下腹痛が2.2%，嘔気・嘔吐が2.0%，頻尿・尿量増加が1.5%，その他1%未満であるが頭痛・蕁麻疹・視覚障害・疲労感・神経興奮などがある．

なお数カ月にわたり連用する場合，抗エストロゲン作用による頸管粘液の分泌量低下や，月経量の減少を訴えることがあるが，休薬により回復する．休薬の間の対応としてはシクロフェニル(+ゴナドトロピン)療法等への変更を試みる．

【処方例】
・クロミッド®錠(50 mg)開始量は1錠，分1，食後5日間，月経周期5日目から開始
処方の上限は一般に1日2錠までとされるが，1日3錠，あるいは4錠投与の有用性を唱える報告がある．

3) ドパミン作動薬

手術適応となるプロラクチノーマ以外では，薬物療法が第一選択である．ドパミン作動薬であるカベルゴリンを最少量から開始し，投与後は定期的にプロラクチン値をモニタリングし，排卵周期の確立を目標として増量が必要か検討する．嘔気・嘔吐の副作用は，従来投与されていたテルグリドと比べ穏やかである．なお流産予防の観点から，妊娠10週ごろまでは処方の継続を勧める報告がある．

手術適応のないプロラクチノーマに対しては，カベルゴリンの投与によりプロラクチン値が正常化し，腫瘍の縮小も期待できる．

【処方例】
・カバサール®錠(0.25 mg)1錠，分1，食後1週1回投与で開始．最大量は1回4錠(この場合1 mg錠を1錠投与でもよい)

4) ゴナドトロピン療法

現在投与可能なゴナドトロピン製剤には，HMG，FSH，リコンビナントFSH(rFSH)があ

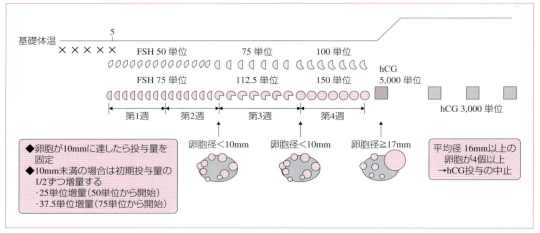

図1 FSH 低用量漸増法
〔松崎利也，他：OHSS を防ぐ排卵誘発．産と婦 2012；79：882 より引用〕

る．排卵誘発に際しては，多胎妊娠と OHSS の発症予防が大前提であり，単一排卵を目標とする．PCOS の女性に対し hMG 製剤を投与すると，含有する LH の作用により多発排卵に繋がるため，FSH 製剤か recFSH を第一選択とする．低用量漸増法は多発排卵の予防に有用であるが，投与日数が長期化する[3]．コンプライアンスの点で自己注射可能な recFSH 製剤の選択は有用である．

【処方例】

- フォリスチム®（フォリトロピンベータ）として通常 1 日 50 IU を 7 日間皮下または筋肉内投与する．卵胞の発育程度を観察しながら用量を調整し（卵巣の反応性が低い場合は，原則として 7 日間ごとに 25 IU を増量），平均径 18 mm 以上の卵胞を超音波断層法により確認したのち，hCG 5,000 IU により排卵を誘起する．

- ゴナール® F（フォリトロピンアルファ）として通常 1 回 75 IU を連日皮下投与する．卵胞の発育の程度を観察しながら適宜用量を調節し，主席卵胞の十分な発育を確認後，hCG 5,000 IU を投与し排卵を誘起する（図1）[4]．

いずれの場合も，OHSS の発現が予想された場合は本剤の投与を中断し，hCG 製剤の投与を控え，少なくとも 4 日間は性交を控えるか避妊するよう指導する．

●文　献●

1) Kawamura K, et al：Hippo signaling disruption and Akt stimulation of ovarian follicles for infertility treatment. Proc Natl Acad Sci USA 2013；110：17474-17479.
2) 日本産科婦人科学会，他（編）：産婦人科診療ガイドライン―婦人科外来編 2014．2014；pp131-133.
3) 日本生殖医学会（編）：生殖医療の必修知識．2014；pp163-167.
4) 松崎利也，他：OHSS を防ぐ排卵誘発．産と婦 2012；79：875-882.

第4章 疾患・症候

12 生殖補助医療における排卵誘発法

柴原浩章　森本真晴

　生殖補助医療（assisted reproductive technology：ART）の適応となる女性には，若年者から40歳以上の高年齢女性に至るまで，あるいは早発卵巣不全（premature ovarian insufficiency：POI）の女性から多囊胞性卵巣症候群（polycystic ovary syndrome：PCOS）の女性に至るまで，卵巣予備能（ovarian reserve）に大きな個人差が存在する．したがって一方では卵巣過剰刺激症候群（ovarian hyperstimulation syndrome：OHSS）の発症予防に配慮し，他方では低卵巣予備能の女性に対し一定の採卵数を確保するため，調節卵巣刺激法（controlled ovarian stimulation：COS）を工夫する必要がある．そこで最近は，卵巣予備能検査である抗ミュラー管ホルモン（anti-müllerian hormon：AMH）値を指標としてCOSの個別化をはかるindividualized COS（iCOS）が主流である[1]．このうちMOS（mild ovarian stimulation）は一般に35歳未満かつ高AMH値の女性に対し，主としてOHSS発症予防のため選択する[2]．経口の排卵誘発剤単独でも複数の採卵が可能な症例が存在し，また後述するようにGnRHアンタゴニスト法はMOSにも応用される．

　日本産科婦人科学会によると2007～2011年にわが国において用いられたCOSは，GnRHアナログ併用法ではGnRHアゴニストが32％，GnRHアンタゴニストが18％であった．残りの50％はGnRHアナログ非併用で，クロミフェン（CC）-FSH 19％，CC 18％，FSH 3％，自然周期10％であった．一方，妊娠周期で最も多かったのはGnRHアゴニストが51％，次いでGnRHアンタゴニストが21％で，両者で72％を占めていた．すなわち通常の卵巣予備能を有する場合にはGnRHアナログ併用法を用い期待どおりの成功率を得ているが，高年齢や卵巣予備能低下の女性にGnRHアナログを併用しても十分な採卵数は確保できず，費用対効果を考慮してGnRHアナログ非併用で刺激が行われていることを反映する結果と推察できる．

 治療方針

　初回の採卵では，個々の年齢や背景因子を考慮しながら，主としてAMH値を指標とするiCOSを実施する．一例として図1[3]に示すように，AMH値が2～4 ng/mLを正常反応と位置づけロングプロトコール（以下ロング法）を選択する．FSH投与量は最初の3日間は300 IU，その後は150 IUに減量する．AMH値が4 ng/mL以上の場合には若年者やPCOS女性が多く含まれ，FSH製剤に対する過剰反応に注意し，GnRHアンタゴニスト法を選択し，FSH投与量は150 IUで固定する．主席卵胞径が17～18 mm以上でhCG投与への切換えを基本とするが，先述のようにOHSSの発症を回避すべき際には，hCGにかわりGnRHアゴニストを考慮する．一方AMH値が0.5～2 ng/mLの場合には低反応が予想され，ショートプロトコール（以下ショート法）を選択し，FSH投与量は300 IUで固定する．AMH値が0.5 ng/mL以下の場合では超低反応が予測され，ショート法でFSH投与量を450 IUで固定する．それでも反応不良であれば，次回の採卵ではCC（＋FSH）あるいは自然周期を考慮する[3]．

 具体的処方

1）GnRHアゴニスト併用Gn投与法

　ARTプログラムにおけるGnRHアゴニストの

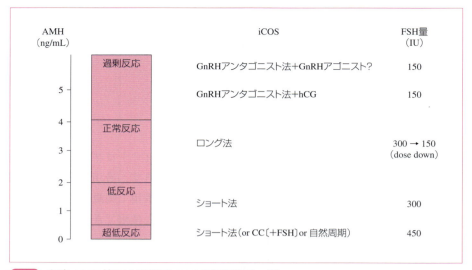

図1 血清 AMH 値による初回 COS の個別化の一例
〔柴原浩章:調節卵巣刺激法. 日産婦会誌 2014;66:2149-2152 より引用〕

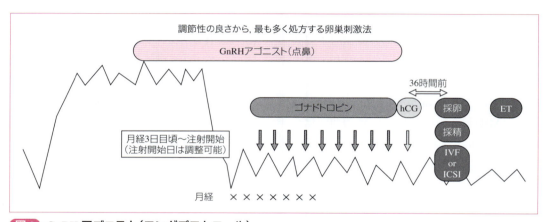

図2 GnRH アゴニスト(ロングプロトコール)
〔柴原浩章:調節卵巣刺激法. 日産婦会誌 2014;66:2149-2152 より引用〕

投与法のうち利便性の点から頻用されるのは，採卵を実施する前周期の黄体期中期より GnRH アゴニストの点鼻投与を開始するロング法である(**図2**)[3]．この投与法は調節性に優れ，ゴナドトロピン(Gn)の投与開始は月経開始3日目以降いつからでも可能である．一方，採卵周期の月経開始直後から GnRH アゴニストを開始するショート法は，GnRH アゴニストによる flare up 現象を卵巣刺激の開始時期に利用できることから，ovarian reserve が低い症例に対して反応性の改善を期待して試みられる(**図3**)[3]．両法ともに GnRH アゴニストの脱感作作用により卵胞発育や卵成熟に有害な premature LH サージを予防し，予定していた採卵をキャンセルする可能性は理論上なくなる．

その他ウルトラロング法とよぶ投与法は，たとえば子宮内膜症の治療として投与してきた GnRH アゴニストを継続したまま，Gn 製剤の投与を開始して採卵する方法である．

2) GnRH アンタゴニスト併用 Gn 投与法

GnRH アンタゴニストは投与直後から即効性に内因性 Gn 分泌を抑制し，ART では高卵巣予備能が予想される若年者や，OHSS のハイリスク女性に用いる．投与法には連日法(multiple-

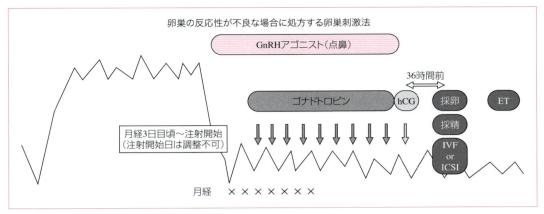

図3 GnRH アゴニスト（ショートプロトコール）
〔柴原浩章：調節卵巣刺激法．日産婦会誌 2014；66：2149-2152 より引用〕

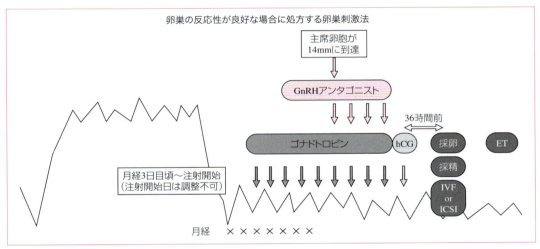

図4 GnRH アンタゴニストプロトコール（multiple-dose fixed 法）
〔柴原浩章：調節卵巣刺激法．日産婦会誌 2014；66：2149-2152 より引用〕

dose）と単回法（single-dose）がある．連日投与法のうち multiple-dose fixed 法の実際を図4[3)]に示す．月経開始3日目よりGn製剤による卵巣刺激を開始し，主席卵胞が14mmに到達した時点で，酢酸セトロレリクスまたはガニレリクス 0.25 mg の投与を開始する．卵胞径や血中 E_2 値を指標とし，hCG 投与まで Gn 製剤と GnRH アンタゴニストの連日投与を継続する．

一方 GnRH アンタゴニストの単回投与法では，同様に主席卵胞が14mmに到達した時点で酢酸セトロレリクス 3 mg を投与する．ただし卵胞発育モニタリングの結果，酢酸セトロレリクス投与後5日以内に十分な卵胞発育に至らない場合，hCG 投与まで酢酸セトロレリクスまたはガニレリクス 0.25 mg を連日追加投与する．

なお GnRH アンタゴニストを併用する COS では，卵子の最終成熟を促す目的で hCG にかわり GnRH アゴニストを投与することが可能である．両者の有用性を検討したコクランレビュー[4)]によると，11 件のランダム化試験を分析した結果，生産率，on going 妊娠率ともに hCG 投与の方が有意に高率であり，生産率は GnRH アゴニスト投与群で 12〜22％，hCG 投与群で 30％であった．一方中等症〜重症 OHSS の発生率は，GnRH アゴニスト投与群で 0〜2.6％，hCG 投与群で 3％と，GnRH アゴニスト投与群

表1 GnRH アゴニスト併用法と GnRH アンタゴニスト併用法の比較

	GnRH アゴニスト	GnRH アンタゴニスト
Gn 分泌抑制効果の特徴	一過性の flare up	速効性（数時間以内）
下垂体機能回復までの時間	長い	短い
LH サージ	抑制	抑制
hMG 投与日数	長い	短い
hMG 投与量	多い	少ない
採取卵子数	多い	少ない
黄体補充	必須	必要
卵巣刺激費用	高い	安い
生産率	同等	
OHSS 発症率	高い	低い

〔柴原浩章：調節卵巣刺激法．日産婦会誌 2014；66：2149-2152 より引用〕

で有意に低率であった．以上より有効性の点で GnRH アゴニストのルーチンでの投与は推奨しないが，OHSS のハイリスク女性に対しては十分な説明のもと例外的に取り扱いうると結論している．

3) GnRH アナログ製剤別の ART 治療成績の比較

ART における COS において，選択する GnRH アナログ製剤によりどのような臨床的特徴があるかを検討したコクランレビューがある[5]．ロング法による GnRH アゴニスト併用法と GnRH アンタゴニスト併用法を比較し，本レビューの基準を満たした 45 件（$n=7,511$）のランダム化試験を分析した結果，両者の間に生産率，on going 妊娠率に有意差を認めなかった．一方 OHSS の発症頻度は GnRH アンタゴニストの併用群で有意に低かった．

ART の卵巣刺激における GnRH アゴニスト併用法と GnRH アンタゴニスト併用法の比較を表1[3]に示す．GnRH アナログ製剤を使用する目的である LH サージの抑制作用は，両者間に本質的な差はない．しかしながら GnRH アンタゴニスト周期では Gn 使用開始当初から GnRH アンタゴニストを投与するまでの間の内因性 Gn の効果が期待できることから，Gn 投与量および日数が少なくすむ．そのため採取卵子数は少なく，OHSS 発症抑制効果に通じるものと推定できる．

● 文　献 ●

1) La Marca A, et al：Individualization of controlled ovarian stimulation in IVF using ovarian reserve markers：from theory to practice. Hum Reprod Update 2014；20：124-140.
2) Editorial：Time to revolutionize ovarian stimulation. Hum Reprod 1996；11：917-919.
3) 柴原浩章：調節卵巣刺激法．日産婦会誌 2014；66：2149-2152.
4) Youssef MA, et al：Gonadotropin-releasing hormone agonist versus HCG for oocyte triggering in antagonist assisted reproductive technology cycles. Cochrane Database Syst Rev 2011；1：CD008046.
5) Al-Inany HG, et al：Gonadotrophin-releasing hormone antagonists for assisted reproductive technology. Cochrane Database Syst Rev 2011；5：CD001750.

13 早発卵巣不全の病態と診断

河村和弘

● 病態

- 卵胞発育不全による卵巣性無月経を呈する疾患である．
- 卵胞から分泌されるエストロゲンが欠乏し，のぼせ，発汗などの更年期症状を呈する．
- 原因は不明のものが多いが，ターナー症候群などの染色体異常，自己免疫異常，卵巣手術や化学・放射線療法などによる，急激な卵胞の減少に起因する．

1) 卵胞の構造とホルモン産生

卵胞は卵子を排卵させる最小構造で，卵子（卵母細胞）とそれを被包する卵巣体細胞からなる．体細胞としては顆粒膜細胞，莢膜細胞があり，それぞれエストロゲン，アンドロゲンを産生する．これらのステロイドホルモンはコレステロールを原料として各細胞が協調しながらで段階的に産生される．このメカニズムはtwo cell two gonadotropin theoryとよばれ（図1），莢膜細胞内に取り込まれたコレステロールがLHの作用によりプロゲステロンとなり，次いでアンドロゲンに合成され，顆粒膜細胞に移送される．顆粒膜細胞ではアンドロゲンがFSHの作用によりアロマターゼ酵素によって芳香化を受けエストロゲンが合成される．

2) 卵胞発育

卵胞は卵巣の局所因子および下垂体由来のゴナドトロピン（FSH，LH）により発育し，原始卵胞，一次卵胞，前胞状卵胞，胞状卵胞，成熟卵胞（グラーフ卵胞）と段階的に発育する（図2）．ヒトの場合，原始卵胞から排卵前卵胞に至るまで，約6カ月の期間を有する．原始卵胞から排卵前卵胞に至る卵胞発育はゴナドトロピンの依存性により3段階に分類される[1]．

第1段階は，原始卵胞から前胞状卵胞に至るまでであり，この時期はゴナドトロピン非依存性に卵胞が発育する（図2：ゴナドトロピン非依存性）．この時期の卵胞はおもに卵巣内の局所因子により発育が促進される．局所因子としては，GDF-9，BMP-15，EGF，TGFAなどが知られている．出生時までに第一減数分裂前期の複糸期まで進んだ卵母細胞は，原始卵胞の状態で減数分裂が停止し休眠原始卵胞の状態で卵巣内に保存される．出生後，性周期が確立すると，約1,000個/周期の休眠原始卵胞が活性化され，休眠状態から解除されて発育を開始し，一次卵胞となる．多数ある原始卵胞の中から，一部の卵胞が選択され活性化する機構はこれまで解明されていない[2]．

前胞状卵胞から直径2mmを超える胞状卵胞までは第2段階のゴナドトロピン感受性とよばれる時期で（図2：ゴナドトロピン感受性），ゴナドトロピンの月経周期変化により影響を受けず，基礎値のゴナドトロピンに依存し発育を続ける．直径2mmを超えた胞状卵胞は，ゴナドトロピン依存性の第3段階に入り（図2：ゴナドトロピン依存性），月経周期に伴うゴナドトロピンの上昇により急速に発育し，排卵前卵胞となる．

3) 卵胞活性化と早発卵巣不全

原始卵胞の数は胎生期にピークとなるが，出生以降に少なくとも体内において原始卵胞は増加せず，加齢とともに減少していく．思春期の頃には数十万個の原始卵胞が卵巣内に存在しているが，上述のように休眠状態にある．卵巣内の残存原始卵胞の数が約1,000個以下となると，定期的な原始卵胞の活性化が起こらなくなり，

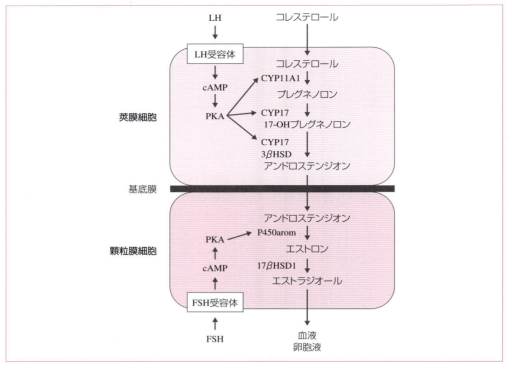

図1 two cell two gonadotropin theory による卵巣における性ステロイドホルモン合成経路

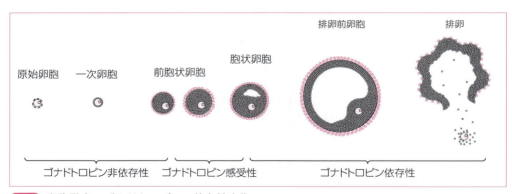

図2 卵胞発育のゴナドトロピンの依存性変化

卵胞のリクルートが停止し無排卵となる．また，発育した卵胞の顆粒膜細胞より分泌されるエストロゲンが欠乏するため，エストロゲン欠乏による子宮内膜増殖不全をきたし，排卵後に形成される黄体由来のプロゲステロンも欠乏するため，無月経となり閉経する．

通常，生理的には50歳頃にこのような変化が起こり女性は閉経を迎えるが，染色体異常，遺伝子異常（FMR1，FOXL2など），自己免疫異常，医原性（卵巣手術，化学・放射線療法）などの原因により早期に卵胞の減少が生じ，残存原始卵胞数が1,000個以下となって卵巣性無月経となるのが，早発卵巣不全の本態である．しかし，原因不明の症例も多く，すべての病態が解明されているわけではない．

診断

1) 診断基準

現在のところ，国際的に定まった診断基準は

なく，以下の症状を呈するものを早発卵巣不全と診断する．

・40歳未満の続発性無月経
・ゴナドトロピン高値，エストロゲン低値

　日本産科婦人科学会の定義では，これまであった月経が3カ月以上停止したものを無月経というが，早発卵巣不全に関する論文では，4カ月以上，6カ月以上，または1年以上としている論文が多く，論文を参照する場合には無月経期間の定義により臨床成績はかなり左右されることに注意を要する．また，ゴナドトロピン高値に関しては，FSH＞40 mIU/mL としている場合が多いが，これも定まった国際的な定義はない．

2）残存卵胞数の診断

　血中抗ミュラー管ホルモン（anti-müllerian hormon：AMH）値は参考になるが，ほとんどの症例で測定感度以下となる．また，AMH値が測定感度以下でも定期的な月経がある症例も少なくなく，AMH値はあくまで参考データである．その背景として，AMHは一次卵胞〜前胞状卵胞が分泌するホルモンであり，おもに卵巣内の残存前胞状卵胞数を反映している[3]．したがって，残存前胞状卵胞が減少すれば低値となるが，早発卵巣不全患者ではわずかな初期卵胞（原始卵胞〜初期二次卵胞）のみが残存しているため，測定感度以下となることが多い．現在のところ，早発卵巣不全症例において，残存卵胞の有無を正確に診断できる方法はなく，無月経の期間，原因，発症年齢などから総合的に推定するしかない．かつて卵巣組織生検が行われていたが，卵巣内にわずかに残存している卵胞は散在して存在しており，微量な生検検体の組織検査では，残存卵胞の有無を診断することは難しく，現在は行われていない．

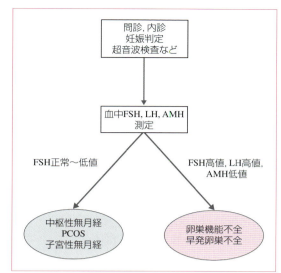

図3 続発性無月経における早発卵巣不全（卵巣機能不全）の診断

3）早発卵巣不全の診断法

　続発性無月経から早発卵巣不全の診断をフローチャートに示す（図3）．早発卵巣不全の診断は容易である．本疾患は加齢による卵胞減少も同時に起こるため，原因の如何にかかわらず進行性の疾患であるが，残存卵胞数を正確に診断する方法はなく，そのため疾患の進行度を把握することは困難となっている．今後，卵巣内の残存卵胞巣をより高感度に判定できるバイオマーカーの同定と測定系の樹立が本疾患の病勢診断に重要である．

● 文　献 ●

1) McGee EA, et al：Initial and cyclic recruitment of ovarian follicles. Endocr Rev 2000；21：200-214.
2) Macklon NS, et al：Aspects of ovarian follicle development throughout life. Horm Res 1999；52：161-170.
3) Weenen C, et al：Anti-Mullerian hormone expression pattern in the human ovary：potential implications for initial and cyclic follicle recruitment. Mol Hum Reprod 2004；10：77-83.

第4章 疾患・症候

14 早発卵巣不全の治療

河村和弘

早発卵巣不全の治療法

- 卵胞発育不全による不妊症に対して最も確実な治療法は，第三者からの提供卵子（ドナー卵子）を用いた体外受精胚移植である．
- 自らの卵子で妊娠する方法として，エストロゲン補充下での薬物による卵巣刺激法がある．
- 自らの卵子で妊娠可能な新たな治療法として卵胞活性化療法（*in vitro* activation：IVA）がある．

早発卵巣不全におけるエストロゲン欠乏による更年期症状に対する治療法は，一般の更年期症状に対する薬物療法と同じであるため，第4章「30．更年期障害の治療」を参照されたい．ここでは，早発卵巣不全の不妊治療法に焦点をあてて解説する．

薬物療法

1）卵胞のゴナドトロピンに対する脱感作

早発卵巣不全では高 FSH，LH 血症が持続する．その結果，卵胞は FSH，LH に対し脱感作状態となり，卵胞発育が阻害されると考えられている（図1）．したがって，高 FSH，LH 血症を是正することで，FSH，LH に対する反応性が回復する．実際，エストロゲン補充によるネガティブフィードバック機構を利用した FSH，LH の down regulation は卵巣顆粒膜細胞のゴナドトロピンへの感受性を増加させる．しかし，基礎研究においては LH 受容体の脱感作は実験的に証明されているが，卵胞発育に重要な FSH 受容体の脱感作は明らかでない．

2）薬物療法の種類

早発卵巣不全の排卵誘発法としては，エストロゲン投与下にクロミフェン，クロミフェン＋hMG で成功例が報告されている．また，エストロゲン，GnRH アゴニスト投与下で hMG による卵巣刺激や，エストロゲン補充下に hMG またはリコンビナント FSH（rFSH）投与により卵胞発育が得られた報告もある．

当院では以下のようなプロトコールを用いて卵巣刺激を行っている．周期的な Kaufmann 療法を行い，FSH 値を 10 mIU/mL 以下に抑制し卵胞の脱感作からの回復を行う．次に，エストロゲン補充下に GnRH アゴニストと rFSH または hMG 150～300 IU/日を約4週間連日投与し卵胞発育を誘発する．卵胞が発育した場合には，成熟卵胞に至った段階で hCG を 15,000 IU/日投与し 36 時間後に採卵を行い，体外受精により受精させる．早発卵巣不全症例の子宮環境は着床に適した環境にないことが多く，その場合は胚の凍結保存を行う．後日，エストロゲン剤とプロゲステロン剤を用いたホルモン補充周期で融解胚移植を行う．内因性のエストロゲン，プロゲステロン分泌がないため，胚移植の際には十分な黄体補充が必要である．

各発育過程の卵胞のうち，FSH による発育促進効果が主体となるのは二次卵胞以降である．原始卵胞の活性化～二次卵胞までの発育にはゴナドトロピン以外の局所因子が重要であると考えられており，二次卵胞より初期の発育段階の卵胞に対しては，既存の薬物療法は効果がない．

3）不妊のための手術療法
（*in vitro* activation：IVA）

①卵胞活性化

早発卵巣不全患者が自らの卵子で妊娠を望む場合，これまで上記の薬物療法などが行われてきたが，その効果は限定的であり，新たな治療

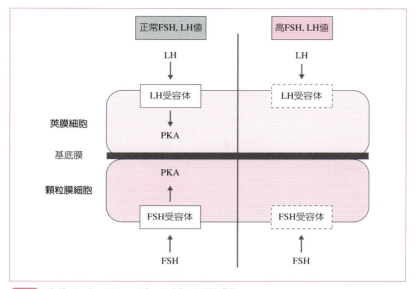

図1 卵胞のゴナドトロピンに対する脱感作
高ゴナドトロピン血症では，卵胞はFSH，LHに対し脱感作状態となり，FSH，LHが十分作用しない．

法の開発が待たれていた．早発卵巣不全では，原始卵胞の活性化と初期卵胞発育が阻害され，その結果，FSHに反応する卵胞のリクルートが途絶えることに問題がある．われわれは基礎研究の結果，ヒト原始卵胞の活性化にPI3K-Akt-Foxo3シグナル経路が重要であることを明らかにした[1]．卵巣内に保存されている原始卵胞は，PTENによりPI3K-Akt経路が抑制され活性化が停止し休眠状態にある．そこにPI3K-Aktシグナルが伝わるとFoxo3は核外移行し，その機能を失う．その結果，休眠状態にあった原始卵胞が活性化する．実際，PTEN抑制剤およびPI3K活性化剤を用いて一過性にPI3K-Aktシグナルを活性化すると，原始卵胞が活性化される[1]．

②初期卵胞発育誘導

Hippoシグナルは細胞の増殖や生存を制御することで臓器を適切な大きさに規定する細胞内シグナルである．細胞同士の接着の障害や細胞骨格の変化により不活性化する．Hippo関連分子であるYAPは，通常はHippoシグナルによりリン酸化され細胞質内に存在しているが，Hippoシグナルが抑制されると，YAPは非リン酸化状態となり核内に移行し，転写因子であるTEADと共役してCCN成長因子などを産生し，細胞増殖が起こる．われわれは，ヒト卵巣を小断片化すると，このHippoシグナルの抑制が起こりCCN成長因子が産生され顆粒膜細胞が増殖して初期卵胞が発育することを明らかにした[2,3]．

③*in vitro* activation（IVA）

PTEN抑制剤およびPI3K活性化剤を用いた原始卵胞の活性化および卵巣の小断片化によるHippoシグナル抑制に基づく初期卵胞発育誘導の安全性を動物実験にて十分確認したのち，本法を臨床応用し，早発卵巣不全患者が自らの卵子で妊娠可能な新たな不妊治療法（IVA）を開発した（図2）[2,3]．

IVAでは，はじめに腹腔鏡下に卵巣摘出を行う．その後，初期卵胞が局在している皮質部分のみとするため，摘出卵巣から髄質を除去する．卵巣皮質を1 cm大の断片とし，各断片の約10％の体積の組織を採取して薄切標本とし，組織学的に残存卵胞の有無を確認する．必要に応じて卵巣の凍結保存を行う．次に，2～3片の1 cm大の卵巣断片を1～2 mm大の小断片に細切し，PTEN抑制剤およびPI3K活性化剤を用いて48時間の組織培養を行う．培養終了後，卵巣組織を十分に洗浄し，腹腔鏡下に卵巣移植を行

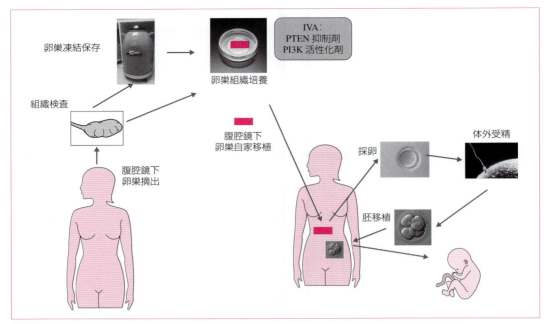

図2 IVAの概要
〔Kawamura K, et al：Hippo signaling disruption and Akt stimulation of ovarian follicles for infertility treatment. Proc Natl Acad Sci USA 2013；110：17474-17479，Hsueh AJ, et al：Intraovarian control of early folliculogenesis. Endocr Rev 2015；36：1-24 より引用・一部改変〕

う．移植部位として，血流が豊富で移植組織の正着に適しており，経腟超音波により観察しやすく，通常の体外受精における採卵手技で対応可能な卵管漿膜下を選択している．卵巣移植後は，上述のエストロゲン補充下の卵巣刺激を行い，体外受精胚移植を行う[2]．これまで当院で3例の妊娠を報告しており[2]，最近，われわれが技術指導した中国およびスペインでも妊娠例が報告されている．

4）未婚女性に対する妊孕性温存治療

早発卵巣不全は女性100人に1人の頻度で発症する．かつては妊娠分娩をすでに経験した女性が，早発卵巣不全となり不妊症としての治療を要しない場合もあったが，昨今の初婚年齢の高齢化により，不妊を呈する早発卵巣不全患者や未婚の早発卵巣不全患者が増加している．早発卵巣不全に至る前の卵巣機能不全状態での初期症状として月経不順や希発月経などがあり，検査値として血中ゴナドトロピン値の上昇，血中抗ミュラー管ホルモン（anti-müllerian hormon：AMH）の低下などが初期に認められる．卵巣機能不全状態に陥った患者は早期に閉経するため，社会的に可能であれば早期の妊娠を指導することも必要である．また，未婚の卵巣機能不全患者および早発卵巣不全患者においては，前述の薬物療法や IVA などにより，卵子・卵巣の凍結保存により妊孕性を温存することで，将来的に自らの卵子での妊娠の可能性を残すことができる．

●文　献●

1) Li J, et al：Activation of dormant ovarian follicles to generate mature eggs. Proc Natl Acad Sci USA 2010；107：10280-10284.
2) Kawamura K, et al：Hippo signaling disruption and Akt stimulation of ovarian follicles for infertility treatment. Proc Natl Acad Sci USA 2013；110：17474-17479.
3) Hsueh AJ, et al：Intraovarian control of early folliculogenesis. Endocr Rev 2015；36：1-24.

第4章 疾患・症候

15 異常子宮出血の病態と診断

浦田陽子　甲賀かをり

　月経とは，「約1カ月の間隔で自発的に起こり，限られた日数で止まる子宮内膜からの周期的出血と定義される」[1]．月経以外に性器から出血することを不正性器出血といい，そのうち子宮からの出血が，異常な子宮出血である（表1）[2]．

病態

　異常子宮出血には，大きく分けて器質性子宮出血，機能性子宮出血，妊娠性子宮出血がある．

1）器質性子宮出血

　腫瘍や炎症など，器質的疾患による出血をいう．子宮内膜ポリープ，子宮内膜増殖症，子宮腺筋症，子宮筋腫，子宮内膜癌，子宮肉腫，子宮内膜炎，子宮頸管ポリープ，子宮腟部びらん，子宮頸管炎，子宮頸癌，子宮内異物などによる．

2）機能性子宮出血（図1）[3]

　器質的疾患を認めない子宮からの不正出血をいう[1]．出血傾向をきたす内科的疾患（血液疾患，肝疾患，抗凝固薬などの薬物服用）による出血も含まれる．不正子宮出血のうち，妊娠に関

表1 不正性器出血の原因

子宮	良性腫瘍	内膜ポリープ 内膜増殖症 子宮腺筋症 子宮筋腫	妊娠関連		
			性器奇形		
	悪性腫瘍	子宮内膜癌 子宮肉腫	外傷	性交 暴行 異物（子宮内避妊具〔IUDなど〕） 骨盤外傷（交通事故など）	
	感染	子宮内膜炎			
	機能性出血		薬剤	経口避妊薬 ホルモン補充療法 抗凝固薬 タモキシフェン コルチコステロイド 向精神薬	
子宮頸管	良性腫瘍	頸管ポリープ 子宮腟部びらん 子宮内膜症			
	悪性腫瘍	浸潤癌 転移癌（絨毛性腫瘍など）	全身性疾患	外陰部に影響を及ぼす疾患	クローン病 Behçet症候群 リンパ腫
	感染	子宮頸管炎		血液凝固疾患	血小板減少症 von Villbrand病
腟	良性腫瘍	Gartner管嚢胞 腟ポリープ		甲状腺疾患	急性白血病
	悪性腫瘍			多嚢胞性卵巣症候群	
	感染	細菌性腟炎 性行為感染症（STD） 萎縮性腟炎		クッシング症候群	
				ホルモン産生腫瘍	
外陰	良性腫瘍	コンジローマ 血管性腫瘍	その他	泌尿器科疾患	尿道炎 膀胱癌
	悪性腫瘍			炎症性腟疾患	
	感染	性行為感染症（STD）		痔核	
その他の骨盤臓器		卵管癌 卵巣癌 骨盤腹膜炎			

〔杉山 徹，他（編）：EBM婦人科疾患の治療 2013-2014．中外医学社，2013；pp66-72 より引用〕

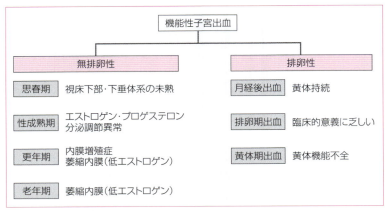

図1 機能性出血の鑑別診断
〔高橋俊之：不正性器出血．日産婦会誌 2011；63：N-5 より引用・改変〕

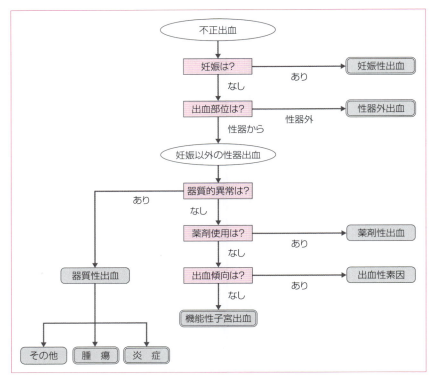

図2 不正出血をきたす疾患の鑑別
〔日本産科婦人科学会，他（編）：産婦人科診療ガイドライン―婦人科外来編 2014．2014；pp121-122．〕

連した出血と，器質性子宮出血を除外したものをいう[4]．機能性子宮出血はホルモン分泌様式によって，大別できる[5]．

①エストロゲン破綻出血

エストロゲンだけが持続的に分泌され，プロゲステロンが分泌されない場合に起こる．子宮内膜は増殖肥厚するが，分泌像に移行できず，らせん動脈形成が子宮内膜増殖に伴わないため，子宮内膜が破綻して出血する．

②エストロゲン消退出血

子宮内膜増殖期に卵胞が衰退し，エストロゲン分泌が急激に低下した場合に起こる．多嚢胞性卵巣症候群（PCOS）における無排卵周期症がその代表である．

③プロゲステロン消退出血

分泌期に黄体が十分に形成されないためにプロゲステロン分泌が低下し，子宮内膜が剥脱した場合に起こる．黄体機能不全による出血がこれに相当する．

機能性子宮出血のほとんどが無排卵周期のエストロゲン破綻出血である．排卵期出血は，排卵前のエストロゲン上昇によって子宮内膜が反応して起こる破綻出血であり，厳密には機能性出血に含まれる[4]．

3）妊娠性子宮出血

切迫早産，切迫流産，絨毛膜下血腫などをいう．

診断基準

フローチャート（図2）にそって，問診と診察による系統的な鑑別診断を行う[4]．

1）問診

内科的疾患，内服薬の有無，妊娠の可能性を確認する．血液疾患，肝疾患，抗凝固薬の内服で出血傾向をきたしている場合がある．

2）内診

尿道口（出血性膀胱炎，尿道カルンケルなど）・肛門（痔疾など）・腟壁より出血している場合もあるため，診察で出血部位を確認する．

3）検査

超音波検査，細胞診，組織診，培養検査，MRI検査などで器質的疾患の確認を行う．必要に応じて尿妊娠検査を行う．血液検査で出血性素因の確認を行う．

● 文　献 ●

1) 日本産科婦人科学会（編）：産科婦人科用語集・用語解説集 改訂第3版．2013.
2) 杉山 徹，他（編）：EBM婦人科疾患の治療 2013-2014. 中外医学社，2013；pp66-72.
3) 高橋俊之：不正性器出血．日産婦会誌 2011；63：N-5.
4) 日本産科婦人科学会，他（編）：産婦人科診療ガイドライン―婦人科外来編 2014．2014；pp121-122.
5) 樽本祥子，他：機能性子宮出血．産婦の実際 2012；61：1692-1697.

第4章 疾患・症候

16 機能性子宮出血の治療

浦田陽子　甲賀かをり

　機能性子宮出血は日本産科婦人科学会の定義では，「器質性疾患を認めない子宮からの不正出血をいう．多くは内分泌異常によるが，まれに血液疾患によるものもある」とされ[1]，出血傾向をきたす内科的疾患(血液疾患，肝疾患，抗凝固薬などの薬物服用)による出血も含まれる．不正子宮出血のうち，妊娠に関連した出血と，器質性子宮出血を除外したものをいう[2]．

　機能性子宮出血は，一過性の場合と反復する場合がある．反復する場合は，一般的に無排卵性の月経周期を呈する[2]．無排卵性機能性出血に対しては無排卵性の月経周期異常に準じた対応を行う[2]．無排卵性機能性出血は過多月経として現れることも多く，その場合は器質性疾患のない過多月経に対する治療を行う．過多月経に対する治療については第4章「18．過多月経の治療」を参照されたい．

　薬物療法

　原則的にはまず止血させる．反復して機能性出血が起こる場合は，いったん止血してから周期的ホルモン療法を一定期間(3〜6周期)行い周期的な消退出血を起こしたのち，経過観察を行う．一定期間周期的な消退出血させることで，不正出血の再発予防になる．挙児希望がある場合は，排卵誘発を行う．挙児希望がなく，悪性疾患や炎症などの器質的疾患が否定され，貧血がなければ，必ずしも治療を行う必要はない．

1）止血
①止血剤
　トラネキサム酸(トランサミン® 750〜1,000 mg/日)，カルバゾクロムスルホン酸(アドナ® 30〜90 mg/日)
②プロゲスチン投与
　酢酸メドロキシプロゲステロン(プロベラ®，ヒスロン®)10 mg/日 10日間内服，ジドロゲステロン(デュファストン®)5〜15 mg/日 10日間内服，ヒドロキシプロゲステロン(プロゲデポー®，オオホルミンルテウムデポー®)65〜125 mg/回筋注1回
③エストロゲン・プロゲスチン投与
　ノルエチステロン・メストラノール錠(ソフィア®)1錠/日 7〜10日間内服，ノルゲストレル・エチニルエストラジオール(プラノバール®)1錠/日 7〜10日間内服．

2）挙児希望のない場合の周期的ホルモン治療
①周期的なプロゲスチンの投与
　消退出血開始後21日目から，酢酸メドロキシプロゲステロン(プロベラ®，ヒスロン®)10 mg/日あるいはジドロゲステロン(デュファストン®)5〜15 mg/日を7〜10日間内服．
②周期的なエストロゲン・プロゲスチンの投与
　消退出血開始後5日目から結合型エストロゲン(プレマリン®)0.625 mg/日 11日投与後，引き続き，ノルエチステロン・メストラノール錠(ソフィア®)1錠/日 10日間内服あるいはノルゲストレル・エチニルエストラジオール(プラノバール®)1錠/日 10日間内服．
③エストロゲン・プロゲスチン配合薬
　ノルエチステロン・エチニルエストラジオール配合薬(ルナベル®)，ドロスピレノン・エチニルエストラジオール錠(ヤーズ®)といった低用量エストロゲン・プロゲスチン配合薬(low dose estrogen progestin：LEP)を，月経開始1〜5日目より内服開始をする．「月経困難症」への保険適用があるが，「機能性子宮出血」での保険適用は

認められていない．

3) 挙児希望がある場合のホルモン治療
①クロミフェン療法

消退出血開始後5日目よりクロミフェン（クロミッド®）50〜100 mg/日 5日間内服．

多胎妊娠，卵巣過剰刺激症候群について説明しておく．

エストロゲン反応性の悪性疾患が否定できない期間は，止血剤あるいはプロゲスチン単剤投与が無難である．

プロゲスチンによる消退出血が起こるためには，一定量と一定期間のエストロゲン作用が必要である．子宮内膜の厚みが4 mm未満と薄い場合は，プロゲスチン単独では無効なことが多い[3]．エストロゲン分泌が不十分でプロゲスチンのみで止血困難な場合にエストロゲン・プロゲスチン投与を行う．ホルモン剤開始後通常数日で止血するが，止血後も内服を継続する．投与終了後に消退出血が起こる．デポ製剤は，体内から代謝される時間が一定しないので，効果の発現がだらだらと長引く傾向がある[3]．

手術療法の位置づけ

薬物療法で出血が持続するときは，再度，出血性素因や器質的疾患の検討を行う．過多月経を伴う機能性出血のうち，薬物療法が無効の場合や，薬物療法を長期間継続するのが困難な場合は，手術療法として，子宮内膜搔爬術，子宮内膜破壊術（マイクロ波子宮内膜焼灼術など），子宮摘出術を考慮する（第4章「18. 過多月経の治療」参照）．

●文　献●

1) 日本産科婦人科学会（編）：産科婦人科用語集・用語解説集 改訂第3版．2013．
2) 日本産科婦人科学会，他（編）：産婦人科診療ガイドライン—婦人科外来編 2014．2014；pp121-122．
3) 樽本祥子，他：機能性子宮出血．産婦の実際 2012；61：1692-1697．

第4章 疾患・症候

  過多月経の病態と診断

浦田陽子　甲賀かをり

● 病態

過多月経には，おもに4つの原因，①骨盤内病変，②血液凝固障害，③内科疾患，④性ステロイドホルモンの分泌異常などが関与している[1]．

①の骨盤内病変は，子宮筋腫（特に粘膜下筋腫），子宮腺筋症，子宮内膜増殖症，子宮内膜ポリープなど多岐にわたる．子宮筋腫は子宮内膜を圧排する場合に過多月経を引き起こす．②の血液凝固障害には，特発性血小板減少性紫斑病などの血液疾患だけでなく，抗凝固薬服用などが原因となっていることもある．

● 診断

過多月経とは，月経の出血量が異常に多いものと定義されている[2]．目安として140 mL以上をいうが，臨床的には患者の訴えで判断される．月経血に凝血塊を含む場合，血液検査で貧血を呈する場合に，月経血が多いと疑う．

診断は，フローチャート（図1）に従って行う．

問診で月経の状態（月経量，月経血中の血塊の有無，月経困難症の有無など），内服薬，内科疾患を確認する．必要に応じて尿中hCG検査を用いて，妊娠の可能性を否定する．

超音波検査，細胞診（必要時は組織診）で悪性疾患を除外する．超音波検査で，器質性疾患をスクリーニングし必要に応じてMRI検査を行う．子宮内腔病変が疑われる場合は，子宮鏡検査あるいはソノヒステログラフィを用いて確認する．さらに，血液検査で貧血の有無，血液凝固異常などを確認する．

過多月経患者のQOLを多面的に評価する方法として，国際的にはMenorrhagia Multi-Attribute Scale（MMAS）が用いられ，日本語版MMASも作成された（表1）[3]．

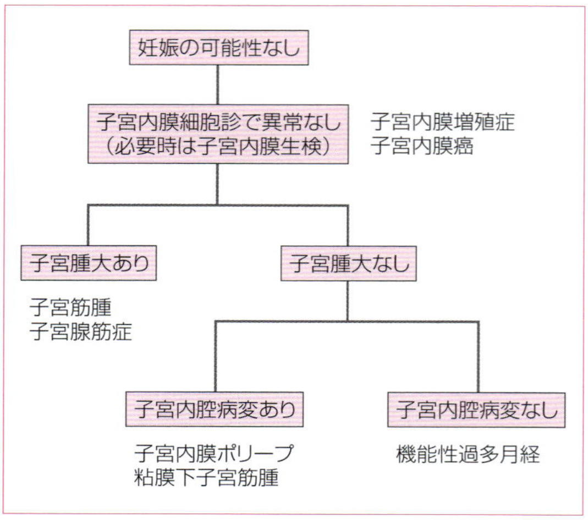

● 文　献 ●
1) 日本産科婦人科学会，他（編）：産婦人科診療ガイドライン―婦人科外来編 2014．2014；pp115-116．
2) 日本産科婦人科学会（編）：産科婦人科用語集・用語解説集 改訂第3版．2013．
3) 百枝幹雄，他：日本語版 Menorrhagia Multi-Attribute Scale（MMAS）の開発：言語的妥当性の検討．産と婦 2015；82：1299-1305．

図1　過多月経をきたす疾患の鑑別

表1 過多月経の多属性評価スケール（日本語版 MMAS）

以下の健康に関する質問について，それぞれ最もよくあてはまる回答を1つだけ選び，回答欄の□にチェック（☑）して下さい．

回答欄	質問と回答肢
	1．実際に困っていること
□	1．実際に困っていることはなく，予想通りの経血量であり，特に用心はしない
□	2．生理用品を余分に持ち歩く必要はあるが，その他の用心はしない
□	3．経血が漏れる危険があり，生理用品や服を余分に持ち歩く必要がある
□	4．経血が漏れたり，シーツなどを汚したり，トイレの近くにいる必要があるなどの重大な問題がある
	2．社会生活
□	1．生理中，社会生活に影響はない．普段と同様，生活を楽しむことができる
□	2．生理中，社会生活に少し影響がある．予定の中止や変更をしなくてはならないことがある
□	3．生理中，社会生活は制限される．予定を立てることがほとんどできない
□	4．生理中，社会生活は台無しになる．予定を立てることもできない
	3．心理的な健康状態
□	1．生理中，心配事もなく，普段と同様に対処できる
□	2．生理中，なんらかの不安や心配がある
□	3．生理中，気持ちが落ちこみ，どう対処するか心配になることがよくある
□	4．生理中，気持ちがとても落ちこみ，対処できない
	4．体調，身体的な健康状態
□	1．生理中，体調はよく，くつろげる．健康について心配していない
□	2．生理中，ほとんどいつも体調がよい．健康について少し心配している
□	3．生理中，疲れを感じ，体調がよくないことがよくある．健康について心配している
□	4．生理中，とても疲れを感じ，体調は全くよくない．健康について非常に心配している
	5．仕事や日課
□	1．生理中，仕事や日課に支障はない
□	2．生理中，仕事や日課にときどき支障がある
□	3．生理中，仕事や日課に頻繁に支障がある
□	4．生理中，仕事や日課に非常に支障がある
	6．家族との生活や関係
□	1．生理中，家族との生活や関係に影響はない
□	2．生理中，家族との生活や関係になんらかの影響がある
□	3．生理中，家族との生活や関係にかなり影響がある
□	4．生理中，家族との生活や関係に非常に影響がある

※スコアリングは原作版（Shaw RW, Brickley MR, Evans L, et al. BJOG 1998；105：1155-1159）を参照してください．
【日本語版 MMAS を使用する際の連絡先】
研究目的：バイエル薬品（株）マーケットアクセス本部医療経済＆アウトカムス研究　Email：mmas_japanese@bayer.com．
研究以外の目的：原作者（下記の出典を参照）に使用許諾を取得後，上記連絡先に連絡してください．
日本語版 MMAS を引用する際は，原作版の出典（Shaw RW, Brickley MR, Evans L, et al. BJOG 1998；105：1155-1159）を併記してください．
〔百枝幹雄，他：日本語版 Menorrhagia Multi-Attribute Scale（MMAS）の開発：言語的妥当性の検討．産と婦 2015；82：1299-1305 より引用〕

第4章 疾患・症候

18 過多月経の治療

浦田陽子　甲賀かをり

　器質的疾患による過多月経については，それぞれの原因疾患の治療方針を参照されたい．ここでは，基本的に器質的疾患によらない過多月経について述べる．

　過多月経の治療は，貧血を呈する場合，まずは鉄剤などを投与して貧血の治療をする．過多月経の訴えがあっても，貧血の有無や本人の希望などにより，治療の必要性を検討する．

 薬物療法

　いずれのホルモン療法も，投与中止後（ミレーナ®52 mg は抜去後）に妊孕性は回復する．

1）エストロゲン・プロゲスチン配合薬

　月経開始1～5日目より内服開始をする．血栓性静脈炎・肺塞栓症・脳血管障害・冠動脈疾患またはその既往歴のある患者，乳癌，35歳以上で1日15本以上の喫煙者，前兆を伴う片頭痛の患者，血管病変を伴う糖尿病患者などが禁忌になるため十分な問診の上で投薬する．吐き気，不正出血などの副作用は，投与開始後数ヵ月で改善することがある．月経量が減少し無月経になった場合，妊娠の可能性を否定する．一部のエストロゲン・プロゲステロン配合薬（ルナベル®LD，ルナベル®ULD，ヤーズ®）には，「月経困難症」への保険適用があるが，「過多月経」での保険適用は認められていない．

2）LNG-IUS

　ミレーナ®52 mg（levonorgestrel releasing intra-uterine system：LNG-IUS）は本来避妊目的に使用されていたが，2014年に「過多月経」で保険適用が認められた．子宮局所のみにプロゲスチンが作用するため，卵巣機能は保たれ，排卵も継続する．そのため全身的有害事象は少なく，他科疾患の合併症をもつ患者にも投与しやすい．月経開始後7日以内に挿入する．一度挿入すると5年間有効である．子宮からの自然脱出を3～5％に認め，子宮腺筋症（9～11％）・子宮筋腫（8～15％）・子宮内膜ポリープなどの子宮内腔病変を有する患者では脱出率が上昇する．子宮内膜が菲薄化するため徐々に月経量が減り，約20％の女性は無月経となるといわれている．

3）プロゲスチン製剤

　プロゲスチンの連続投与により，排卵と子宮内膜増殖が抑制され，無月経となる．プロゲスチン製剤には，酢酸メドロキシプロゲステロン（ヒスロン®，プロベラ®），クロルマジノン（ルトラール®），ヒドロキシプロゲステロン（プロゲデポー®，オオホルミンルテウムデポー®），ジエノゲスト（ディナゲスト®）などがある．

4）偽閉経療法 GnRH アゴニスト

　リュープリン®1.88 mg・3.75 mg，スプレキュア®MP 皮下用 1.8・点鼻薬 0.15％，ゾラデックス®1.8 デポ，など．

　初回投与は月経開始後1～5日目に行い，2回目以降は原則4週間ごとに投与する．初回投与数週間は flare up（血清エストロゲン濃度の一過性の上昇）による出血が起こることがあるので，事前に患者によく説明しておく．低エストロゲンによる副作用として，hot flash やうつ状態などの更年期症状がある．長期的に使用する際は，骨密度低下や高血圧などに注意する．

　リュープリン®1.88 mg・3.75 mg，スプレキュア®MP 皮下用 1.8・点鼻薬 0.15％は「子宮内膜症」「子宮筋腫の縮小，子宮筋腫に基づく過多月経，下腹部痛，腰痛，貧血」への保険適用がある．ゾラデックス®1.8 デポは「子宮内膜症」へ

表1 手術療法の特徴

	子宮内膜掻爬術	EA/MEA	子宮摘出術
妊孕性温存	○	×	×
子宮温存	○	○	×
子宮の性状	問わない	子宮腔長＜12 cm（MEAの場合） 筋層 10 mm＜（MEAの場合）	問わない
侵襲性	＜	＜	

の保険適用があるが，「過多月経」での保険適用は認められていない．いずれも6回投与までが保険で認められており，最終投与より6カ月後から再度保険での投与が可能となる．6回投与後は経過観察とするか，プロゲスチン製剤などの他剤に変更するかを検討する．

5）止血剤
（トラネキサム酸〔トランサミン®〕）[1]

「過多月経」に対する保険適用はないが，日本産科婦人科学会の診療ガイドラインにあるように，局所の線溶亢進を抑制して出血量を減少させることにより排卵性の過多月経を改善するという報告[1]がある．ただしこの報告は海外のものであり，国内投与量1日0.75～2gよりやや多い量の1日2.5～4gを月経開始日より4日間投与して得られた結果である．

手術療法の位置づけ

薬物療法が無効あるいは薬剤療法継続が困難な場合に，手術療法を検討する．

1）子宮内膜掻爬術

1～2周期程度で過多月経が再発することが多いので，術後は薬物治療を検討する[2]．

2）子宮内膜焼灼（EA，MEA）

「過多月経」での保険適用が認められている．マイクロ波子宮内膜アブレーション（microwave endometrial ablation：MEA）は最大6 mmの深さまで焼灼可能なため，子宮内膜基底層まで焼灼することができ，根治性が高い[3]．子宮鏡下子宮内膜焼灼術（endometrial ablation：EA）とMEAは，子宮は温存できるが，子宮内膜は破壊されるため，妊孕性は温存できず，術後に偶発的に妊娠が成立した場合は，早産や癒着胎盤のリスクがあるため十分な説明が必要である[1]．子宮摘出困難例（合併症による手術高リスク症例，本人の強い子宮温存希望症例など）がよい適応となる[3]．MEAは子宮腔内全体にアプリケーターが到達できることが必要で，子宮が大きく変形している場合は施行が不可能になり，施行可能な子宮の大きさとしては子宮腔長12 cmが目安である．また，子宮外への熱伝導を避けるため，最も薄い部分の子宮筋層の厚さが10 mm以上であることも必要である．

3）子宮摘出術

比較的大きい侵襲性を伴う治療である[2]．

●文　献●

1) 日本産科婦人科学会，他（編）：産婦人科診療ガイドライン―婦人科外来編2014．2014；pp115-116．
2) 日本産科婦人科学会，他（編）：産婦人科診療ガイドライン―婦人科外来編2014．2014；pp117-118．
3) 金岡 靖，他：2.45 GHzマイクロ波で行うマイクロ波子宮内膜アブレーション実施ガイドライン2012年4月1日改訂．

19 月経前症候群の病態と診断

武田 卓

病態

月経前症候群（premenstrual syndrome：PMS）は，黄体期に続く多彩な精神症状・身体症状で月経開始4日以内に減弱・消失することを特徴とする．重症型で精神症状主体の場合は，月経前気分不快障害（premenstrual dysphoric disorder：PMDD）と分類する．International Society for Premenstrual Disorders からは，月経前症状を一つにまとめた premenstrual disorders（PMDs）の分類が提唱されている（**表1**）[1]．ここでは，コア PMD とバリアント PMD の大きく2つに分類しており，PMS や PMDD はコア PMD に含まれる．日本人成人においては社会生活に支障がでる中等症以上の PMS が 5.4％，PMDD が 1.2％と報告されており[2]，また思春期においても成人と同等以上に発症を認め[3]，多くの女性の QOL を障害する．病態の詳細については現在でも不明であり，GnRH アゴニストなどによる排卵抑制で症状の消失が認められることから，黄体ホルモンの発症への関与が考えられている．また，抗うつ薬であるセロトニン受容体再取り込み阻害薬（SSRI）が治療薬として有効であることから，セロトニン作動性ニューロンの黄体ホルモンへの感受性亢進説が有力である[4]．

診断

診断においては，臨床症状に基づいて行われ，以下に示す2つの診断基準が用いられる．検査として，PMS・PMDD に対する特異的なものは存在しない．通常の血液検査によるホルモン測定では異常は認められない．黄体ホルモンが誘因と考えられていることからも，卵巣機能

表1 PMDs の分類

■ Core premenstrual disorder（PMD）
従来からの PMS に相当．特に精神症状が重度のものが PMDD に相当

■ Variants PMDs
1. premenstrual exacerbation
   他の精神・身体疾患の月経前増悪
2. PMD due to non-ovulatory ovarian activity
   排卵以外の卵巣機能による症状（まれ）
3. progestogen-induced PMD
   外的に投与されたプロゲストーゲンによる症状
4. PMD with absent menstruation
   無月経であるが卵巣機能が持続による症状（子宮全摘後等）

〔Nevatte T, et al：Consensus Group of the International Society for Premenstrual Disorders：ISPMD consensus on the management of premenstrual disorders. Arch Womens Ment Health 2013；16：279-291 より引用〕

が正常である（排卵がある）ことの方が，疾患発症に作用する．

1）米国産科婦人科学会（ACOG）診断基準

「産婦人科診療ガイドライン―婦人科外来編2014」においては，米国産科婦人科学会（The American College of Obstetricians and Gynecologists：ACOG）の診断基準に基づく診断が推奨されている（**表2**）[5]．身体症状と精神症状の両者は必要とされない．症状の発現時期にはバリエーションが多く，必ずしも月経直前に症状が強くなるとも限らない．更年期障害に対するホルモン補充療法により，PMS と同様の症状が出現する場合が認められるが，診断基準③に記載のあるホルモン剤による症状であり，厳密にはPMS には含めない．**表1** の PMDs の分類では，Variants PMDs の progestogen-induced PMD に相当する．

2）米国精神医学会診断・統計マニュアル（DSM）における PMDD 診断基準

ACOG の PMS 診断基準より，さらに厳密な診

表2 月経前症候群診断基準（米国産婦人科学会）

		<診断基準>
身体的症状	乳房痛 腹部膨満感 頭痛 手足のむくみ	①過去3カ月以上連続して，月経前5日間に，左の症状のうち少なくとも1つ以上が存在すること ②月経開始後4日以内に症状が解消し，13日目まで再発しない ③症状が薬物療法やアルコール使用によるものでない
情緒的症状	抑うつ 怒りの爆発 いらだち 不安 混乱 社会からの引きこもり	④診療開始も3カ月間にわたり症状が起きたことが確認できる ⑤社会的または経済的能力に，明確な障害が認められる

〔日本産科婦人科学会，日本産婦人科医会（編）：産婦人科診療ガイドライン－婦人科外来編 2014．2014；p225 より引用〕

表3 PMDD 診断基準（DSM-5）

A．ほとんどの月経周期において，月経開始前最終週に少なくとも5つの症状が認められ，月経開始数日以内に軽快し始め，月経終了後の週には最小限になるか消失する

B．以下の症状のうち，1つまたはそれ以上が存在する
　（1）著しい感情の不安定性（例：気分変動；突然悲しくなる，または涙もろくなる，または拒絶に対する敏感さの亢進）
　（2）著しいいらだたしさ，怒り，または対人関係の摩擦の増加
　（3）著しい抑うつ気分，絶望感，または自己批判的思考
　（4）著しい不安，緊張，および／または"高ぶっている"とか"いらだっている"という感覚

C．さらに，以下の症状のうち1つ（またはそれ以上）が存在し，上記基準Bの症状と合わせると，症状は5つ以上になる
　（1）通常の活動（例：仕事，学校，友人，趣味）における興味の減退
　（2）集中困難の自覚
　（3）倦怠感，易疲労性，または気力の著しい欠如
　（4）食欲の著しい変化，過食，または特定の食物への渇望
　（5）過眠または不眠
　（6）圧倒される，または制御不能という感じ
　（7）他の身体症状，たとえば，乳房の圧痛または腫脹，関節痛または筋肉痛，"膨らんでいる"感覚，体重増加
注：基準A〜Cの症状は，先行する1年間のほとんどの月経周期で満たされていなければならない

D．症状は，臨床的に意味のある苦痛をもたらしたり，仕事，学校，通常の社会活動または他者との関係を妨げたりする（例：社会活動の回避；仕事，学校，または家庭における生産性や能率の低下）

E．この障害は，他の障害，たとえばうつ病，パニック症，持続性抑うつ障害（気分変調症），またはパーソナリティ障害の単なる症状の増悪ではない（これらの障害はいずれも併存する可能性はあるが）

F．基準Aは，2回以上の症状周期にわたり，前方視的に行われる毎日の評価により確認される（注：診断は，この確認に先立ち，暫定的に下されてもよい）

G．症状は，物質（例：乱用薬物，医薬品，その他の治療）や，他の医学的疾患（例：甲状腺機能亢進症）の生理学的作用によるものではない

〔American Psychiatric Association：Diagnostic and statistical manual of mental disorders, fifth edition DSM-5. American Psychiatric Association, 2013 より引用〕

断基準となっており，精神症状を重視した内容であり，うつ病性疾患の亜型に位置づけられる（**表3**）[6]．2013年5月に新たにDSM-5が発表され，その中ではこれまでの研究基準案から正式の診断基準へと格上げされた．A項目からD項目までの4項目から成り立つ．A項目は各症状を示し，B項目はA項目の症状による社会生活への障害を示す．診断においては「抑うつ」「不安・緊張」「情緒不安定」「怒り・イライラ」の4項目のうちのいずれか1項目以上が必須項目となっており，さらに全11項目中の5項目以上の該当が必要である．A項目に示す症状がきつくても，社会生活へ著しい障害がなければPMDDとは診断されないことになる．DSM-Ⅳからの基本的な症状等の診断の変更はないが，B項目の社会生活への障害度については，もともと実際の活動障害のみを含んでいたのに対して，DSM-5では社会生活を行う上で「苦痛に感

じたか」も含むようになり，より広範囲の障害を含むようになった．D項目に示すように厳密な診断では，性周期で連続した2周期以上の日誌による各症状の記載が必要で，思い出しに伴う偏りを回避することが目的であるが，実臨床ではその前の暫定的な診断（PMDD provisional）により治療が開始されることが多い．

3）診断における留意点

他の精神疾患との鑑別，他の精神疾患の月経前増悪との鑑別が重要であるが，判断が難しい場合も経験される．DSMのPMDD診断基準のC項目に示すような基礎疾患となる精神疾患が存在する場合には，精神科での管理あるいは共観での治療が望ましい．PMS症状としては非典型的な症状の場合は，精神科や心療内科へのコンサルトが必要である．

①既往歴

パニック障害やうつ病での受診歴への注意が必要である．患者の自己判断での投薬・治療中断後に症状が再燃し，月経前増悪で婦人科を受診する場合がある．

②症状消失のタイミング

表2のPMSの診断基準，表3のPMDDの診断基準において症状消失のタイミングは微妙な違いがあるが，月経後には症状が消失することが重要である．他の精神疾患の月経前増悪では症状の改善は認められるが消失はせず，何らかの精神症状の持続を認める．また，症状の増悪・寛解を繰り返す点から，双極性障害との鑑別が必要となる場合がある．症状の月経周期との関連性が低そうな場合には注意が必要である．

③子宮全摘後患者における診断

表1におけるVariants PMDsの「PMD with absent menstruation」は，診断が付けられずに放置されているケースもある．多くはがん治療後患者であり，原疾患（子宮頸癌等）への管理にばかり注意が払われ，PMS症状については，患者自身も担当医もがん治療に伴う不安やうつ症状とみなしている場合がある．卵巣機能の有無の確認のためのホルモン検査（卵胞刺激ホルモン〔FSH〕，エストラジオール）と可能であれば基礎体温測定を指導する．

●文　献●

1) Nevatte T, et al；Consensus Group of the International Society for Premenstrual Disorders：ISPMD consensus on the management of premenstrual disorders. Arch Womens Ment Health 2013；16：279-291.
2) Takeda T, et al：Prevalence of premenstrual syndrome and premenstrual dysphoric disorder in Japanese women. Arch Womens Ment Health 2006；9：209-212.
3) Takeda T, et al：Prevalence of premenstrual syndrome and premenstrual dysphoric disorder in Japanese high school students. Arch Womens Ment Health 2010；13：535-537.
4) Freeman EW, et al：Premenstrual dysphoric disorder：Recognition and treatment. Prim care conmpanion J Clin Psychatry 2003；5：30-39.
5) 日本産科婦人科学会，他（編）：産婦人科診療ガイドライン―婦人科外来編2014. 2014.
6) American Psychiatric Association：Diagnostic and statistical manual of mental disorders, fifth edition DSM-5. American Psychiatric Association, 2013.

第4章 疾患・症候

20 月経前症候群の治療

武田 卓

月経前症候群（premenstrual syndrome：PMS）と重症型で精神症状主体の場合の月経前気分不快障害（premenstrual dysphoric disorder：PMDD）に関して，治療を開始する際の絶対的な基準はなく，日常生活で支障がでるようであれば治療を開始する．通常実施される治療は大きくカウンセリング・生活指導と薬物療法に分けられる．それぞれの治療法の位置づけをフローチャートで示す（図1）．

カウンセリング・生活指導

疾患そのものの認知度が低く，治療の第一段階としては，PMSやPMDDに関する正しい情報を患者に伝えることからスタートする．日々の症状を簡単に記録させ（症状日誌），疾患の理解，症状の出現するタイミング，重症度を本人に認識させる．また，症状出現のタイミングがわかることにより，不要不急の用事については調子の悪い時期を避けるなど，仕事の予定を調整することが可能となる．

食事指導としては，炭水化物摂取を促進し，精製糖・人工甘味料摂取の制限が一般的に推奨されている[1]．急激な血糖値の変動を避け，セロトニン産生のもととなるトリプトファンの脳への取り込みを促進することを目的としている．カフェイン摂取の制限も推奨されるが，PMS・PMDDの結果によるコーヒー摂取量の増加なのか，コーヒー摂取がPMS・PMDDの増悪因子となるかについては結論がでておらず，確かなEBM（evidence based medicine）は存在しない．

生活習慣としては，規則正しい生活，十分な睡眠，適度な運動量のスポーツを定期的に行うことが推奨されている．運動は様々な健康問題や疾病に対する万能薬として扱われがちであるが，実際にはランダム化比較試験（RCT）などによるきっちりした効果の裏付けがあるとは限らない．運動によるPMS症状改善については，いくつかの観察研究による有効性報告があるだけで，大規模なRCTによる確かな検討は実施されておらず，これまでにEBMとよべるような裏付けは認めない[2]．

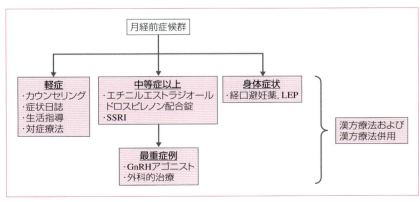

図1 治療法

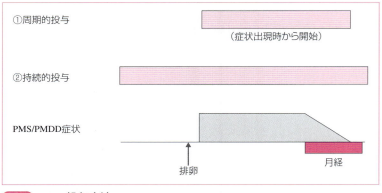

図2 SSRI投与方法

薬物療法

1）対症療法

PMSが軽症の場合に情緒不安定に対する精神安定剤：クロチアゼパム（リーゼ®），エチゾラム（デパス®）など，浮腫に対する利尿薬：スピロノラクトン（アルダクトン®），頭痛・腹部痛に対する鎮痛薬：ロキソプロフェン（ロキソニン®）等を適宜投薬する．

2）根本治療

黄体ホルモン抑制をターゲットとした排卵抑制と，脳内伝達物質であるセロトニンをターゲットとしたセロトニン受容体再取り込み阻害薬（SSRI）投与の2つがある．

①経口避妊薬（OC）

日本の産婦人科においては，PMSに対して経口避妊薬（oral contraceptive：OC）がしばしば投薬されてきたが，文献的には従来からの低用量OCについては身体症状の改善には有効であるが，精神症状改善の有効性は証明されていない[3]．新しい世代のプロゲスチンであるドロスピレノン（drospirenone）を含有したOCであるYAZ（日本での商品名ヤーズ®）を用いたPMDD患者に対する検討では，自覚症状，QOL，他覚評価ともにプラセボと比較して有意な改善効果を認めている[4]．2006年に米国食品医薬品局（FDA）は避妊を希望するPMDD患者に対するYAZの使用を認可した．YAZは日本では月経困難症治療薬の低用量エストロゲン・プロゲスチン配合薬（low dose estrogen progestin：LEP）として認可されている．日本人の月経困難症患者におけるPMS症状に対するYAZの有効性が報告されている[5]．OC全般に共通する副作用であるが，発生頻度はきわめて低いが重篤な合併症を引き起こす血栓症に留意し，リスクベネフィットを考慮した投薬が必要である．

②GnRHアゴニスト

薬物療法による排卵抑制治療での最終手段である．長期投与の場合には骨量減少に対する配慮が必要であり，エストロゲン製剤の併用によるアドバックが考慮される．基礎疾患としてのうつ病患者におけるPME（premenstrual exacerbation）に対しては，低エストロゲン状態からのうつ病に対する増悪が危惧されるため，精神科医との十分な連携のもとで使用するのが望ましいと思われる．

③SSRI

PMDD治療における多くのEBMが存在する[1]．黄体期の症状出現時に合わせて投薬する周期的投与と，月経周期に関係なく投与する持続的投与の2つの投与方法がある（図2）．抗うつ薬としてのSSRIは薬効出現に通常は数週間の時間が必要とされるのと異なり，周期的投与では即効性を認めることから，PMDD治療におけるSSRIは作用機序が異なるとされる．パロキセチン（パキシル®），セルトラリン（ジェイゾロフト®），エスシタロプラム（レクサプロ®）といった薬剤が日本でも使用可能である．未成年

者への投与は，自殺企図の発生頻度増加の可能性等への警告が添付文書に記載があり，十分な注意が必要である．

④**漢方療法**

中国の漢方治療の古典である傷寒論にもPMDDと思われる症状の記載があり，古来より種々の薬剤が用いられてきたと考えられる．当帰芍薬散，加味逍遙散，桂枝茯苓丸，桃核承気湯といった薬剤がしばしば用いられる．めまい・むくみが目立つ場合は当帰芍薬散，精神症状が目立つ場合は加味逍遙散・桃核承気湯，腹部膨満感が目立つ場合は桂枝茯苓丸を試してみてもよい．桃核承気湯は瀉下作用が強いため，便秘ぎみの患者に用いるとよい．上記治療法の①②との併用も可能である．

手術療法

日本の実臨床では実施されることはきわめてまれであると思われるが，欧米の教科書では，排卵抑制の最終手段として，単純子宮全摘・両側付属器摘除があげられている．本来の排卵抑制の目的では子宮摘出の必要性がないと思われるが，子宮残存の場合にはホルモン補充をする際に黄体ホルモンが加わることによるPMD症状が出現する（progestogen-induced PMD；第4章「19．月経前症候群の病態と診断」表1参照）．そのために単純子宮全摘も同時に実施し，術後にはエストロゲンのみの補充を行う．

●文　献●

1) Pearlstein T, et al：Premenstrual dysphoric disorder：burden of illness and treatment update. J Psychiatry Neurosci 2008；33：291-301.
2) Daley A：Exercise and premenstrual symptomatology：a comprehensive review. J Women Health（Larchmt）2009；18：895.
3) Bäckström T, et al：Oral contraceptives in premenstrual syndrome：a randomized comparison of triphasic and monophasic preparations. Contraception 1992；46：253-268.
4) Yonkers KA, et al：Efficacy of a new low-dose oral contraceptive with drospirenone in premenstrual dysphoric disorder. Obstet Gynecol 2005；106：492-501.
5) Takeda T, et al：Effectiveness of ethinylestradiol/drospirenone for premenstrual symptoms in Japanese patients with dysmenorrhea：Open-label pilot study. J Obstet Gynaecol Res 2015；41：1584-1590.

第4章　疾患・症候

21　月経困難症の病態と診断

原田　省

 機能性と器質性月経困難症とは

　月経困難症は月経に随伴して起こる病的症状をいい，けいれん様の激しい下腹部痛と腰痛を主症状とする症候群である．子宮内膜症，粘膜下子宮筋腫などに起因する器質性月経困難症と器質的な病変のない機能性月経困難症に大別される．機能性月経困難症は子宮内膜から産生されるプロスタグランジン（PG）に起因すると考えられている．器質性月経困難症の原因となる疾患の代表が子宮内膜症である．子宮内膜症は生殖年齢女性のおよそ10%に発生し，月経痛などの疼痛および不妊を主症状とする疾患である．本症は近年増加傾向にあり，現代女性のQOLを損なう疾患として社会的関心も高い．

 月経困難症発生のメカニズム

　機能性月経困難症は排卵性周期に関連して起こるものであり，10歳代後半から20歳代前半の分娩経験のない女性に多い．そのおもな原因は，子宮内膜由来のPGによって生じる子宮平滑筋の過剰収縮と，それに伴う虚血，低酸素状態および末梢神経の刺激と考えられている．月経時にみられる嘔気，下腹痛，下痢，頭痛などの全身症状は，子宮内膜から産生されるPG（PGE2，PGF2α等）とその代謝物質が体循環に流入することに起因するとされている．黄体期後期に血中プロゲステロン濃度が低下すると，子宮内膜にタンパク融解酵素の誘導が起こり，アラキドン酸が産生され，シクロオキシゲナーゼ（COX）経路が活性化される．その結果，分泌期子宮内膜におけるPGレベルは増殖期のおよそ3倍となり，月経時にはさらに上昇する．月

表1　子宮内膜症における疼痛の発生機序
A．子宮内膜症病巣によるもの 　①腹膜病変が炎症反応を起こし，プロスタグランジン，ヒスタミン，キニンなどの化学物質を放出する 　②深在性内膜症が組織や神経を損傷する 　③チョコレート嚢胞が破裂し腹膜刺激症状を起こす
B．二次的に生じる瘢痕や線維化によるもの 　①瘢痕，ひきつれ，線維化，癒着による組織の可動性制限が起こり，運動・起立・排卵時に疼痛を起こす 　②腸管の癒着による排便痛や性交痛 　③癒着性の子宮後屈，卵巣のダグラス窩への固着，仙骨子宮靱帯の硬結による性交痛

経中のPG放出は，月経開始から48時間以内に起こり，月経困難症の症状が最も強い時期に一致する．機能性月経困難症の患者では，無症状の女性に比較して子宮内膜におけるPG産生が多く[1]，月経血および末梢血中のPG濃度が高い．PGの中でも，PGE2は末梢組織における炎症や疼痛に関与すること，PGF2αは月経中の子宮筋収縮のおもな原因物質である．

 子宮内膜症の疼痛症状

　骨盤は体性ならびに内臓神経の支配を受けている．皮膚，筋肉および腹膜に分布する体性神経を介する疼痛刺激は，発生部位，疼痛の性状および強さを比較的正確に表現できる．一方，骨盤内臓器は交感および副交感神経に属する内臓神経の支配を受けるが，痛みの受容体の支配を受けていない．つまり，内臓の知覚繊維は体性神経を介して伝達を行うので，痛みの発生源は明らかでなく，局在を自覚することが難しくなる．よって，骨盤内に発生する疼痛の表現型は多彩になる．子宮内膜症の疼痛には，月経困難症，性交痛，慢性骨盤痛（非周期性の月経時以

表2 月経痛の程度と鎮痛薬の使用

月経痛の程度	人数	（％）
ほとんどない	894	21.4
あるが日常生活は普通	1,917	45.9
鎮痛薬をのむと支障ない	1,122	26.8
鎮痛薬をのんでも支障	170	4.1
動くのもつらい	78	1.9
計	4,181	100

〔武谷雄二，他：リプロダクティブ・ヘルス（性と生殖に関する健康）から見た子宮内膜症等の予防，診断，治療に関する研究．平成12年度厚生科学研究（子ども家庭総合研究事業）報告書．2000 より引用〕

表3 医療機関への受診と診断

医療機関への受診	人数	（％）
ある	509	12.2
ない	3,677	87.8
計	4,186	100
診断名	人数	（％）
機能性	238	47.0
子宮内膜症	136	26.7
子宮腺筋症	18	3.5
子宮筋腫	88	17.3
卵巣嚢腫	57	11.2
その他	30	5.9

（診断名は複数回答）

〔武谷雄二，他：リプロダクティブ・ヘルス（性と生殖に関する健康）から見た子宮内膜症等の予防，診断，治療に関する研究．平成12年度厚生科学研究（子ども家庭総合研究事業）報告書．2000 より引用〕

表4 機能性および器質性月経痛の鑑別診断法

	機能性月経困難症	器質性月経困難症
発症時期	初経後3年以内	初経後5年以上経過
好発年齢	15～25歳	30歳以降
加齢に伴う変化	次第に軽快	次第に悪化
結婚による変化	軽快ないし全快	不変
妊娠・分娩後の変化	全治	不変
双合診所見	正常または発育不全	子宮内膜症，子宮筋腫など
痛みの時期	月経時のみ	悪化すると月経時以外にも有痛
痛みの持続	4～48時間	1～5日間

外の痛み）などがある．これら子宮内膜症の疼痛発生については，様々な機序が考えられている（**表1**）．

わが国における月経困難症の実態調査成績

　月経痛は月経困難症の中で，下腹痛や腰痛などの疼痛症状をさす．わが国の月経痛に関する大規模なアンケート調査（平成12年度厚生科学研究）によると，月経痛がほとんどないと答えたものは21％であった．月経痛があるが日常生活は普通に行えると答えたものは46％であり，一般女性の3人に2人は，月経痛が日常生活において問題とはならなかった．一方，月経痛はあるが鎮痛薬の服用により日常生活が普通に行えると答えたものは27％であった．6％の女性は鎮痛薬服用にもかかわらず日常生活に支障をきたし，そのうち3分の1の女性は月経時に休養を必要とした（**表2**）[2]．

　月経痛のために医療機関を受診したものは12％であった．明らかな異常所見のない機能性月経痛と診断されたものが47％と約半数を占めた．器質的な異常としては，子宮内膜症が最も多く27％であり，次いで子宮筋腫と診断されたものが17％であった（**表3**）[2]．

機能性と器質性月経困難症の鑑別診断

　機能性月経困難症の患者では，診察所見に特有の所見はない．月経時に内診を行うと，しばしば子宮に圧痛を有するが，子宮頸部や附属器を押さえたときの痛みはない．機能性月経痛と診断するためには，器質的な骨盤内疾患を除外しなければならない（表4）．月経困難症の原因となる疾患としては，子宮内膜症，子宮腺筋症，粘膜下子宮筋腫，骨盤内癒着，子宮頸管狭窄，子宮奇形などがあげられる．内診と経腟超音波検査を行い子宮と付属器の形や大きさを観察するとともに，付属器，仙骨子宮靱帯，直腸腟中隔の圧痛の有無を確認する．子宮腟部から淋菌・クラミジアの検査を行う．これらの検査に異常がみられなければ，機能性月経困難症と診断する．

●文　献●

1) Powell AM, et al：Menstrual PGF2 alpha, PGE2 and TXA2 in normal and dysmenorrheic woman and their temporal relationship to dysmenorrheal. Prostaglandins 1985；29：273-90.
2) 武谷雄二，他：リプロダクティブ・ヘルス（性と生殖に関する健康）から見た子宮内膜症等の予防，診断，治療に関する研究．平成12年度厚生科学研究（子ども家庭総合研究事業）報告書．2000．

22 機能性月経困難症の治療

原田 省

月経困難症の薬物治療

1) NSAIDs

子宮内膜におけるシクロオキシゲナーゼ(COX)産生の抑制によるプロスタグランジン(PG)合成阻害を目的として投与される．PG合成阻害薬は月経困難症を訴える患者のおよそ80％に有効であり，月経困難症治療薬剤の第一選択である．COXに作用する薬剤は，ステロイドホルモンと区別する上で，非ステロイド系消炎鎮痛薬(NSAIDs)と称される．プロピオン酸誘導体であるイブプロフェン(ブルフェン®)，ナプロキセン(ナイキサン®)，メフェナム酸(ポンタール®)あるいはロキソプロフェンナトリウム(ロキソニン®)が有用である．これらの薬剤の副作用としては，特に長期服用した場合には，消化器症状に注意する．また，喘息やアスピリン過敏症のある患者には禁忌である．

2) LEP製剤

実臨床では，服用の簡便さからまずNSAIDsが投与される．NSAIDsで十分な疼痛緩和が得られない場合や副作用が問題となる場合には，低用量エストロゲン・プロゲスチン配合薬(low dose estrogen progestin：LEP)（ルナベル®，ヤーズ®)をすすめる．本薬剤の直接的作用部位は，視床下部，下垂体および子宮内膜である．LEP製剤の服用により排卵が抑制されるだけでなく，性ホルモン分泌の周期的変動が消失することから，子宮内膜の増殖が抑制されて剥離する内膜量が減り経血量が減少する．したがって，腹腔への逆流血量の減少と，そこに含まれるサイトカインなどの炎症性物質量の減少が望める．また，PG濃度が最も低い卵胞期初期の状態を保てることから，月経困難症患者でみられる子宮内膜からの過剰なPG産生を抑制する．LEP製剤により，機能性月経困難症患者の90％以上で疼痛が軽減される．

ルナベル®配合錠LD（エチニルエストラジオール〔EE〕：0.035 mg／ノルエチステロン〔NET〕：1.0 mg）は，1相性経口避妊薬(OC)のオーソ®M21と同一成分の薬剤である．子宮内膜症患者の月経痛に対するルナベル®の効果についてのプラセボ対照無作為比較試験が，世界で初めて行われた[1]．開腹または腹腔鏡手術にて子宮内膜症が診断された症例，もしくは画像診断でチョコレート嚢胞が確認された症例を対象とした．合計100症例をルナベル®群とプラセボ群に無作為に割り付け，薬剤投与前2周期，薬剤が投与された4周期，投与後1周期を観察期間とした．ルナベル®群とプラセボ群の間で，被験者背景（主訴，発症部位，Beecham分類，verbal rating scale(VRS)，既往歴，治療歴等）に有意差はなかった．VRSによる月経困難症スコアは，プラセボ群に比してルナベル群で有意に低下した（図1）．直径3 cm以上の卵巣チョコレート嚢胞の体積を投与前後で比較すると，ルナベル群では有意に縮小していた．ルナベル®服用に関連した重篤な有害事象はなかったが，不正性器出血と悪心の発現率は，ルナベル®群で高かった．ルナベル®配合錠LDは，この試験成績により2008年6月から子宮内膜症に伴う器質性月経困難症への保険適用を得て発売され，2010年12月からは機能性月経困難症に対しても保険適用を得た．

一方，ヤーズ®配合錠(EE：0.020 mg／ドロスピレノン〔DRSP〕：3.0 mg)は，機能性および器質性月経困難症の両方に保険適用がある．投与方法はルナベル®とは異なり，1日1錠を24日

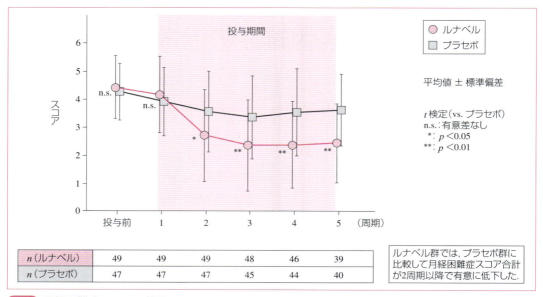

図1 月経困難症スコアの推移
〔Harada T, et al：Low-dose oral contraceptive pill for dysmenorrhea associated with endometriosis：a placebo-controlled, double-blind, randomized trial. Fertil Steril 2008；90：1583-1588 より引用〕

表1 機能性月経困難症の治療薬

1. 鎮痛薬
   ロキソニン®錠（60 mg）　3 錠　分 3
   インダシン®坐薬（25 mg）　疼痛時頓用
2. 低用量エストロゲン・プロゲスチン配合薬
   （low-dose estrogen progestin：LEP）
   1）ルナベル® LD/ULD 配合錠　1 錠　21 日間内服　7 日休薬
   2）ヤーズ®配合錠　1 錠　28 日間内服

間連続して服用し、その後 4 日間はプラセボを服用する。28 日間を 1 周期として、29 日目から次のシートに移り、以後同様に繰り返す。休薬期間が 4 日間と短縮されたことから、その期間中の FSH および E_2 値が抑制され、月経痛および頭痛、乳房痛、体重増加などの副作用の軽減が期待される。EE は古くから、経口避妊薬の成分として用いられてきた。ルナベル® LD では、卵胞ホルモン剤として EE が 0.035 mg 含有されているが、ヤーズ®およびルナベル® ULD では 0.020 mg と少なく、国内の既存の EP 配合剤の中で最低用量である。この 2 剤の最大の相違は、黄体ホルモン剤が、ルナベル®では第一世代の NET、ヤーズ®では新規の DRSP と異なることである。DRSP は、α-スピロラクトン誘導体で

あり、他のプロゲスチンとは異なった天然のプロゲステロンに近い受容体結合性を有する。DRSP は、抗ミネラルコルチコイド作用と抗アンドロゲン作用を有することから、ナトリウム貯留および血漿量増加への影響が少なく、それらに伴う下腿浮腫や体重増加などの副作用が比較的少ないとされる[2]。ヤーズ®は、2006 年に米国にて避妊薬として承認され、世界 74 カ国（2010 年 11 月まで）で、おもに YAZ および Yasmin の商標で販売されている。米国などでは、月経前緊張症候群の重症型とされる月経前不快気分障害（PMDD）や尋常性痤瘡の治療薬としても承認されている。

LEP 製剤の副作用と副効用

LEP 製剤のおもな副作用としては、「嘔気・嘔吐」、「不正性器出血」、「頭痛」があげられる。このような症状がみられるのは、ほとんどが投与開始 3 周期以内であり、服用を継続すると徐々に軽快することが多い。LEP 製剤は、静脈血栓塞栓症（venous thromboembolism：VTE）既往およびエストロゲン依存性悪性疾患を有する

表2 エストロゲン含有量とプロゲスチンの種類によるVTEのリスク

EE(μg)	Group	Women years	No of events	Crude incidence	Adjusted relative risk
	non users	4,960,703	1,812	3.7	1
50	Nor	6,648	11	16.1	5.66
	Lev	23,691	31	13.1	3.54
30-40	Nor	27,355	10	3.7	1.57
	Lev	104,251	78	7.5	2.28
	Deso	170,249	201	11.8	4.21
	Gest	668,355	738	11.0	4.47
	Dro	286,859	266	9.3	4.10
20	Deso	470,982	322	6.8	3.26
	Gest	472,118	321	6.8	3.50
	Dro	23,055	23	10.0	4.84
0 P only	Nor	44,168	9	2.0	0.56
	Deso	29,187	6	2.1	0.64
	Lev IUD	155,149	55	3.5	0.83

Nor：norethisterone, Lev：levonogestrel, Deso：desogestrel, Gest：gestodene, Dro：drospirenone
〔Lidegaard O, et al：Risk of venous thromboembolism from use of oral contraceptives containing different progestogens and oestrogen doses：Danish cohort study, 2001-2009. BMJ 2011；343：d6423 より引用〕

患者には禁忌とされる．一般に，LEP製剤の服用によりVTEリスクは増加するとされるが，実際の発症率は約0.05％にすぎず，若年者には非常にまれである．また，VTE発症は，多くの場合使用開始後4カ月以内にみられることに注意する．特に，35歳以上で1日15本以上の喫煙者，BMI＞30の肥満者，高血圧，血栓症素因や家族歴を有する患者には改善を指導した上で，処方を考慮する．

OC開発の歴史は，エストロゲンの低量化と副作用の少ない新しいプロゲスチンの開発の歴史であった．特に，エストロゲン量は50 μgの高用量から徐々に下げられて，現在では20 μgの超低用量製剤が登場した．エストロゲン量が深部静脈血栓症発生と密接に関連していることは疑問のないところである（表2）[3]．プロゲスチンの種類によって，血栓発生率に差がみられるかについては明確な結論はない．

2005年に改訂された「低用量避妊薬の使用に関するガイドライン」によると，月経困難症，子宮内膜症への効果のみならず，子宮内膜癌，卵巣癌，さらには大腸癌の発症率の低下が副効用として示されている．乳癌リスクに関しては，LEP製剤服用により発症率・死亡率ともに変化しないことが報告されている．

●文　献●

1) Harada T, et al：Low-dose oral contraceptive pill for dysmenorrhea associated with endometriosis：a placebo-controlled, double-blind, randomized trial. Fertil Steril 2008；90：1583-1588.
2) Rapkin AJ, et al：Drospirenone：a novel progestin. Expert Opin Pharmacother 2007；8：989-999.
3) Lidegaard O, et al：Risk of venous thromboembolism from use of oral contraceptives containing different progestogens and oestorogen doses：Danish cohort study, 2001-2009. BMJ 2011；343：d6423.

23 子宮内膜症の病態と診断

原田　省

● 子宮内膜症の病態と疫学

　子宮内膜症（endometriosis）は，子宮内膜あるいはその類似組織が，子宮外の骨盤内で発育・増殖する疾患である．良性疾患であるにもかかわらず，本来は子宮内腔に存在するはずの内膜組織が異所性に増殖・浸潤し，周囲組織と強固な癒着を形成することから，臨床的に類腫瘍性格をもつ奇異な疾患である．

　本症は，一般に初経後から発生し，40歳代後半の閉経期を迎えると減少することから，その発生にはエストロゲンが大きく関与すると考えられる．生殖年齢女性のおよそ10％に存在すると推測され，近年，発生頻度の増加が指摘されている．子宮内膜症の確定診断は直視下に行うこととなっているため，開腹あるいは腹腔鏡下手術が行われないと診断がつかない．したがって，子宮内膜症に関する疫学的研究は母集団を限定して行われるため，報告者によりその発生頻度に大きな差がみられる．

　異所性内膜症組織は，正所性内膜と同様に性ホルモンに反応して月経様出血を起こす．よって，内膜症病変は新旧血液を含んだ大小の嚢胞を形成する．血液成分の二次変化により組織壊死成分を含んだ凝固血液やヘモジデリン沈着がみられる．腹膜病変は数ミリ径の透明，赤色あるいは青黒色の結節（blueberry spot）が主体である（**図1a**）．卵巣に発生した内膜症性嚢胞は，血液貯留に伴って破裂・重積を繰り返し徐々に増大する（卵巣チョコレート嚢胞）（**図1b**）．血液成分による刺激によって周囲組織との癒着が形成され（**図1c**），病変周囲は線維化・器質化を起こし硬結となる．

● 子宮内膜症の症状

　子宮内膜症の症状としては，月経時の下腹部痛や腰痛などの月経痛，月経時以外の下腹部痛，性交痛，排便痛といった疼痛症状の頻度が高い（**表1**）．不妊を訴えるものはおよそ半数に存在し，過多月経や不正出血といった症状もみられる．そのほか，骨盤内臓器以外に広がった場合は消化器，尿路あるいは呼吸器症状などがあらわれる．このような疼痛症状は慢性化することが多く，現代女性のQOLを著しく低下させる疾患といえる．

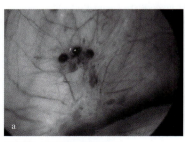
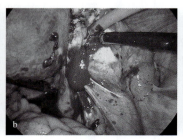
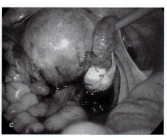

図1　子宮内膜症病変
a）腹膜病変（赤色病変）
b）卵巣チョコレート嚢胞
c）周囲組織との癒着

診断

子宮内膜症は腹腔鏡検査あるいは開腹手術による肉眼所見によって確定診断される．しかしながら，すべての症例で直視下の診断が行われるわけではない．日常診療では自覚症状，診察および検査所見から総合的に診断された場合を「臨床子宮内膜症」として取り扱う．産婦人科専門医による臨床子宮内膜症の正診率はおよそ80％といわれている．

表1 子宮内膜症患者の自覚症状と頻度

月経痛	87.7％
下腹痛	71.3
腰痛	57.4
性交痛	56.2
不妊	50.9
過多月経	48.1
肛門痛	42.6
排便痛	39.5
嘔気・嘔吐	29.0
不正出血	24.0
下痢	23.1
頭痛	20.6
便秘	20.1
頻尿	18.2
微熱	17.6
背部痛	17.0

1）問診

子宮内膜症のおもな症状は，下腹痛，腰痛，排便痛などの月経時疼痛であり，およそ90％の患者に認められる．特徴として続発性であることと，年齢とともに増悪傾向を示すことである．月経時以外に腹痛や性交痛を訴えることも多い．子宮内膜症患者のおよそ半数が不妊症を合併し，原因不明不妊症患者の約50％に内膜症が存在する．したがって，不妊の訴えも内膜症を診断する上で重要な問診事項である．

2）内診

内膜症に特徴的な内診所見としては，子宮の後屈と可動性の制限，子宮後面およびダグラス窩の硬結，さらに有痛性で可動性のない卵巣チョコレート囊胞の触知などがある．

3）超音波断層法

経腟超音波断層法は卵巣チョコレート囊胞の診断にきわめて有用である．画像診断上の特徴は，①肥厚した壁を有する単房性もしくは多房性の囊胞性腫瘤，②辺縁不正で周囲組織との境界不明瞭，③びまん性で均一な内部エコー（すりガラス状）である．

4）MRI

MRIは，血液の描出に優れ卵巣チョコレート囊胞の診断に有用であり，T1強調画像で高信号（**図2a**），T2強調で高信号あるいは低信号（shading）を呈する（**図2b**）．T1強調画像で高信号を呈する皮様囊胞腫との鑑別には脂肪抑制法が有

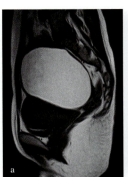 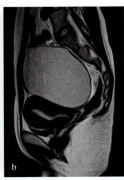 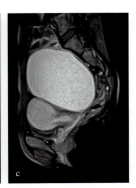

図2 卵巣チョコレート囊胞のMRI検査像
a）T1強調画像
b）T2強調画像
c）脂肪抑制画像

用である(図2c).卵巣チョコレート囊胞は時に卵巣悪性腫瘍との鑑別を要し,その際は造影検査が有用である.

5) 腹腔鏡検査

腹膜病変を主体とする軽症子宮内膜症は,腹腔鏡検査(あるいは開腹手術)による直視下の観察によってのみ診断される.子宮内膜症進行期は,一般に米国生殖医学会修正分類(R-ASRM)によって決定する.本分類は子宮内膜症病変の大きさと癒着の範囲によって点数を加算して合計点を算出し,Ⅰ期からⅣ期の進行期に分類する.

24 子宮内膜症の治療

原田　省

治療方針

子宮内膜症治療は，薬物療法と手術療法に大別される．挙児希望の有無，患者の年齢，既往治療の有無等を考慮して治療法の選択をする．月経痛を主症状とする「臨床子宮内膜症」症例に対しては，鎮痛薬，低用量エストロゲン・プロゲスチン配合薬（low dose estrogen progestin：LEP），GnRHアゴニスト，プロゲスチン製剤などの薬物療法を選択する．疼痛が強い場合や卵巣チョコレート嚢胞で手術適応となる症例には腹腔鏡下手術を行い，子宮内膜症の確定診断をするとともに，内膜症病変の焼灼，卵巣チョコレート嚢胞摘出，深部病変の切除などを行う．再発予防のためには術後薬物療法が有用である．手術療法や一定期間の薬物療法によっても完治しない症例も多く，疼痛症状や病変の再発率が高いことが本症治療の最大の問題点である．最近，長期使用可能な薬剤が登場したことから治療の選択肢が広がった．個々の患者のライフステージに応じて，一生を通じての治療計画が必要である．

治療の実際

子宮内膜症治療の対象は疼痛，不妊そして卵巣チョコレート嚢胞である．治療は薬物療法と手術療法に大別され，挙児希望の有無，患者の年齢，既往治療，手術既往の有無等を考慮して治療法の選択をする．

1）不妊

子宮内膜症合併不妊に対しては薬物療法は無効であり，腹腔鏡下手術あるいは生殖補助医療（ART）などの不妊治療が行われる．軽症の子宮内膜症患者に対して治療的腹腔鏡下手術（病変焼灼および癒着剥離）を行うと妊娠率が高まるが効果は限定的である．

卵巣チョコレート嚢胞を有する患者では，卵巣予備能が低下しており嚢胞摘出後はさらに低下することが危惧される．ART前の嚢胞摘出術の有用性は認められておらず推奨されない．

2）疼痛の治療（図1）

疼痛に対しては，まず非ステロイド系消炎鎮痛薬（NSAIDs）が投与される．NSAIDsが無効あるいは単独では効果が弱い場合は，LEP製剤（ルナベル®あるいはヤーズ®）を併用投与する．これらが，奏効しない場合はジエノゲスト（ディナゲスト®）あるいはGnRHアゴニストを適用する．

薬物療法後に疼痛が再発した場合や卵巣チョコレート嚢胞を有する場合は，腹腔鏡下保存手術を考慮する．術後は再発予防に，LEP製剤あるいはジエノゲストを投与する．特に，妊孕能を温存する必要のある患者には積極的に術後薬物療法を行う．

3）卵巣チョコレート嚢胞

卵巣チョコレート嚢胞の治療は，挙児希望，嚢胞の大きさ，疼痛症状の有無で異なる．挙児希望のある場合は，妊娠を最優先に考える．4cm以下のもの，両側性，卵巣予備能低下が疑われる，手術既往のある症例などは不妊治療を優先する．手術療法（嚢胞摘出術）は卵巣予備能を低下させる．未婚女性であり，疼痛症状が強くなく，嚢胞径も大きくないものは，薬物療法を優先して行い，再手術を避けるために手術時期は慎重に検討する．

自然妊娠を望むもの，7cm以上，悪性が否定できない，疼痛症状が強いときなどは手術療法

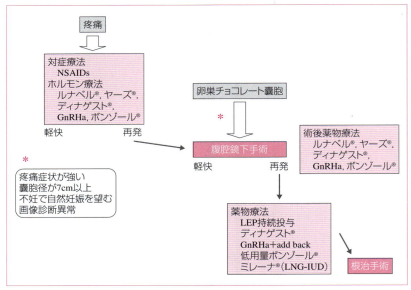

図1 子宮内膜症の疼痛対策

表1 子宮内膜症の薬物療法

1. 鎮痛薬	・ロキソニン®錠（60 mg）　3錠　分3 ・インダシン®坐薬（25 mg）　疼痛時頓用	
2. 低用量エストロゲン・プロゲスチン配合薬（LEP）	1）ルナベル®配合錠　1錠　21日間内服　7日休薬 2）ヤーズ®配合錠　1錠　28日間内服	
3. ジエノゲスト	ディナゲスト®（1 mg）　2錠　分2	
4. GnRHアゴニスト療法	・スプレキュア®点鼻液　900 µg/日　1日3回　両側鼻腔に噴霧　4～6カ月 ・スプレキュア®MP1.8注（1.8 mg/バイアル）　1回1バイアル　4週毎　皮下注 ・リュープリン®注（1.88 mg/バイアル）　1回1バイアル　4週毎　皮下注	
5. ダナゾール	・ボンゾール®　1日200～400 mg　を2回に分けて約4カ月間経口投与する 治療効果と副作用のバランスを考慮して，低用量（1日100 mg）を用いる場合もある	

とする．若年者では術後再発を予防するために積極的に術後薬物療法を行う．

卵巣チョコレート囊胞のおよそ0.7%が癌化するといわれている．40歳以上，囊胞径が大きい，充実部分を有するものは注意を要する．

薬物療法（表1）と留意点

LEP製剤のおもな副作用としては，嘔気，不正子宮出血，頭痛があるが投与開始3カ月に多くその後軽快する．LEP製剤は，静脈血栓塞栓症（venous thromboembolism：VTE）既往およびエストロゲン依存性悪性疾患を有する患者には禁忌である．VTE発生のリスクとしては，40歳以上，喫煙，肥満，高血圧，血栓症素因などがあげられる．

LEP製剤やOCによる血栓症の発生リスクは，妊娠や手術に比較して決して高いものではないが，避けることができない副作用である．ふくらはぎの痛みや腫れ，胸の痛み，頭痛などの初期症状を患者によく説明し早期受診をすすめる．

ジエノゲストは，プロゲステロン受容体選択性が高く，アンドロゲン作用がないことから副作用は少ない．凝固能への影響も少ない．ただし，不正出血の頻度が高く，子宮腺筋症や子宮筋腫合併例では重症貧血となった報告があり，慎重に投与する．

GnRHアゴニスト使用中は，低エストロゲン状態によりほてり，イライラ，肩こり，頭痛，うつなどの更年期症状がほぼ必発する．しかしながら，その程度は軽く，投与前に十分説明することで耐えられる．また，およそ3％程度の骨量減少がみられることから6カ月の投与期間制限がある．

第4章 疾患・症候

25 子宮筋腫の病態と診断

廣田　泰

病態

　子宮筋腫の増殖にはエストロゲンおよびプロゲステロンが関与しており，筋腫細胞はエストロゲンおよびプロゲステロン受容体を有し，いずれのホルモンも筋腫細胞の増殖促進に作用する．特にプロゲステロン受容体アンタゴニストRU486で子宮筋腫の増殖が抑制されることから，プロゲステロンが増殖を促進していることが明らかとなっている[1]．プロゲステロン受容体をターゲットとした治療薬も開発されている．

　子宮筋腫は月経開始後に発症するとされ，性成熟期に増大し，閉経後縮小する．初経年齢が低いこと，妊娠回数が少ないこと，BMIが高いこと，経口避妊薬の服用が子宮筋腫のリスクになるとされる．約95％が子宮体部からの発生である．子宮筋層と子宮筋腫の位置関係から，子宮内膜の直下に発生し内腔方向に発育する粘膜下筋腫，子宮筋層内に発育する筋層内筋腫，子宮漿膜直下で発育する漿膜下筋腫に分類される．粘膜下筋腫は月経過多や不妊の症状をきたすことが多く，漿膜下筋腫は圧迫症状をきたすことが多い．筋層内筋腫はそのいずれの症状もきたす可能性がある（表1）．

診断（図1）

　問診では，月経過多や過長月経などの月経関連症状，腹部腫瘤感・下腹痛・頻尿などの筋腫による圧迫症状，不妊症の有無を聴取する．また現在の妊娠の希望についても問診する．これらの問診は子宮筋腫に対する治療介入を判断する重要な材料となる．月経過多は子宮筋腫の典型的な症状であり，しばしば鉄欠乏性貧血を伴

表1 子宮筋腫の位置とおもな症状

	月経過多	圧迫症状	不妊
粘膜下筋腫	++		++
筋層内筋腫	+	+	+
漿膜下筋腫		++	

う．子宮内膜に変形をきたす子宮筋腫については過多月経などの月経関連症状の原因になる．粘膜下筋腫の場合，小さいものでも月経症状を引き起こす．腹部膨満や頻尿を呈する子宮筋腫は比較的大きいものが多い．巨大筋腫の場合には，下大静脈系を圧迫するため，深部静脈血栓症のリスクを高める．

　内診では，子宮筋腫は境界明瞭な弾性硬の腫瘤として触知し，その子宮は可動性良好である．後腹膜内に発育する子宮筋腫の場合は可動性が不良である．筋腫によって子宮頸管や外子宮口が偏位することがある．

　超音波検査では，子宮筋腫は辺縁が比較的明瞭な低エコー像を呈する．子宮筋腫が変性をきたした場合は多様なエコー像を呈し，卵巣腫瘍や子宮肉腫との鑑別が難しい．

　MRI検査では，子宮筋腫は通常T2強調画像で境界明瞭な低信号の結節として認められる．T2強調画像で高信号を示す場合には変性筋腫や浮腫，脂肪平滑筋腫などの場合が多いが，平滑筋肉腫や悪性度不明な平滑筋腫瘍（smooth muscle tumors of uncertain malignant potential：STUMP）の可能性も念頭においておく必要がある．子宮頸管が正中から偏位している場合には，頸部筋腫や広間膜内に発育した筋腫が疑われる．

　血液検査では，過多月経や過長月経などの月経関連症状があれば貧血の有無をチェックす

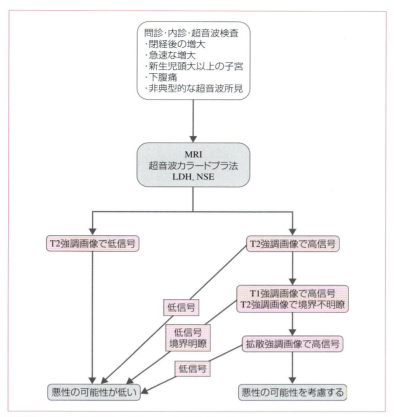

図1 悪性の可能性を考慮した子宮筋腫の診断のフローチャート

る．鉄欠乏性貧血のため，小球性低色素性貧血を示すことが多い．平滑筋肉腫の腫瘍マーカーとしてLDH（乳酸脱水素酵素）やNSE（神経特異エノラーゼ）が用いられるが，子宮筋腫では低値である．

粘膜下筋腫を疑う場合には，子宮鏡検査を行う．腫瘤の性状および位置，内腔への突出度を調べ，検査で生理食塩水を子宮内に流した直後に超音波検査を行い，筋腫のサイズや筋腫〜漿膜間距離を測定する．子宮内カテーテルを子宮内に留置し，生理食塩水を注入して経腟超音波を行うsonohysterographyが子宮鏡検査の代わりとして行われることもある．

子宮平滑筋肉腫を疑う所見は，閉経後の増大，腫瘍内の出血や壊死像，腫瘍マーカーLDHやNSEの高値などがあげられるが，非侵襲的検査による診断は必ずしも容易ではなく，子宮肉腫を否定できない場合には外科的処置による病理学的診断が必要になる．

● 文　献 ●

1) Ishikawa H, et al：Progesterone is essential for maintenance and growth of uterine leiomyoma. Endocrinology 2010；151：2433-2442.

第4章　疾患・症候

26 子宮筋腫の治療

廣田　泰

薬物療法

薬物療法は基本的に月経過多に対する対症療法である．トラネキサム酸やエストロゲン・プロゲスチン配合薬が月経過多症状に有効である場合も多いが，一部の症例では効果が十分でない．

黄体ホルモン（レボノルゲストレル）放出子宮内システム（levonorgestrel-releasing intrauterine system：LNG-IUS）は保険適用となり，使用頻度が拡大している．子宮局所に黄体ホルモンが投与されるため，全身的な副作用が少なく，出血量の軽減と子宮筋腫の縮小が期待できるとされている．大きい子宮筋腫の場合には，器具が自然脱落することがある．

GnRHアゴニストは子宮筋腫の縮小効果が大きい治療法である．閉経直前の患者に対する閉経への逃げ込みを目的とした投与や，術前投与による子宮筋腫の縮小と術中出血量の減少目的とした投与などが行われる．治療効果としては最も大きいが，低エストロゲンによるhot flashや骨量減少などの副作用を考慮して使用する必要がある．

今後の新しい薬物治療として，選択的プロゲステロン受容体調節薬（selective progesterone receptor modulator：SPRM）が開発され，欧州では一般に使用できるようになっている．子宮出血に対する有効性があり，かつ，GnRHアゴニストのような低エストロゲンの副作用がない治療法として期待されている．

手術療法の位置づけ

月経症状・圧迫症状・不妊症などの症状を伴う子宮筋腫の場合には，根治療法としての手術が考慮される．月経症状については，上記の薬物療法は一時的な治療であり，中でもGnRHアゴニスト治療は骨量減少の危険性を伴うため長期間の使用は勧められない．妊娠の希望がある場合にも薬物療法は勧められないため，手術療法を選択する．また，無症状の場合でも，挙児希望があって妊娠時の早流産や変性のリスクが予想される場合，平滑筋肉腫などの悪性腫瘍との鑑別が困難で可能性が否定できない場合にも手術適応がある．子宮を摘出する子宮全摘術と子宮を温存する子宮筋腫核出術があげられる．

子宮全摘については，開腹手術，腟式手術，腹腔鏡下手術の3つの方法を選択する．子宮全摘術は，挙児希望や子宮温存希望がない場合に行われる．腟式手術は，経産婦・骨盤内手術既往なし・手拳大以下の子宮・付属器腫瘍なし・子宮の可動性良好などの限られた条件で行われる．腹腔鏡下手術は，帝王切開既往や腹腔内癒着，付属器腫瘍などに対応が可能で腟式手術よりも応用性が高い．術者や施設によって適応は異なるが，一般的に小骨盤腔を超える筋腫に対しては，腹腔鏡下手術では視野の確保が困難であるため開腹手術を選択する．GnRHアゴニストの術前使用により，子宮筋腫を縮小させて腟式または腹腔鏡下の低侵襲手術が可能になることがある．

子宮筋腫核出については，開腹手術，腹腔鏡下手術，子宮鏡下手術の3つの方法を選択する．子宮筋腫核出は，子宮を温存し妊孕性を保つことができる．多発筋腫や筋腫核が大きい筋腫の場合には術後に筋腫が再発しやすいことから，筋腫再発の可能性を十分説明しておく．手術により，術後の妊娠の際には帝王切開が必要にな

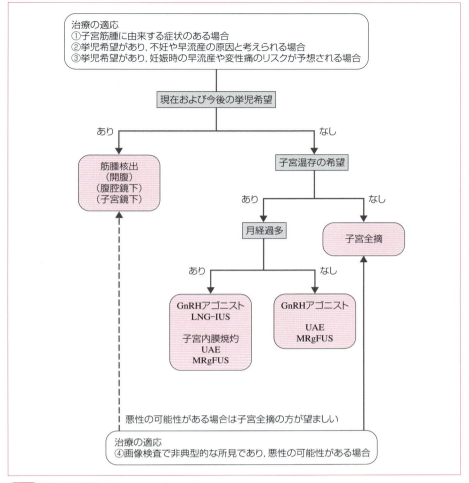

図1 子宮筋腫治療のフローチャート
UAE：uterine artery embolization；子宮動脈塞栓術，MRgFUS：MRI guided focused ultrasound surgery；MRI ガイド下集束超音波療法

ることも多い．子宮全摘の場合と同様に視野確保の点から，小骨盤腔を超えない子宮に対して腹腔鏡下または腹腔鏡補助下筋腫核出術が行われることが多く，それ以上のサイズの子宮に対しては開腹手術が行われる．また，頸部筋腫や広間膜内に発育する筋腫や高度癒着症例なども開腹手術の適応となる．粘膜下筋腫に対して，子宮鏡下手術が選択される．一般的には，直径が3 cm以下，突出率が50％以上，筋腫～漿膜間距離が5 mm以上の筋腫が適応となる．

そのほかに，子宮内膜焼灼術（子宮内膜アブレーション）は月経過多をきたす子宮筋腫に対して，子宮摘出術の代替療法として行われる．子宮鏡下に子宮内膜を高周波で切除または凝固する子宮鏡下子宮内膜焼灼術と，2.45 GHzのマイクロ波手術器と先端が弓状に湾曲したマイクロ波アプリケーターを使用するマイクロ波子宮内膜アブレーション（microwave endometrial ablation：MEA）が行われる．子宮鏡下子宮内膜切除術（transcervical resection of the endometrium：TCRE）では，子宮筋腫を部分切除したのち，子宮内膜を焼灼することも可能である．いずれも，筋層内筋腫や漿膜下筋腫による症状は改善しないことが多い．また，保険適用外の低侵襲治療法として，子宮動脈塞栓術（uterine artery embolization：UAE）とMRIガイド下集束超音波療法（MRI guided focused ultrasound surgery：MRgFUS）も一部の施設で行われている．

第4章　疾患・症候

27 子宮腺筋症の病態と診断

廣田　泰

病態

子宮腺筋症は、子宮内膜類似の腺上皮および間質組織が子宮筋層内に発生する疾患として定義される。病因は解明されていないが、最近のMRIを用いた研究で、子宮内膜と病変の位置関係から子宮腺筋症が4つのサブタイプに分類でき(図1)、その分類ごとの異なった病因が推測されている[1]。サブタイプ1については、子宮内膜に接して存在する病変で、妊娠や子宮内膜掻爬の既往との関連があり、子宮内膜が直接浸潤してできたものと推測される。サブタイプ2については、子宮漿膜に接して存在する病変で、病変は子宮後壁に多く子宮内膜症の合併が高頻度に認められ、子宮内膜症が前駆体となり子宮漿膜面から筋層内に子宮内膜症が浸潤してできたものと推測されている。サブタイプ3については、子宮筋層内に孤発性に存在するもので、体腔上皮由来成分からの化生よる発生が推測されている。サブタイプ4は上記1〜3に含まれないもので、各サブタイプの病変が進行したものと考えられている。

子宮腺筋症病変による子宮内膜の拡張・変形、子宮筋の線維化による子宮収縮のアンバランス化、病変腺管内の出血などが原因となって生じる子宮収縮の異常亢進などにより、月経過多、不正出血、月経困難などの症状や着床障害による不妊が引き起こされると考えられている。エストロゲン依存的に発育する疾患であり、子宮腺筋症細胞にはエストロゲン受容体およびプロゲステロン受容体が発現していることが報告されている[2]。

診断

子宮腺筋症は、子宮内膜類似の組織が子宮筋層内に認められ、病変部位およびその周囲の子宮筋層が肥厚する。確定診断は病理組織学的に行われる。子宮全体にびまん性に病変が発生した場合には、子宮が著明に肥大することがある。一方、子宮筋腫のように局所性に発生することも多く、adenomyomaと表現されるように、腫瘍性に一部の筋層が肥厚することもある。病理学的に確定診断されるため正確な罹患率は不

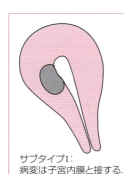
サブタイプ1：
病変は子宮内膜と接する．
子宮内膜が浸潤

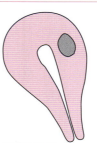
サブタイプ2：
病変は漿膜と接する．
子宮内膜症が浸潤

サブタイプ3：
病変は筋層内に孤発性に
存在．化生により発生

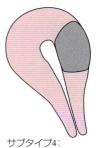
サブタイプ4：
サブタイプ1〜3が
進行したもの

図1 MRIによる子宮腺筋症の分類

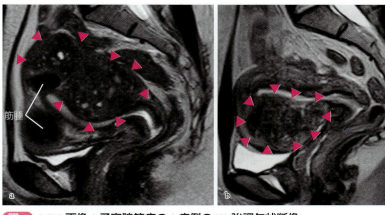

図2　MRI画像：子宮腺筋症の2症例のT2強調矢状断像
a) 子宮内膜症・子宮筋腫を合併する後壁主体の病変.
b) junctional zoneから連続する前壁主体の病変.
T2強調画像では，境界不明瞭な低信号を示し，点状の高信号を認めることも多い．子宮内膜と筋層の境界部分であるjunctional zoneと連続しているようにみえることが多い．

明であるが，20％程度と推測されている．子宮筋腫や子宮内膜症をしばしば合併し，これらの疾患と同様にエストロゲン依存性疾患として知られている．症状の好発年齢は40歳代である．子宮出血による症状として，月経過多，不正性器出血，貧血などが認められ，疼痛の症状として，月経痛，慢性痛，性交痛，排便痛をきたし，妊娠にかかわる症状として，不妊，流早産をきたす．

問診では，上記の子宮出血，疼痛，妊娠にかかわる異常の有無を聴取する．子宮腺筋症のリスク因子とも考えられている，子宮内膜操作を伴う手術歴（D&C，帝王切開，子宮筋腫核出など），不妊歴，流産歴についても確認する．現在および今後の妊娠の希望の有無については治療法の選択にかかわるため必ず確認する．

内診では，通常子宮全体が硬く肥大して触知されるが，月経直前にはやや柔らかく圧痛を伴うことがある．

子宮腺筋症の確定診断は病理組織検査によってなされるため，通常は術後に診断されることになるが，画像診断法の確立によって比較的正確に診断がなされ，手術を行わないで治療方針を決定できるようになっている．画像診断としては，経腟超音波検査およびMRI検査（図2）が有用である．診断精度はややMRIが優れているという報告が多いものの，いずれの画像診断でも正確に診断が可能となっている．超音波およびMRIによる所見として，非対称な筋層肥厚，筋層内囊胞（myometrial cyst），子宮内膜基底層から子宮筋層への侵入像（経腟超音波：subendometrial halo不規則化，内膜から放射状に筋層に向かう高輝度線条エコー；MRI：junctional zoneの肥厚），子宮内膜と子宮筋層の境界の消失，子宮筋層における病変の混在像，などで判断される．

血清CA125値は子宮腺筋症で上昇することが知られている．子宮腺筋症の診断における感度および特異度がいずれも低く診断マーカーとしては有用ではないが，治療効果判定の一つの指標として用いることができる．

● 文　献 ●

1) Kishi Y, et al：Four subtyoes of adenomyosis assessed by magnetic resonance imaging and their specification. Am J Obstet Gynecol 2012；207：114. e1-7.
2) Leyendecker G, et al：Endometriosis results from the dislocation of basal endometrium. Hum Reprod 2002；17：2725-2736.

28 子宮腺筋症の治療

廣田 泰

子宮腺筋症の治療は，原則的に症状によって行う．①子宮出血による症状（月経過多，不正性器出血，貧血など），②疼痛（月経痛，慢性痛，性交痛，排便痛），③妊娠にかかわる異常（不妊，流・早産）の大きく3つのカテゴリーに大別して，各々に対する治療法を考慮する．現在および今後の妊娠の希望の有無が治療法の決定に重要であり，希望を患者から聴取する．

2014年の「産婦人科診療ガイドライン―婦人科外来編」では，薬物療法として，子宮内膜症と同様の対症療法やホルモン療法を行うこと，根治療法として子宮全摘術を行うことを推奨している．

薬物療法

妊孕性温存を希望しない症例には，月経過多などの子宮出血と月経痛に対する疼痛に対して，まず薬物療法を考慮する．症状が軽い場合には，月経過多に対してトラネキサム酸や鉄剤，疼痛に対してはNSAIDが用いられる．症状が強い場合には，GnRHアゴニスト，黄体ホルモン（レボノルゲストレル）放出子宮内システム（LNG-IUS），ジエノゲスト，低用量エストロゲン・プロゲステロン配合薬（LEP）が勧められる．これらの薬物療法が有効でない場合には，子宮全摘が考慮される．

妊孕性温存を希望する症例には，月経過多などの子宮出血や月経痛などの疼痛症状に対しては，対症的に上記の薬物療法が行われる．不妊症の場合には，合併する子宮筋腫や子宮内膜症が不妊の原因であることも多く，子宮腺筋症が不妊症の原因になっているかどうかを判断するのが困難であるため，基本的には不妊症治療を進めていくのが望ましい．体外受精胚移植（IVF-ET）で良好胚を移植しても妊娠しない着床障害が疑われる場合には，胚移植前にGnRHアゴニストを数コース投与し病変を縮小させたのちに融解胚移植を行う方法も試みられているが，その有効性は確立していない．疼痛や出血症状が薬物療法に対して抵抗性である場合には，子宮腺筋症による着床障害が認められることが多く，子宮腺筋症核出術が考慮される．子宮腺筋症合併妊娠では流早産が著明に増加することが判明しており，後期流産や30週未満の早産の既往がある場合には，子宮腺筋症がその原因になっている可能性も考えられるため，子宮腺筋症核出術が考慮されてよい．

手術療法の位置づけ

妊孕性温存の希望がない症例では，薬物療法の使用を希望しない場合や薬物療法が有効でなかったり副作用が認められたりする場合には，手術療法として子宮全摘（腹腔鏡下，開腹）が最も勧められる．合併症などで縮小手術が必要な症例では，マイクロ波子宮内膜アブレーション（microwave endometrial ablation：MEA）などの子宮内膜焼灼術が行われることもある．保険適用外の低侵襲治療法として，子宮動脈塞栓術（uterine artery embolization：UAE）とMRIガイド下集束超音波療法（MRI guided focused ultrasound surgery：MRgFUS）も一部の施設では行われている．

妊孕性の温存を希望する症例では，薬物療法が無効の場合や副作用が強い場合には，手術療法として，子宮腺筋症核出術が考慮される．実際には，子宮出血や疼痛の症状がきわめて強い

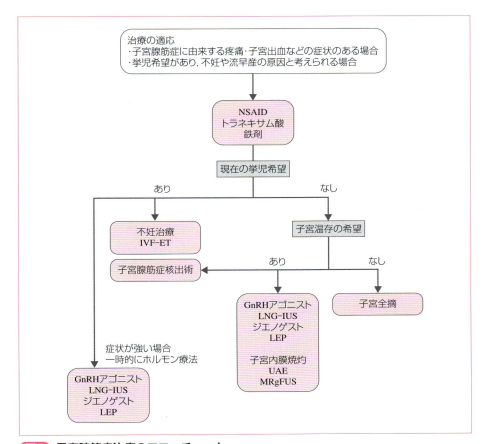

図1 子宮腺筋症治療のフローチャート
UAE：uterine artery embolization；子宮動脈塞栓術，MRgFUS：MRI guided focused ultrasound, surgery；MRIガイド下集束超音波療法

不妊症例や，後期流産や30週未満の早産既往症例などがその適応として考えられる．高周波切除器を用いた子宮腺筋症核出術は2005年から先進医療に指定されている手技である．子宮腺筋症核出術は，子宮出血や疼痛の改善には有効であり，術後のホルモン療法も不要になることが多いが，術後妊娠・分娩時の安全性が明らかになっていないことを術前に十分に説明しておく必要がある．

第4章 疾患・症候

29 更年期症状・更年期障害の病態と診断

髙松　潔

更年期症状・更年期障害の病態

50歳ぐらいの女性における不定愁訴は「更年期障害では？」と言われることが多い．しかし，「不定愁訴＝更年期障害」ではない．更年期障害とは「更年期に現れる多種多様な症状の中で，器質的変化に起因しない症状を更年期症状とよび，これらの症状の中で日常生活に支障をきたす病態を更年期障害と定義する」とされているとおり[1]，簡単にいえば更年期に現れる原因不明な不定愁訴である更年期症状のうち，日常生活に差し障りのあるものが更年期障害であり，以下の点を満たすことが必要となる．

1）更年期に現れるということ

更年期とは閉経の前後5年間をいう．相当の年齢における12カ月以上の無月経が閉経であり，日本人女性の閉経年齢の中央値は50.54歳，10パーセンタイル値45.34歳，90パーセンタイル値56.34歳と報告されていることから[2]，おおまかにいえば更年期は40～60歳ぐらいまでに収まる．したがって，70歳女性の最近始まったのぼせや20歳代，30歳代の女性に生じる，ほてり・不眠・イライラなどの更年期障害様の症状，つまりマスコミが面白おかしく取り上げるいわゆる「若年更年期障害」と称される状態などは更年期障害とはいえず，多くの場合，ストレッサーが隠れている．

2）器質的変化に起因しないということ

更年期障害の診断は一定のクライテリアを満たすというものではなく，除外診断である．器質的な疾患や他科領域の疾患の一部も更年期障害と位置づけられていることもあり，背後に隠れている可能性のある疾患を見落とさないことが重要となる．

3）日常生活に支障をきたすということ

閉経は女性のライフサイクルの中で必ず起こるイベントであり，したがって主としてエストロゲンの消退に伴って生じる更年期症状は必発といえる．ちょっと気になる程度の症状まで改善するということは不老不死の方法を探すようなものであり，治療の対象となるものは日常生活に支障をきたすものであることをあらかじめ説明することは治療の満足度を上げ，ドクターショッピングを防ぐ．

更年期障害の発症機序については，女性ホルモンの消退が重要な要素であることは間違いない．しかし，エストロゲンの消退による更年期障害発現の正確な機序はいまだ不明である．さらにホルモン的な因子に加えて，この時期に生じやすい対人関係や家族の問題などの社会的・環境的要因，生来の性格や生育歴などの心理的・性格的要因も複雑に絡み合って，多様な症状を発現していることを理解しておくと対応しやすい．

更年期障害の診断

図1にわれわれが使用している更年期における不定愁訴の評価アルゴリズムを示す．上記のとおり，更年期障害は基本的に除外診断であるため，以下の項目について検討し，診断する．

1）更年期であること

閉経の診断は「12カ月以上無月経となって初めて可能である」とされている[1]．子宮摘出後などの場合には，ホルモン的に「FSH値40 mIU/mL以上かつE_2値20 pg/mL以下」をもって閉経と判定している．しかし，あくまで基本は月経の12カ月以上の停止であり，エストロゲンは月経

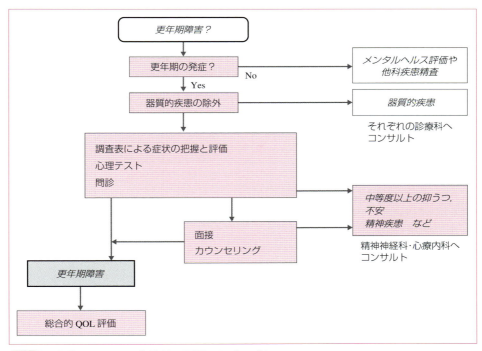

図1 更年期における不定愁訴の評価アルゴリズム

周期中の時期によっても大きく変化することや閉経の6カ月前ぐらいまで低下を認めない場合があることなどから，ホルモン値により閉経を予測することは難しいと考えられている．このため，閉経と診断される前の状況では更年期かどうかを判断することは難しく，相当年齢であれば更年期として対応することになる．

2）更年期障害の症状とは？

更年期障害の症状というと，のぼせ・ほてりといったいわゆる hot flash が有名であるが，この症状があれば更年期障害というような特徴的な症状はないとされている．

エストロゲンの消退に真に関連している症状が何であるかについては長く議論されてきたが，2005年に発表された NIH conference statement では，閉経に強く関連している症状として，血管運動神経障害様症状・腟乾燥感・性交痛・睡眠障害をあげており，抑うつ・不安・イライラなどはおそらく関連していると考えられるエビデンスがある．尿失禁はエビデンスがあり，もしかすると関連性があるかもしれないとしている．一方，認知障害については十分な情報がなく，背部痛・易疲労感・肩こり・関節痛などの身体症状は関連性がないと述べられている[3]．

図2に，慶應義塾大学病院における更年期外来である中高年健康維持外来受診者の初診時の愁訴を示す[4]．わが国における特徴は hot flash や発汗などに比較して，易疲労感，肩こりが多いことがあげられている．加えて，身体的な症状と同様に精神的な症状が上位に位置していることにも注意を要する．一方，この年代の健常女性では泌尿生殖器系の愁訴と加齢に伴うものが気になっているようである[5]．

3）鑑別診断と行うべき検査

極言すれば更年期障害の診断は鑑別診断が命である．各種症状に対して鑑別すべきおもな疾患を**表1**に示す．

上記のとおり，更年期障害にはメンタルストレスが関係し，精神的な症状が多いため，まず精神的な障害を鑑別する必要がある．更年期医療の現場ではうつ病を中心とする気分障害とパニック障害を含む不安障害が多いことが知られている．これらメンタルヘルスの評価には心理

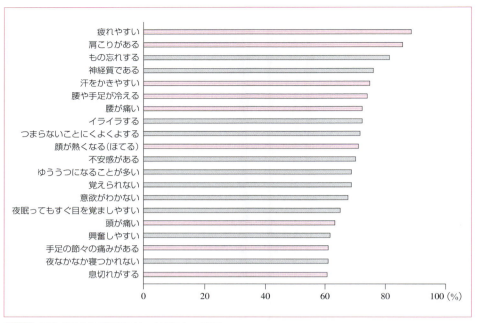

図2 更年期外来受診患者の初診時の愁訴
＊ピンクは身体的な症状，グレーは精神的な症状を示す
〔Kasuga M, et al：Relation between climacteric symptoms and ovarian hypofunction in middle-aged and older Japanese women. Menopause 2004；11：631-638 より引用・作成〕

表1 更年期障害の除外診断として考慮すべきおもな疾患・病態

症状全般	うつ病 甲状腺機能異常（亢進・低下）
倦怠感・意欲低下	肝機能障害 貧血
動悸	貧血
めまい	メニエール病 貧血
指のこわばり	関節リウマチ
頭痛	脳腫瘍 薬剤誘発性頭痛
腰痛	椎間板ヘルニア
膝痛	変形性膝関節症
hot flash	カルシウム拮抗薬服用

テストが簡便かつ有用である．抑うつに対してはSDS（Self-rating Depression Scale：自己評定式抑うつ尺度），不安に対してはSTAI（State-Trait Anxiety Inventory：状態不安・特性不安尺度）などが用いられていることが多い．われわれは約2分で不安と抑うつを同時にチェックでき，身体的症状がある場合でも評価が可能である．

HADS（Hospital Anxiety and Depression Scale）を使用している[6]．また，自記式では正確な判定がなされにくいことや精神疾患の鑑別の重要性から，より詳細なチェックも求められるが，この目的ではM. I. N. I.（Mini-International Neuropsychiatric Interview：精神疾患簡易構造化面接法）が有用である．自記式のM. I. N. I. screenもあり，外来でのスクリーニングには簡便で使いやすい．

また，比較的多いのが甲状腺機能異常であり，亢進症，低下症ともに更年期障害と同様の症状を訴える．さらに各種悪性腫瘍に由来する愁訴（たとえば脳腫瘍による頭痛），椎間板ヘルニアによる腰痛，関節リウマチによる指のこわばり，変形性膝関節症による膝痛・関節痛，メニエール病によるめまい，貧血による動悸なども要注意である．更年期の年代には降圧剤を服用することも少なくないが，カルシウム拮抗薬では血管拡張による顔面紅潮，動悸，頭痛，全身倦怠感などの副作用が出現することがあり，これらも更年期障害とされる場合がある．

更年期障害には性に関する症状など問診しにくいものも少なくないため，症状の有無のピックアップ方法としていわゆる調査表あるいは評価表としての更年期指数を使うことは有効である．クッパーマン指数やそれに基づいた簡易更年期指数(SMI)などが有名である[7]．しかし，スコア化した指数を扱う場合には，その限界や問題点を十分に理解し，その点数の変化に意味があるのかどうかを検討しながら利用する必要があることを忘れてはいけない[8]．日本産科婦人科学会生殖・内分泌委員会では2001年，評価表としての使用目的を明らかにした点数化されない表を作成している[9]．この評価表は簡便かつ日本人女性の更年期にみられる症状をカバーしていると考えられ，症状の評価に有用である．

　また，更年期障害は多彩な症状が含まれるため，治療効果の判定には総合的なQOLの評価が重要である．SF-36(MOS Short-Form 36-Item Health Survey)やWHOによって開発されたWHOQOL-26などを用いて，診断時の評価をしておくことが望ましい．

●文　献●

1) 日本産科婦人科学会（編）：産科婦人科用語集・用語解説集 改訂第3版．2013.
2) 日本産科婦人科学会教育・用語委員会報告：「本邦女性の閉経年齢について」に関する委員会提案理由．日産婦会誌 1995；47：449-451.
3) NIH State-of-the-Science Panel：National Institute of Health State-of-the-Science Conference Statement：Management of Menopause-Related Symptoms. Ann Intern Med 2005；142：1003-1013.
4) Kasuga M, et al：Relation between climacteric symptoms and ovarian hypofunction in middle-aged and older Japanese women. Menopause 2004；11：631-638.
5) Ikeda T, et al：Status of climacteric symptoms among middle-aged to elderly Japanese women：comparison of general healthy women with women presenting at a menopause clinic. J Obstet Gynaecol Res 2005；31：164-171.
6) 髙松潔，他：女性メンタルヘルスケアへのHADS (Hospital Anxiety and Depression Scale)の応用．産婦の世界 2002；54：107-113.
7) 髙松潔：更年期不定愁訴のみかた．日産婦会誌 2004；56：N-651-N659.
8) 髙松潔：更年期障害．新老年学 第3版．東京大学出版会，2010；pp1231-1242.
9) 日本産科婦人科学会生殖・内分泌委員会：日本人女性の更年期症状評価表．日産婦会誌 2001；53：13-14.

第4章 疾患・症候

30 更年期障害の治療

髙松 潔

● 更年期障害に対する治療法

更年期障害の治療には，ホルモン補充療法（hormone replacement therapy：HRT），漢方療法，向精神薬投与といった薬物療法とカウンセリング，心理療法などの非薬物療法がある．これらの特徴を表1[1]にまとめる．実際の処方例については他書[2]を参照されたい．最近では，サプリメントにも日本人に対する効果のエビデンスを有するものがある．

1）薬物療法

①ホルモン補充療法（HRT）

消退したエストロゲンを補うHRTは理に適っており，有効な治療法である．hot flashなどの身体的症状にも，抑うつなどの精神的症状にも効果が高く，全体として約80％の有効率という報告が多い．米国での大規模臨床試験であるWHI（Women's Health Initiative）研究のうちHRT（エストロゲン＋プロゲステロン）研究の中間解析結果から，リスクがベネフィットを上回るとされて2002年に試験が中止されて以来，HRTの有用性への疑問と乳癌リスクの上昇など副作用の問題が議論されてきたが，最近の再解析から，閉経後早期（60歳未満あるいは閉経後10年未満）の健常女性へのHRTは安全であり，乳癌についても5年未満の施行であればリスクは上昇しないという世界的なコンセンサスが得られている[3]．

わが国においてもHRTガイドラインが策定されている[4]．ガイドラインの執筆者らによる解説書も出版されており[5]，これらを参考にすることが望まれる．日本では経口剤，経皮貼付剤，経皮ゲル剤が使用できる．HRTはエストロゲン投与が基本であり，子宮摘出後の女性ではエストロゲン単独投与（estrogen therapy：ET）でよいが，有子宮者では子宮内膜増殖症や子宮内膜癌を予防するために黄体ホルモン製剤の併用療法（estrogen/progestogen therapy：EPT）が必須である．併用には周期的投与法と持続併用投与法がある．

②漢方療法

日本においては従来から漢方療法が頻用されており，患者サイドの知名度も高い．更年期障害に適応をもつ漢方方剤は多数あるが，中でも三大漢方婦人薬とよばれる当帰芍薬散，加味逍遙散，桂枝茯苓丸が頻用されている．使い分けについては，いわゆる証によるべきであるとされているが，不安・抑うつなど精神的症状が合併する場合には加味逍遙散の効果が優れると考えられており[6]，われわれは加味逍遙散を第一選択にすることが多い．また，十全大補湯や補中益気湯といった，いわゆる補剤も有効であると報告されており，身体的症状や意欲の改善に効果が高いといわれている．

HRTとの比較では症状によっては効果は同等という報告がある．加味逍遙散を用いてHRTと比較検討した全国28施設で行われた多施設共同ランダム化比較試験（RCT）でも抑うつ，不安，不眠などは投与終了時での比較において有意差を認めておらず，めまいに対してはHRTよりも加味逍遙散の方が効果が高いと報告されている[7]．

③向精神薬（SSRI/SNRI）

欧米では漢方方剤が利用できないため，non HRTとして様々な方法が模索されてきた．その一つが抗うつ薬，特に選択的セロトニン再取り込み阻害薬（SSRI）やセロトニン・ノルアドレナリン再取り込み阻害薬（SNRI）を用いる方法で

表1 更年期障害に対する各治療法の比較

	ホルモン補充療法（HRT）	漢方療法	向精神薬（SSRI/SNRI）	カウンセリング・心理療法
長所	・一般的に有効性が高い ・他の退行期疾患（脂質異常症，骨粗鬆症など）にも効果がある	・知名度が高い ・副作用が少ない ・種類が豊富である ・複数の生薬を含むため，1剤で幅広い対応が可能	・心理的背景をもつもののみならず，一般的に有効性が高い ・比較的安全	・心理的背景をもつものに効果が高い ・安全
短所	・有害事象の問題 　・悪性腫瘍リスク（乳癌，卵巣癌など） 　・冠動脈疾患，脳卒中，血栓症 　・不正性器出血 　・肝機能障害 　・マイナートラブル（乳房痛，嘔気など） ・保険の問題	・証の問題 　―どの漢方方剤を選択するのか？ ・切れ味が悪い 　―8〜12週間の服用が必要 ・飲みにくい	・副作用の問題 　―消化器症状 ・効果発現までに時間がかかる ・薬剤相互作用に注意が必要 ・服薬への心理的抵抗感	・治療へのモチベーションが難しい ・治療への心理的な抵抗がある ・専門的知識と経験が必要 ・治療時間とスペース，スタッフの確保が必要

〔髙松　潔, 他：更年期の不定愁訴. 産婦治療 2007；94：241-250 より引用・改変〕

ある．近年，大規模RCTの結果も報告されており，メタ解析においても有効性が示されている[8]．2013年，米国食品医薬品局（FDA）は hot flash に対してパロキセチン（パキシル®）7.5 mg を認可している．

日本ではデパス®などのマイナートランキライザーが第一選択で処方される場合も少なくないようであるが，依存性や離脱の問題などを考慮し，安易な処方は控えるべきである．

2）非薬物療法

カウンセリングや心理療法も有用である[9]．愁訴をカウンセリングマインドですべて受け止めることは重要であり，カウンセリングとまでいかなくても，十分に傾聴するだけで症状が軽快することはしばしば経験する．

3）その他

大豆イソフラボンの代謝物であるエクオール含有サプリメントも hot flash や肩こりなどに対してのRCTにおける有効性が報告されており，すでに市販されている[10]．食品という範疇であり，安全性が高く，比較的手軽に試せることから治療のイントロダクションとしての有用性も期待される．

表2 更年期女性における以下の状態におけるHRTの有用性

血管運動神経症状	A⁺
更年期の抑うつ症状	A
それ以外の更年期症状	B
アルツハイマー病の予防	B
尿失禁の治療	C
萎縮性腟炎・性交痛の治療	A⁺
骨粗鬆症予防	A⁺
骨粗鬆症治療	A⁺
脂質異常症の治療	A
動脈硬化症の予防	B
皮膚萎縮の予防	A
口腔の不快症状	B

A⁺：有用性がきわめて高い
A　：有用性が高い
B　：有用性がある
C　：有用性の根拠に乏しい
D　：有用ではない

〔日本産科婦人科学会, 他（編）：ホルモン補充療法ガイドライン2012年度版．2012 より引用〕

更年期障害に対する治療法の選択方法

治療法の選択に関するコンセンサスは得られていないが，日本においてはHRTと漢方療法が二大治療ツールといっても過言ではないと考えられる．HRTは脂質異常症や骨粗鬆症などの退行期疾患にも有効であり，最近ではアンチエイ

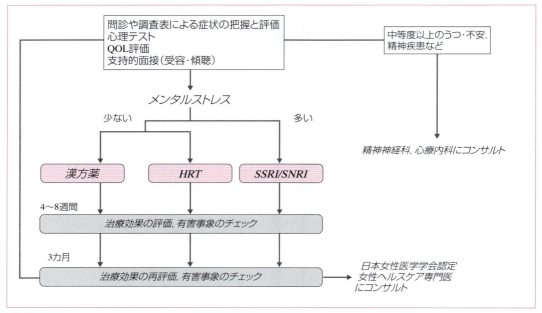

図1 更年期障害に対する治療ストラテジー
〔髙松　潔, 他：更年期・老年期外来ベストプラクティス. 医学書院, 2012；pp2-9 より引用・改変〕

ジングへの効果も期待されている（**表2**）[4]. HRTの効果の高さから, まずHRTの可否を検討することは必要であり, 可能であれば3カ月間程度の短期間エストロゲンを投与して効果をみるといういわゆるエストロゲン・トライアルも一つの有効な方法である.

われわれは更年期障害の背景にメンタルストレスが多いことから, **図1**に示すようなアルゴリズム[11]に従って診療をしている. メンタルストレスが多いと考えられる場合はSSRI/SNRIを, そうではない場合には漢方療法あるいはHRTをすすめる. 4～8週で治療効果の評価と有害事象のチェックを行い, 治療継続あるいは追加・変更を考慮する. 治療開始から3カ月ぐらいで再度心身の状況を評価し, これを繰り返していくが, あまり治療効果がない場合には日本女性医学学会認定女性ヘルスケア専門医[12]に相談するのも一つの方法である.

● 文　献 ●

1) 髙松　潔, 他：更年期の不定愁訴. 産婦治療 2007；94：241-250.
2) 髙松　潔：今日の治療指針 2010. 医学書院 2010；pp1013-1015.
3) de Villiers TJ, et al：Global consensus statement on menopausal hormone therapy. Climacteric 2013；16：203-204.
4) 日本産科婦人科学会, 他（編）：ホルモン補充療法ガイドライン 2012 年度版. 2012.
5) 水沼英樹, 他（編）：今日からできるホルモン補充療法. 中外医学社, 2013.
6) 髙松　潔：更年期障害に対する漢方療法の有用性の検討―三大漢方婦人薬の無作為投与による効果の比較. 産婦漢方研のあゆみ 2006；23：35-42.
7) 樋口　毅：ホルモン補充療法, 加味逍遙散投与の更年期障害に対する効果の比較. ツムラ漢方スクエア 121 号. http://www.kampo-s.jp/magazine2/121/index2_kiji.htm#sw4（2015 年 6 月 23 日アクセス）
8) Shams T, et al：SSRIs for hot flashes：a systematic review and meta-analysis of Randomized trials. J Gen Intern Med 2014；29：204-213.
9) 髙松　潔：日本人女性の更年期障害における精神的症状に関する検討. 日更年医会誌 2008；16：44-51.
10) Aso T, et al：A natural S-equol supplement alleviates hot flushes and other menopausal symptoms in equol nonproducing postmenopausal Japanese women. J Womens Health 2012；21：92-100.
11) 髙松　潔, 他：更年期・老年期外来ベストプラクティス. 医学書院, 2012；pp2-9.
12) 日本女性医学学会：専門医・専門資格制度. http://www.jmwh.jp/n-ninteiseido.html（2015 年 6 月 23 日アクセス）

31 閉経後骨粗鬆症の病態と診断

髙松　潔

骨粗鬆症の診断や治療については，2015年7月に発刊された「骨粗鬆症の予防と治療ガイドライン2015年版」に詳細に記述されている[1]．本稿も本ガイドラインに基づいて執筆した．ぜひ一度通読することをお勧めしたい．

閉経後骨粗鬆症の病態

骨粗鬆症とは骨折危険性が増大した状態であり，「骨強度の低下を特徴とし，骨折リスクの増大しやすくなる骨格疾患」とされている．骨強度は図1[1]に示すとおり，骨の構成要素であるカルシウムやミネラル成分の量である骨密度（bone mineral density：BMD）と骨質の2つの要因からなり，骨密度は骨強度のほぼ70％を，一方，骨質は残りの30％を説明するといわれている．骨質を規定するものは骨の微細構造，骨代謝回転，微小骨折，石灰化などとされ，いわゆる骨のしなやかさと考えられるが，実際には評価が難しく，現状では骨強度は骨密度で評価されている．なお，骨量という表現もなされることがある．骨量とは骨塩と骨基質タンパクの総和であり，骨塩量とは区別されるが，骨粗鬆症では両者が乖離することは少なく，同じ意味で用いられることが多い．

骨は破骨細胞で吸収され，骨芽細胞が作る新しい骨で補充されるという骨リモデリングとよばれる新陳代謝機構で制御されているが，この骨吸収と骨形成のバランスが崩れると骨密度が低下し，骨粗鬆症となる．骨強度の低下には図2[1]に示すとおり，多くの因子が関与しているが，中でもエストロゲンは直接破骨細胞に作用して骨吸収を抑制するとともに，破骨細胞分化も抑制する．これがエストロゲンの骨への主たる作

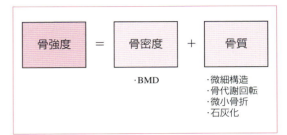

図1 骨強度とは
〔骨粗鬆症の予防と治療ガイドライン作成委員会：骨粗鬆症の予防と治療ガイドライン2015年版．ライフサイエンス出版，2015より引用〕

用機序と考えられているが，さらに骨形成にも関与することも知られている．したがって，閉経に伴うエストロゲンレベルの低下は骨密度の低下を惹起し，閉経後骨粗鬆症が発症することとなる．このため骨粗鬆症は女性に多く，腰椎で診断した骨粗鬆症では男性80万人，女性560万人，また，大腿骨頸部ではそれぞれ260万人，810万人と推計されており，いずれかの部位で骨粗鬆症と診断されたものでは男性300万人，女性890万人と女性は男性の約3倍の罹患数である．さらに近年，急速な高齢化に伴い，患者数は増加していることが報告されている．加えて，骨粗鬆症は骨折によってQOLを阻害する大きな要因の一つとなっているのみならず，生命予後にも影響を及ぼすことが知られており，その対応が急がれる疾患である．

一方，一生にわたる骨密度の変化をみると，20歳前に最大骨量（peak bone mass）に達し，性成熟期はエストロゲンにより維持されるが，最大骨量には個人差があり，性成熟期の疾病や生活習慣も閉経後の骨量の規定因子であるため，予防が重要であり，そのためには閉経前の早い時期に骨密度をチェックしておくことが望ましい．

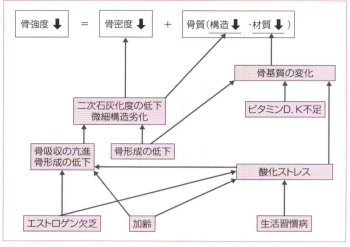

図2 骨強度低下に関連する因子とその相関
〔骨粗鬆症の予防と治療ガイドライン作成委員会：骨粗鬆症の予防と治療ガイドライン2015年版．ライフサイエンス出版，2015 より引用〕

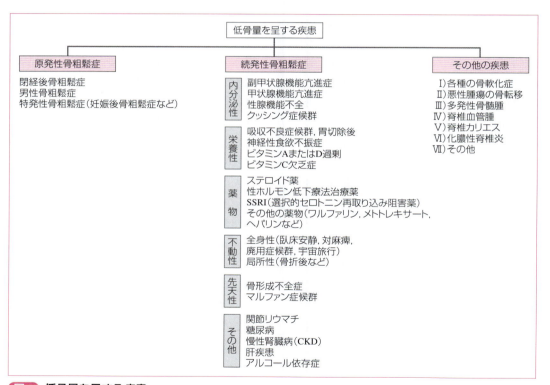

図3 低骨量を呈する疾患
〔骨粗鬆症の予防と治療ガイドライン作成委員会：骨粗鬆症の予防と治療ガイドライン2015年版．ライフサイエンス出版，2015 より引用〕

　また，加齢や閉経，妊娠などに伴う骨粗鬆症は原発性骨粗鬆症とよばれるが，ステロイドなどの薬物服用，不動状態，甲状腺機能亢進症や糖尿病，慢性腎臓病（CKD）などの疾患を原因とする続発性骨粗鬆症も併発している場合があり，注意が必要である（図3）[1]．

　最近，骨代謝の調節は骨のみならず，体内の他の臓器からも調節を受けていること，つまり臓器相関があることが明らかとなっており，骨粗鬆症を考える場合には中枢神経系を含めた全

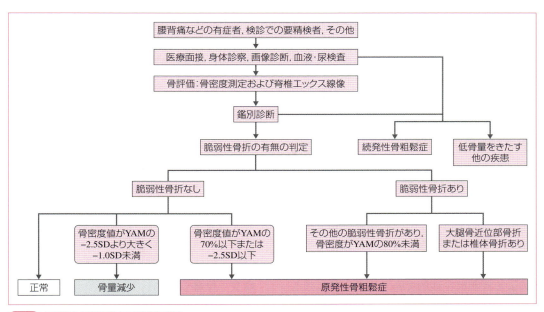

図4　原発性骨粗鬆症の診断手順
〔骨粗鬆症の予防と治療ガイドライン作成委員会：骨粗鬆症の予防と治療ガイドライン2015年版．ライフサイエンス出版，2015より引用〕

身の組織との相互作用にも注目する必要があると考えられている．

 閉経後骨粗鬆症の診断

女性における骨密度は周閉経期では閉経の前から低下していることが明らかになっており[2]，閉経の有無にかかわらず，女性では骨密度のチェックを行うことは重要である．もちろん，エストロゲンレベルの低下によって，更年期障害や脂質異常症といった，いわゆる退行期疾患も惹起されるため，閉経を「人生のチェックポイント」と考えて，閉経を迎えたら骨・脂質およびQOLについて評価する必要がある．

閉経後骨粗鬆症を含めた原発性骨粗鬆症の診断手順を図4[1]に示す．詳細はガイドラインを参照いただきたい．疫学的研究から骨粗鬆症による骨折の危険因子がすでに明らかになっており，医療面接（病歴の聴取）ではその有無を質問する．身体所見としては，閉経後3年間の身長低下が2cm以上あると椎体骨折のリスクは13.5倍になると報告されている．また，患者を壁際に直立させた時に壁に後頭部が付けられない場合に胸椎レベルに椎体骨折が存在する可能性が高いこと（壁−後頭間距離）や，患者を立位にして後方から肋骨と骨盤の間に手を入れて2横指未満であれば椎体骨折の可能性が高いこと（肋骨−骨盤間距離）といった簡易なスクリーニング方法も知っていると高リスク者の拾い上げに有用である．

続発性骨粗鬆症などを鑑別診断したのち，大腿骨近位部や椎体に脆弱性骨折がある場合や，その他の部位の脆弱性骨折があって骨密度が80％YAM（young adult mean：若年成人平均）未満の場合，骨粗鬆症と診断する．脆弱性骨折とは軽微な外力によって発生した非外傷性骨折と定義されており，立った姿勢からの転倒か，それ以下の外力によって起こった骨折である．日本では畳の縁につまずいたり，すべったりしての転倒によるもの程度と考えるとわかりやすいかもしれない．

骨密度については，測定方法が異なっても比較できるように，腰椎では20〜44歳，大腿骨近位部では20〜29歳の健康な女性の骨密度である若年成人平均（YAM）値を基準に表記されている．測定方法としては，エネルギーレベルの異なる2つのX線を検査対象に照射して，それぞれのエネルギーが組織によって吸収率が異な

ることから，検査対象の組成を測定するという原理に基づくDXA(dual-energy X-ray absorptiometry)法がgold standardであり，腰椎と大腿骨近位部の両者を測定することが望ましい．両部位の測定ができない場合に第二選択として前腕DXAも施行される．そのほか，第二中手骨のX線撮影画像の濃淡や皮質骨の幅から評価するMD(microdensitometry)法も用いられる．超音波測定法を用いて踵骨にて測定するQUS(quantitative ultrasound)法はX線を使わないためスクリーニングとして汎用されているが，確定診断には用いることができないことには注意を要する．また，従来用いられていた腰椎の側面X線写真による評価は主観的であり，再現性に乏しいことから現在は骨量評価には採用されていない．

一方，一般に外来で婦人科医や内科医が診察する場合が多い脆弱性骨折を認めない場合には骨密度が70％YAM以下または−2.5 SDの場合に骨粗鬆症，−2.5 SDより大きく−1.0 SD未満の場合，骨量減少と診断する(骨量減少はWHOのカテゴリーに従っているためSD表記のみであるが，日本のデータから計算すると88〜89％YAMとなる)．したがって，脆弱性骨折がなく，−1.0 SD以上を正常とする．ただし，日本における骨粗鬆症検診では80％YAM未満を要精検，80％以上90％未満を要指導としている．

このように，基本的には骨粗鬆症は骨密度で診断される部分が大きいこと，また，骨折するまでは症状がないことも少なくないことから，まずは骨密度を測定してみることが重要であることを強調したい．

●文　献●
1) 骨粗鬆症の予防と治療ガイドライン作成委員会：骨粗鬆症の予防と治療ガイドライン2015年版．ライフサイエンス出版，2015．
2) 太田博明：閉経後骨粗鬆症の病態と発症メカニズム．骨粗鬆症診療ハンドブック 改訂4版．中村利孝，他編．医薬ジャーナル社，2006；pp17-29．

32 閉経後骨粗鬆症の治療

髙松 潔

骨粗鬆症の予防と治療の目的は，骨折を予防し骨格の健康を保って生活機能とQOLを維持することである．したがって，骨密度の維持・増加とともに，骨折リスクを回避することが重要となる．また，一度骨折を起こすと，生活動作が制限され，さらにそれが引き金となって骨量低下や転倒リスクの上昇から次の骨折につながること，つまり骨折連鎖あるいはドミノ骨折とよばれる状態が惹起されやすくなることが知られており，注意が必要である．

非薬物療法

栄養・運動などを含め，骨強度を維持・増大させる生活習慣を確立するとともに，転倒など骨強度に依存しない骨折リスクを回避するよう指導することが重要である．

食事については，骨粗鬆症の治療としては1日700〜800 mgのカルシウム摂取が勧められる．また，同時にビタミンD摂取も考慮するなどバランスのよい食事も重要である．日本人ではビタミンDは主として魚類から摂取しているといった情報提供も必要であろう．

運動については，閉経後女性における骨密度維持・上昇効果が報告されており，骨に一定の負荷のかかった運動は有用である．運動の種類には様々な意見があるが，われわれは週に2〜3回少し息の上がるような運動をお勧めしている．転倒防止のためには筋力訓練やバランス訓練も有効である．

薬物療法

1）薬物治療開始基準

骨粗鬆症によって増大した骨折リスクを低下させ，健全な骨格を維持するためには薬物療法が中心となる．図1[1)]に薬物治療開始基準を示す．一般に外来で診察することの多い，脆弱性骨折のない症例では，骨密度（BMD）が70% YAM以下または−2.5 SD以下であれば薬物療法を開始する．一方，70% YAMを超えているが，80% YAM未満の場合には，大腿骨近位部骨折の家族歴があるか，FRAXによって計算される10年間の主要骨折のリスクが15%以上の場合に薬物療法を開始する．ただし，後者は75歳未満に適用する．FRAXとはWHOが作成した骨折リスクの評価ツールで，骨密度を含めて12項目のリスク因子について入力することで10年間の骨折リスクを計算することができる[2)]．骨密度の入力は必須ではないため，簡便に利用できる．インターネット上以外にも，スマートフォンのアプリやスタンドアローンの計算機も利用可能である．ただし，50歳代など比較的若年ではFRAXによる基準での選択では，実際の骨折者の割合が高齢者の場合よりも高いことも知られており，治療されるべき女性がスルーされてしまう可能性がある．実臨床では，より早期に薬物治療を開始してもよいと考えられる．

2）薬剤の選択方法

近年，多くの骨粗鬆症治療薬が臨床に導入されてきた．表1にそれらの有効性の評価をまとめる[1)]．

閉経後骨粗鬆症の病態は，主としてエストロゲンレベルの低下による骨吸収の促進であるため，従来はエストロゲンを補うという理に適っ

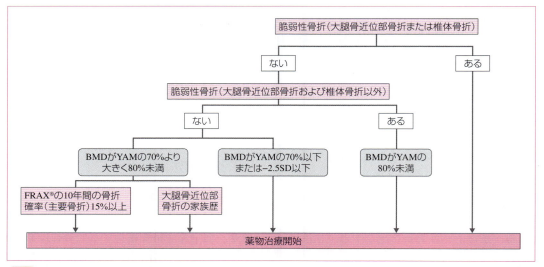

図1 原発性骨粗鬆症の薬物治療開始基準
〔骨粗鬆症の予防と治療ガイドライン作成委員会：骨粗鬆症の予防と治療ガイドライン2015年版．ライフサイエンス出版，2015より引用〕

た治療法であるホルモン補充療法（hormone replacement therapy：HRT）がgold standardであった．HRTガイドライン2012年度版においても，HRTは骨粗鬆症の予防および治療に対してそれぞれA^+（有用性がきわめて高い）とされているとおり，効果は高い[3]．しかし，2002年のWHI中間報告以来，乳癌リスクなどの有害事象に対する懸念から，婦人科以外ではHRTからビスホスホネートや選択的エストロゲン受容体調節薬（SERM），活性型ビタミンDへと移行している．ただし，**表1**[1]においてエストラジオールの骨折発生抑制効果がAでない理由は，エストロゲンとしてのクラスエフェクトとして結合型エストロゲンと同じ効果をもつことから，保険適用時に検討を求められてこなかったためであるが，乳癌リスクも含めて，このような誤解も少なくないことには注意を要する．

閉経後骨粗鬆症に対する治療薬の選択にはいまだコンセンサスが得られていないが，SERMはhot flashを悪化させる可能性があること，ビスホスホネートは有用ではあるものの，長期使用により顎骨壊死や非定型骨折，食道癌のリスクなどが懸念され，特に大腿骨の骨幹部など通常起こりえない部位の骨折である非定型骨折に対しては3〜5年の使用後の評価により休薬期間（drug holiday）を考慮する必要がある場合があること，などから欧米でも閉経後期間によっての治療選択を勧める意見が多い（**図2**）[4]．閉経後早期のhot flashなどがある時期にはHRT，あるいはHRTの黄体ホルモンの代わりにSERMの併用，その後，hot flashなどが治まってきてから骨折発症前まではHRTの継続，新規症例ではSERM，抗RANKL抗体あるいは低骨密度症例ではビスホスホネート，骨折発症後はビスホスホネートや骨形成促進薬である副甲状腺ホルモン（PTH薬）という選択には異論はないと考えられる．PTH薬は一生のうちに2年間（連日投与製剤）あるいは18カ月間（週1回投与製剤）しか投与できないため，骨折の治療を行わない診療科では基本的に骨折後の対応へ残しておくことを考えるが，逆に先に使用して骨密度を増加させ，骨折を防ぐという考え方も提案されており，今後の議論が待たれる．

治療薬の併用による効果については，いまだデータが少なく，基本的には単剤投与による治療が望ましいと考えられる．

3）骨代謝マーカーによる治療薬の選択

骨密度は骨の現状を示しているが，骨代謝回転，つまり現在の動的な状況を評価することにより，その病態を判断することができ，治療薬

表1 骨粗鬆症治療薬の有効性の評価一覧

分類	薬物名	骨密度	椎体骨折	非椎体骨折	大腿骨近位部骨折
カルシウム薬	L-アスパラギン酸カルシウム	B	B	B	C
	リン酸水素カルシウム	B	B	B	C
女性ホルモン薬	エストリオール	C	C	C	C
	結合型エストロゲン[#1]	A	A	A	A
	エストラジオール	A	B	B	C
活性型ビタミンD_3薬	アルファカルシドール	B	B	B	C
	カルシトリオール	B	B	B	C
	エルデカルシトール	A	A	B	C
ビタミンK_2薬	メナテトレノン	B	B	B	C
ビスホスホネート薬	エチドロン酸	A	B	C	C
	アレンドロン酸	A	A	A	A
	リセドロン酸	A	A	A	A
	ミノドロン酸	A	A	C	C
	イバンドロン酸	A	A	B	C
SERM	ラロキシフェン	A	A	B	C
	バゼドキシフェン	A	A	B	C
カルシトニン薬[#2]	エルカトニン	B	B	C	C
	サケカルシトニン	B	B	C	C
副甲状腺ホルモン薬	テリパラチド(遺伝子組換え)	A	A	A	C
	テリパラチド酢酸塩	A	A	C	C
抗RANKL抗体薬	デノスマブ	A	A	A	A
その他	イプリフラボン	C	C	C	C
	ナンドロロン	C	C	C	C

#1：骨粗鬆症は保険適用外　#2：疼痛に関して鎮痛作用を有し，疼痛を改善する(A)

薬剤に関する「有効性の評価(A，B，C)」
骨密度上昇効果
　A：上昇効果がある
　B：上昇するとの報告がある
　C：上昇するとの報告はない

骨折発生抑制効果(椎体，非椎体，大腿骨近位部それぞれについて)
　A：抑制する
　B：抑制するとの報告がある
　C：抑制するとの報告はない

〔骨粗鬆症の予防と治療ガイドライン作成委員会：骨粗鬆症の予防と治療ガイドライン2015年版．ライフサイエンス出版，2015より引用〕

の選択根拠とすることができる．また，今後の骨密度の変化を予測することができることから治療開始の参考となる．このような骨代謝回転を評価する指標を骨代謝マーカーといい，採血あるいは検尿で検査することができる．表2[1)]に示すマーカーに保険適用がある．ただし，保険上のしばりがあること，日差・日内変動などの影響を考慮した測定時期の問題など注意すべき点もある．

原発性骨粗鬆症では早期の段階から骨吸収亢進が先行することから，骨密度低下が軽度でも将来の減少を見越して，早期の治療開始が推奨される．骨吸収マーカーがカットオフ値(閉経前女性平均+1.96 SD)以上であれば骨吸収抑制薬を選択し，さらなる異常高値の場合には骨粗鬆症以外の骨代謝疾患の可能性も考慮するとされている．

4) 治療効果の評価

保険診療上は4カ月ごとに一度骨量測定が可能であり，定期的に実施して治療効果を評価す

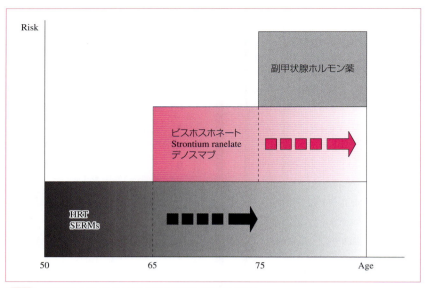

図2 閉経後女性における骨粗鬆症治療薬の選択
〔Palacios S, et al：Recommendations on the management of fragility fracture risk in women younger than 70 years. Gynecol Endocrinol 2012；28：770-786 より引用〕

表2 原発性骨粗鬆症診療で測定に健康保険が適用される骨代謝マーカー

	検体	マーカー名	略語	測定法	保険点数
骨吸収マーカー	血清	Ⅰ型コラーゲン架橋 N-テロペプチド	NTX	EIA	160 点
		Ⅰ型コラーゲン架橋 C-テロペプチド	CTX	EIA，ECLIA	170 点
		酒石酸抵抗性酸ホスファターゼ-5b	TRACP-5b	EIA	160 点
	尿	デオキシピリジノリン	DPD	EIA，CLEIA	200 点
		Ⅰ型コラーゲン架橋 N-テロペプチド	NTX	EIA，CLEIA	160 点
		Ⅰ型コラーゲン架橋 C-テロペプチド	CTX	EIA	170 点
骨形成マーカー	血清	骨型アルカリホスファターゼ	BAP	EIA，CLEIA	165 点
		Ⅰ型プロコラーゲン-N-プロペプチド	P1NP	RIA（intact P1NP）	168 点
				ECLIA（total P1NP）	170 点
骨マトリックス関連マーカー	血清	低カルボキシル化オステオカルシン	ucOC	ECLIA	167 点

EIA：enzyme Innunoassay，ECLIA：electrochemiluminesent immunoassay（電気化学発光免疫測定法）
CLEIA：chemiluminescent enzyme immunoassay（化学発光酵素免疫測定法），RIA：radioimmunoassay（放射性免疫測定法）
DPD，NTX，CTX，ucOC は CKD ステージ 3 以上の腎機能障害の影響を受ける.
〔骨粗鬆症の予防と治療ガイドライン作成委員会：骨粗鬆症の予防と治療ガイドライン 2015 年版. ライフサイエンス出版, 2015 より引用〕

る．機器の最小有意変化を考慮することが重要であり，患者へは 1〜2％の変動に一喜一憂しないように指導する．

骨密度増加は治療開始後一定の期間を経て初めて判定されるのに対し，骨代謝マーカーは治療後より早期に改善が認められ，その後の骨量増加の予測因子となることが知られている．保険診療上は，治療薬の選択時に 1 回，また，その後の 6 カ月以内の治療効果判定時または治療薬を変更後 6 カ月以内に 1 回測定して治療効果を評価する．

効果が不十分な場合や頭打ちになった場合には重症度や骨折リスクも勘案して，より効力の強い薬剤へ変更する．作用機序の異なった薬物

の併用も考慮される．

5）治療効果を上げるために —服薬遵守率の維持

　骨粗鬆症は骨折発生までは無症状であることが少なくないため，服薬アドヒアランスが低下して治療からドロップアウトすることも少なくない．このため薬物治療においてはいかに服薬を遵守していただくかが重要である．この意味ではモチベーションの向上としてのパンフレット配布やポスター掲示，骨密度や骨代謝マーカーといった目に見える形での数値の利用などが勧められる．

●文　献●

1) 骨粗鬆症の予防と治療ガイドライン作成委員会：骨粗鬆症の予防と治療ガイドライン2015年版．ライフサイエンス出版，2015．
2) FRAX WHO 骨折リスク評価ツール：https://www.shef.ac.uk/FRAX/tool.jsp?lang＝jp（2015年7月25日アクセス）
3) 日本産科婦人科学会，他（編）：ホルモン補充療法ガイドライン2012年度版．2012．
4) Palacios S, et al：Recommendations on the management of fragility fracture risk in women younger than 70 years. Gynecol Endocrinol 2012；28：770-786.

第4章　疾患・症候

33　ホルモン製剤による避妊

髙井　泰

● ホルモン製剤の種類と作用機序

1）低用量経口避妊薬（OC）

低用量経口避妊薬（oral contraceptives：OC）は，エストロゲン（E）とプロゲスチン（P；黄体ホルモン作用をもつ人工的化学物質の総称）の合剤であり，エストロゲン由来の静脈血栓塞栓症（venous thromboembolism：VTE）が問題となるため（後述），その含量を 50 μg 未満としたものである．避妊の機序は，①E と P の連日内服

表1　おもな低用量経口避妊薬

	ホルモン配合パターン				1周期当たりの総量（mg）		錠数	服用開始日	製品名
					エストロゲン	プロゲスチン			
一相性	NET 1 mg（21日間）／EE 0.035 mg／休薬（1日〜21日〜28日）				EE 0.735	NET 21.0	21	Day 1 スタート	オーソ® M-21
	DSG 0.15 mg（21日間）／EE 0.03 mg（1日〜21日〜28日）				EE 0.630	DSG 3.15	21	Day 1 スタート	マーベロン® 21
三相性	NET 0.5 mg（7日間）／1 mg（9日間）／0.5 mg（5日間）／EE 0.035 mg／プラセボ（1日〜21日〜28日）				EE 0.735	NET 15.0	28	Sunday スタート	シンフェーズ® T28
	NET 0.5 mg（7日間）／0.75 mg（7日間）／1 mg（7日間）／EE 0.035 mg／プラセボ（1日〜21日〜28日）				EE 0.735	NET 15.75	28	Day 1 スタート	オーソ® 777-28
	LNG 0.05 mg（6日間）／0.075 mg（5日間）／0.125 mg（10日間）／EE 0.03 mg／0.04 mg／0.03 mg／休薬またはプラセボ（1日〜21日〜28日）				EE 0.680	LNG 1.925	21／28	Day 1 スタート	アンジュ® 21／アンジュ® 28／トリキュラー® 21／トリキュラー® 28

DNG：デソゲストレル　　EE：エチニルエストラジオール　　LNG：レボノルゲストレル　　NET：ノルエチステロン
〔日本産婦人科医会（編）：産婦人科外来での鑑別診断の手順と薬物療法．2015：pp67-70 より引用〕

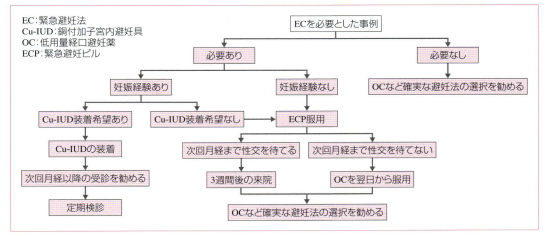

図1 緊急避妊法選択のアルゴリズム
〔日本産科婦人科学会：緊急避妊法の適正使用に関する指針．2011．http://www.jsog.or.jp/news/pdf/guiding-principle.pdf より引用〕

によって視床下部-下垂体にnegative feedbackによる抑制がかかり，FSHおよびLHの分泌が低下し，卵胞の発育と排卵が抑制される．②月経周期初期より多くのPに曝露されるため，子宮内膜の増殖が抑制され，着床しにくい状態となる．③Pの作用によって頸管粘液の粘稠度が増加し，精子が通過しにくくなることによる．

OCにはホルモン含有量が一定の一相性と自然のホルモン分泌に合わせて含有量を調節した三相性がある（**表1**）[1]．活性成分を含んだ錠剤を21日間内服するが，その後7日間休薬する21錠タイプと，服薬習慣を持続させるために偽薬を7日間服用する28錠タイプがある．

低用量エストロゲン・プロゲスチン配合薬（low dose estrogen progestin：LEP）でも避妊効果が得られ，薬理作用，副作用等も同等と考えられるが，避妊を目的として用いる薬剤をOCといい，月経困難症や子宮内膜症など疾患の治療を目的として用いる薬剤をLEPと区別している．

2）緊急避妊薬（ECP）

緊急避妊法には，コンドームの破損・脱落，避妊せず，腟外射精，OCの服用忘れや下痢などによる吸収障害，性的暴行など，妊娠が起こる危険性の高い性交（unprotected sexual intercourse：UPSI）が行われた72時間以内に投与する緊急避妊薬（emergency contraceptive pills：

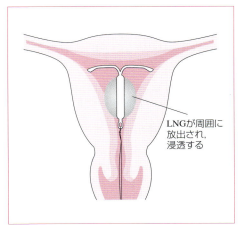

図2 レボノルゲストレル放出子宮内システム（LNG-IUS）

ECP）と性交後120時間以内に挿入する銅付加子宮内避妊具（Cu-IUD）があるが，後者の実施例は少ない（**図1**）[2]．ECPの作用機序は一般に排卵の抑制，排卵の遅延が，Cu-IUDには受精や着床の阻害が考えられている．

ECPとしてはレボノルゲストレル（LNG）投与法（ノルレボ® 0.75 mg 1回2錠）が一般的である．

3）レボノルゲストレル放出子宮内システム（LNG-IUS）

レボノルゲストレル放出子宮内システム（ミレーナ® 52 mg）（**図2**）は，周囲へ浸透したLNGが子宮内膜を菲薄化させて受精卵の着床を妨げ

表2 ホルモン製剤による避妊法の比較

	低用量経口避妊薬	緊急避妊薬	レボノルゲストレル放出子宮内システム
投与法	21日内服7日休薬 or 連日内服	性交後72時間以内に1回内服	月経終了後に子宮内に挿入 5年間有効
避妊効果（妊娠率）	0.3%/年	1.4%/周期	0.1%/年
長所	避妊効果が高い 月経困難症などに有効（副効用）	緊急手段として使用可能	避妊効果が高い 過多月経・月経困難症などに有効 ホルモン製剤の全身投与を避けられる 授乳中に使用可能
短所	悪心・不正出血 血栓塞栓症の可能性がある	避妊効果が低い 不正出血・頭痛	子宮内への挿入を要する 疼痛・不正出血

表3 OC初回処方時問診チェックシート

氏名＿＿＿＿＿　年齢＿＿＿歳　身長＿＿＿cm　体重＿＿＿kg
血圧＿＿/＿＿mmHg（測定してお待ち下さい）　BMI（＿＿：こちらで計算します）
●最後に月経があったのはいつですか？　H＿＿年＿＿月＿＿日から＿＿日間
●不正性器出血がありますか？　□はい　□いいえ
●妊娠中または妊娠している可能性がありますか？　□はい　□いいえ
●現在授乳中ですか？　□はい　□いいえ
●喫煙しますか？　□はい　□いいえ
　はい（喫煙する）とお答えの方にお尋ねします．　□1日15本未満　□1日15本以上
●激しい頭痛や片頭痛，目がかすむことがありますか？　□はい　□いいえ
　はいとお答えの方に　□前兆を伴わない　□前兆（目がチカチカする等）を伴う
●ふくらはぎの痛み，むくみ，突然の息切れ，胸の痛み，激しい頭痛，失神，目のかすみ，舌のもつれなどがありますか？　□はい　□いいえ
●現在，医師の治療を受けていますか？　□はい　□いいえ
　「はい」の場合，病名は何ですか？（＿＿＿＿＿＿＿＿＿＿＿＿＿＿＿）
●今までに入院や手術などを要する大きな病気にかかったことがありますか？　□はい　□いいえ
　「はい」の場合それは何の病気ですか？（＿＿＿＿＿＿＿＿＿＿＿＿＿＿＿）
●血栓性静脈炎，肺塞栓症，脳血管障害，冠動脈疾患，心臓弁膜症などと言われたことがありますか？
　□はい　□いいえ
●高血圧と言われたことがありますか？　□はい　□いいえ
●糖尿病と言われたことがありますか？　□はい　□いいえ
●脂質代謝異常（高脂血症）と言われたことがありますか？　□はい　□いいえ
●胆道疾患や肝障害と言われたことがありますか？　□はい　□いいえ
●子宮頸癌・体癌と言われたことがありますか？　□はい　□いいえ
●乳癌と言われたことがありますか？　□はい　□いいえ
●ポルフィリン症と言われたことがありますか？　□はい　□いいえ
●テタニーと言われたことがありますか？　□はい　□いいえ
●耳硬化症と言われたことがありますか？　□はい　□いいえ
●流産・死産を繰り返したことがありますか？　□はい　□いいえ
●妊娠中に妊娠高血圧症候群，あるいは妊娠中毒症といわれたことがありますか？　□はい　□いいえ
●現在，お薬やサプリメントなどを服用していますか？　□はい　□いいえ
　「はい」の場合それは何というお薬ですか？（＿＿＿＿＿＿＿＿＿＿＿＿＿）
●今までにOCまたはLEPを服用した経験はありますか？　□はい　□いいえ
　「はい」の場合それは何というお薬ですか？（＿＿＿＿＿＿＿＿＿＿＿＿＿）
●今まで薬を使用してアレルギー症状（じんましん等）が現れたことがありますか？　□はい　□いいえ
　「はい」の場合それは何というお薬ですか？（＿＿＿＿＿＿＿＿＿＿＿＿＿）
●過去2週間以内に大きな手術を受けましたか？　今後4週間以内に手術の予定がありますか？
　□はい　□いいえ
●ご家族に血栓症にかかったことのある方はいますか？　□はい　□いいえ
●その他，自分の身体のこと，あるいはOCまたはLEPについて心配なことや何か知りたいことなどがありましたらご記入ください．（＿＿＿＿＿＿＿＿＿＿＿＿＿＿＿＿＿＿＿＿＿）

〔日本産科婦人科学会；低用量経口避妊薬，低用量エストロゲン・プロゲストーゲン配合剤のガイドライン作成小委員会：低用量経口避妊薬，低用量エストロゲン・プロゲストーゲン配合剤ガイドラインより引用〕

たり，子宮頸管粘液を変化させて精子が子宮内に進入するのを妨げたりすることで避妊効果を発揮する．ホルモン製剤の全身投与を避けられるため，OCの禁忌症例・慎重投与症例に対しても投与が検討できる．過多月経，月経困難症に対して用いる場合は保険適用となるが，避妊を目的とする場合は保険適用外である．

3種類のホルモン製剤の特徴を表2にまとめた．

表4 ACHES

A	abdominal pain	激しい腹痛
C	chest pain	激しい胸痛，息苦しい，押しつぶされるような痛み
H	headache	激しい頭痛
E	eye/speech problems	見えにくいところがある，視野が狭い，舌のもつれ，失神，けいれん，意識障害
S	severe leg pain	ふくらはぎの痛み・むくみ，握ると痛い，赤くなっている

処方にあたっての注意事項・合併症など

薬物相互作用，服用禁忌，慎重投与の詳細については，それぞれの添付文書も参照することが望ましい．

1）低用量経口避妊薬（OC）

日本産科婦人科学会[3]やWHO[4]のガイドラインによれば，問診を重視し，血圧測定を必須とし，合併症発症時の対応に関して十分な指導を行えば，医学的禁忌がない限り，初経から閉経までいかなる女性でも使用することができる．医学的禁忌に関する問診にあたっては，表3[3]に示したチェックシートを用いる．

OCの有害事象としてVTEなどが危惧される．しかしながら，海外の疫学調査[4]によると，OCを服用していない女性のVTE発症リスクは年間10,000人あたり1〜5人，OC服用女性では3〜9人，妊娠中では5〜20人，分娩後12週間では40〜65人であり，妊娠中や分娩後に比較すると頻度はかなり低い．また，VTE発症により致死的な結果となるのは100人あたり1人で，OC使用中の死亡率は10万人あたり1人以下と報告されている．さらに，OCを1周期あるいはそれ以上休薬すると，再開後数カ月間はVTEの高い発症リスクを再びもたらすので，中断しない方がよいといわれている．

一方，喫煙者（≧15本/日）は35歳以上で投与不可，40歳以上の非喫煙者では慎重投与可能だが，肥満（BMI≧30），習慣流産や妊娠高血圧症候群の既往，高血圧（収縮期>140 mmHgまたは拡張期>90 mmHg），高脂血症，糖尿病などを伴う40歳以上では投薬不可であるため，処方にあたり注意が必要である．

また，OCによるVTEの発症リスクに対して，血栓性素因のスクリーニング検査やD-dimerなどの血栓止血関連マーカー検査を行う有用性は認められておらず，発症時の早期受診を徹底することが最も重要である．ただし，VTE発症を疑う場合，D-dimerは有用である．また，第1度近親者（親，子，兄弟，姉妹）にVTEの家族歴があり，45歳未満で，他の避妊法（LNG-IUSが望ましい）を勧めても依然としてOCの使用を希望している場合，血栓性素因検査を実施の上で，慎重投与が可能である．

VTE発症時のサインとしては，「ACHES」（表4）がよく知られている．

VTE以外の副作用として，悪心・嘔吐，乳房痛，頭痛，不正性器出血，倦怠感，下痢，腹痛などが報告されているが，服用開始1，2周期ほどで消失することが多い．

飲み忘れに対しては，図3のように指導する．

2）緊急避妊薬（ECP）

ECPは性交後に妊娠を回避するためのものであり，計画的な避妊には避妊効果の高いOCやLNG-IUSを用いる．

ECP投与後も妊娠する可能性がある．ECP服用後妊娠が否定されるまでの期間の性交が妊娠の危険性を高めるため，性交を行わないことが望ましい．「次回月経まで性交を待てない」のであれば，ECPを服用した翌日から14〜21日間OCを服用させるとともに，OC服用開始7日間

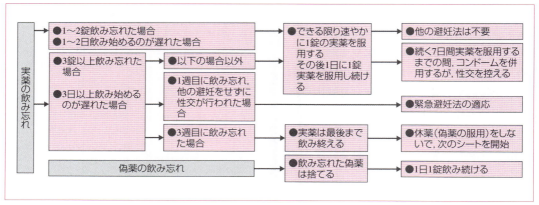

図3 OCの飲み忘れに関する指導
〔日本産婦人科医会（編）：産婦人科外来での鑑別診断の手順と薬物療法．2015；pp67-70 より引用〕

はコンドームなどによる適切な避妊手段を指導する．

ECP投与後には，不正性器出血や妊娠初期の出血を月経と区別できない場合もあるため，月経周期を考慮して適切な時期に再来院を指導する．

3）レボノルゲストレル放出子宮内システム（LNG-IUS）

クラミジア頸管炎などの性感染症がある場合，挿入前の治療が必要である．

子宮筋腫や子宮腺筋症などによる子宮内腔の変形や拡大がある場合，脱出してしまうことがある．また，挿入直後に月経があると脱出しやすいため，月経終了直後に挿入することが望ましい．

子宮口が狭い未産婦では挿入時に痛みや迷走神経反射をきたすことがある．挿入後約2週間は子宮が異物を排出するために収縮し，痛みを生ずることがあるため，適宜鎮痛薬を併用する．

挿入後約1〜3カ月は少量の子宮出血が続くことがある．それ以上出血が持続する場合は悪性腫瘍を疑い，子宮内膜細胞診（留置したまま可能）を施行することが望ましい．

LNG-IUS抜去用の糸が子宮口から2〜3cmほど出ているため，性交時にパートナーが不快感を訴えることがあるが，多くは糸が粘液などに覆われ気にならなくなる．

脱出を疑った場合，経腟超音波検査やMRI検査では確認が困難であるが，腹部単純X線検査やCT検査では明瞭に描出される．

●文　献●

1) 日本産婦人科医会（編）：産婦人科外来での鑑別診断の手順と薬物療法．2015；pp67-70．
2) 日本産科婦人科学会：緊急避妊法の適正使用に関する指針．2011．http://www.jsog.or.jp/news/pdf/guiding-principle.pdf．
3) 日本産科婦人科学会；低用量経口避妊薬，低用量エストロゲン・プロゲストーゲン配合剤のガイドライン作成小委員会：低用量経口避妊薬，低用量エストロゲン・プロゲストーゲン配合剤ガイドライン（案）．2015．http://www.jsog.or.jp/news/pdf/CQ30-31.pdf．
4) WHO：Medical eligibility criteria for contraceptive use Fifth edition. 2015. http://apps.who.int/iris/bitstream/10665/181468/1/9789241549158_eng.pdf?ua=1.

第4章 疾患・症候

多毛症の診断と治療

髙井 泰

病態

1) 無性毛型多毛症と男性毛型多毛症

多毛症は生殖年齢女性の5〜10%にみられる．無性毛型多毛症(hypertrichosis)は軟毛(毳毛，いわゆる産毛)が増加した状態であり，アンドロゲンに依存せず，人種や遺伝的素因なども原因となる．一方，男性毛型多毛症(hirsutism)は硬毛(終末毛)が増加した状態であり，アンドロゲン依存部位(後述)の発毛が増加している．いずれも美容と医療の両面からのアプローチを要し，原因となる疾患を見逃さないことが重要である．

2) 男性毛型多毛症の発症メカニズム

図1にアンドロゲンの体内動態と男性毛型多毛症の発症メカニズムを示す．身体全体には約

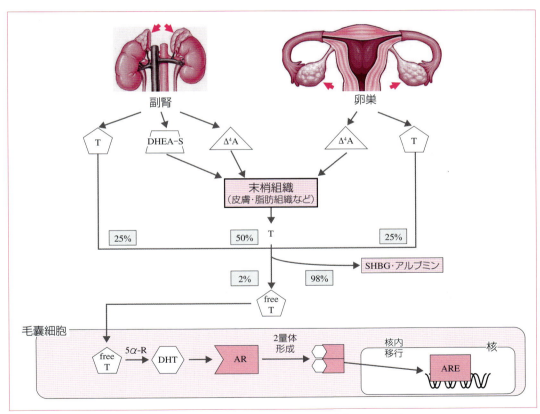

図1 アンドロゲンの体内動態と男性毛型多毛症(hirsutism)の発症メカニズム
卵巣からテストステロン(T)とアンドロステンジオン(Δ^4A)が，副腎からT，Δ^4Aとデヒドロエピアンドロステロンサルフェート(DHEA-S)が分泌され，Δ^4AとDHEA-Sは末梢組織(皮膚や脂肪組織など)でTに変換される．Tは1/4が卵巣，1/4が副腎，残りが末梢組織に由来する．
Tは80%がSHBGと，18%がアルブミンと結合し，2%が遊離テストステロン(free T)の形で存在する．毛嚢細胞内に入ったfree Tは5αレダクターゼ(5α-R)によってジヒドロテストステロン(DHT)に変換され，アンドロゲン受容体(AR)に結合して2量体を形成し，核内DNAのアンドロゲン応答配列(ARE)に結合して発毛を促す．

表1 多毛症の原因

Ⅰ．月経が整順な場合		
A．無性毛型多毛症（hypertrichosis）：軟毛（毳毛，いわゆる産毛）が増加した状態	1. 家族性 2. 薬剤（Ⅱ.A.1 参照）	
B．男性毛型多毛症（hirsutism）：硬毛（終末毛）が増加した状態	1. 患者自身または家族の思い込み 2. idiopathic hirsutism（特発性多毛症）：毛囊のアンドロゲン感受性更新による	
Ⅱ．月経不順を伴う場合		
A．無性毛型多毛症	1. 薬剤 　シクロスポリン，ミノキシジル，ジアゾキシド，ペニシラミン，インターフェロン，フェニトイン，セツキシマブ，デキサメタゾンなど 2. 疾患に伴うもの 　a．先端巨大症 　b．インスリン抵抗性 　c．晩発性皮膚ポルフィリン症 　d．甲状腺機能亢進症および低下症 　e．腫瘍随伴症候群 　f．神経性食欲不振症 　g．Cushing 症候群	
B．男性毛型多毛症	1. 薬剤 　シクロスポリン，ミノキシジル，ジアゾキシド，アンドロゲン製剤，プロゲスチン（黄体ホルモン製剤），エストロゲン拮抗薬（クロミフェン，タモキシフェン）など 2. 副腎疾患 　a．酵素欠損症（先天性副腎皮質過形成）：21-水酸化酵素欠損症（21-OHD），11β-水酸化酵素欠損症（11β-OHD），3β-ヒドロキシステロイド脱水素酵素（3β-HSD） 　b．腫瘍：副腎腺腫，副腎癌 3. 卵巣疾患または卵巣が関連した病態 　a．腫瘍：arrhenoblastoma，Leydig 細胞腫，門細胞腫 　b．インスリン抵抗性を伴うもの：肥満，1 型糖尿病，2 型糖尿病 　c．家族性卵巣性アンドロゲン過剰症 　d．多囊胞性卵巣症候群，莢膜細胞過形成（hyperthecosis） 　e．妊娠による黄体存続	

〔Loriaux DL：An approach to the patient with hirsutism. J Clin Endocrinol Metab 2012；97：2957-2968 より引用・改変〕

500万の毛囊があり，毛囊内で体毛は形成される．発毛には，成長期，退縮期，休止期の3つのphaseがあるが，アンドロゲンは成長期を延長させ，男性毛型多毛症を引き起こす．

多毛症の診断

1）原因

表1に多毛症のおもな原因を示す．70％以上は多囊胞性卵巣症候群（polycystic ovary syndrome：PCOS）が原因で，特発性多毛症（23％），先天性副腎皮質過形成（非古典型；non-classical type）（4.3％），アンドロゲン産生腫瘍（0.2％）のほか，先端巨大症，甲状腺機能亢進症および低下症，糖尿病，高プロラクチン血症，薬剤性などがある．

2）鑑別診断の進め方

Ferriman-Gallway hirsutism scoring system（図2）を用いて，アンドロゲン依存性の発毛部位の発毛状況をscoringし，合計点で重症度を評価する．その後，図3に示したフローチャートに従って原因疾患を鑑別する．

問診では，月経歴，薬剤の服用歴，先天性副腎皮質過形成の家族歴の有無などを確認する．妊娠でも多毛傾向となるため，妊娠を否定することも重要である．

多毛スコアが16点以上の場合，多毛症が急激に進行する場合，軽度の多毛症でも治療抵抗性

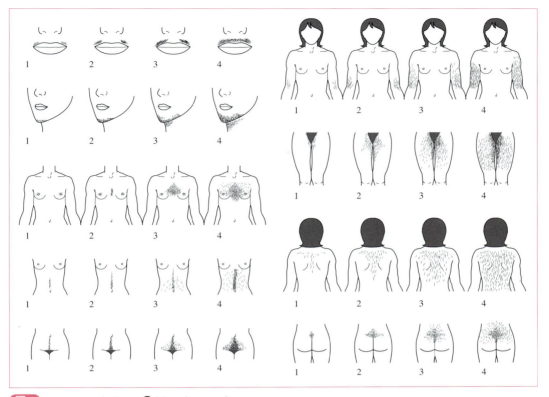

図2 Ferriman-Gallwayのhirsutism scoring system
アンドロゲン依存性の発毛部位である口唇周囲，顎，胸毛，腹毛，陰毛，上肢，下肢，背部，臀部の9カ所の発毛状況を1～4点でscoringし，総点数で評価する．
〔Martin KA, et al：Evaluation and treatment of hirsutism in premenopausal women：an endocrine society clinical practice guideline. J Clin Endocrinol Metab 2008；93：1105-1120 より引用〕

の場合，多毛の重症度にかかわらず，月経異常，中心性肥満，陰核肥大，皮膚の色素沈着・肥厚（黒色表皮腫）などを認める場合，血中テストステロン（T）濃度を測定する．遊離テストステロン（free T）濃度，デヒドロエピアンドロステロンサルフェート（DHEA-S）濃度，アンドロステンジオン（Δ^4A）濃度も，アンドロゲンの体内動態や高アンドロゲン血症の責任臓器を推定（図1参照）するために有用である．なお，T，free T，DHEA-S 測定は保険適用であるが，Δ^4A の測定は保険適用がない．

3）多囊胞性卵巣症候群（PCOS）

多毛症の原因として最も高頻度であるが，他の原因疾患を否定することも重要である．日本産科婦人科学会の診断基準[1]（第4章「5．多囊胞性卵巣症候群の病態と診断」参照）に従う．

4）先天性副腎皮質過形成

21-水酸化酵素欠損症では，胎児期から男性化徴候を示す古典型（classical type）のほかに，出生児には男性化徴候を示さないが，その後症状を示す非古典型（non-classical type）の存在が明らかとなった．非古典型はさらに症候型（遅発型）と無症候型（潜在型）に分類され，症候型では多毛症がみられ，血中 17-ヒドロキシプロゲステロンが上昇する．

治療

1）多毛症の原因と治療法の選択

最も高頻度な PCOS による多毛症に対しては，これに伴う内分泌異常を是正する薬物療法（第4章「6．多囊胞性卵巣症候群の治療」参照）を優先する．多毛による心理的ストレスを軽減

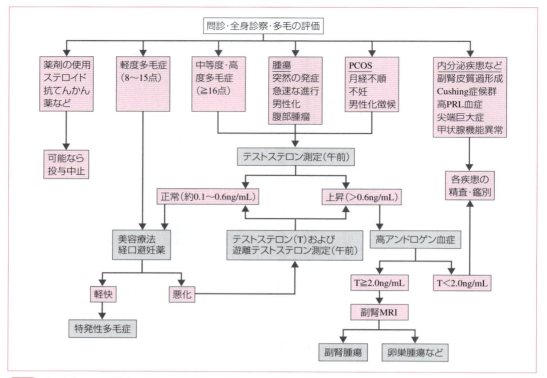

図3 多毛症の原因検索のフローチャート
テストステロンは朝高く夕に低いという日内変動を示すため，午前8〜11時に採血することが望ましい．血中テストステロン濃度が2.0 ng/mL以上の場合，副腎や卵巣の腫瘍を疑い，MRIなどの画像診断を行う．
〔文献2〜4より引用・改変〕

表2 多毛症の薬物療法

1．OC・LEP製剤	オーソ®M-21錠　1日1錠　21日間内服・7日間休薬 マーベロン®21　1日1錠　21日間内服・7日間休薬 マーベロン®28　1日1錠　28日間内服（7日間はプラセボ） ヤーズ®配合錠　1日1錠　28日間内服（4日間はプラセボ）
2．抗アンドロゲン薬	アルダクトン®A錠25 mg　1回1〜2錠　1日2回　朝夕食後 dian®35錠　1日1錠　21日間内服・7日間休薬 プロペシア®錠　1.0 mg　1日1錠　連日
3．発毛抑制軟膏	ヴァニカ®クリーム　1日1〜2回　患部に塗布

する必要がある場合，美容療法を積極的に併用する．

その他の背景疾患がある場合はこれに対する治療を行い，背景疾患がない場合は美容療法や経口避妊薬（OC）を用いる．

体毛の新陳代謝には約3カ月かかるため，薬物療法（表2）の治療効果が現れるまでにタイムラグがある．一方，美容療法は施術直後から体毛分布を自由にコントロールできるが，維持には施術の反復や薬物療法が必要である．薬物療法と美容療法を適宜相補的に行うことが望ましい．

2）経口避妊薬（OC）および低用量エストロゲン・プロゲスチン配合薬（LEP）

negative feedbackにより卵巣のアンドロゲン産生を抑制し，肝での性ステロイドホルモン結合グロブリン（sex hormone binding globulin：SHBG）の合成促進によりfree Tを低下させる．また，エストロゲン成分は毛囊細胞内のアンドロゲン受容体でアンドロゲンと拮抗する．

薬剤に含まれるプロゲスチンにアンドロゲン作用がある場合は，多毛を促進しうるので注意する．第1世代OCに含まれるノルエチステロン（オーソ®）に比べて第3世代OCに含まれるデソゲストレル（マーベロン®）はアンドロゲン作用が弱く，ドロスピレノン（ヤーズ®）にはアンドロゲン作用がない．いずれも多毛症には保険適用がない．深部静脈血栓症のリスクがあることと，早期症状について患者に説明する（第4章「33．ホルモン製剤による避妊」参照）．

3）抗アンドロゲン薬

OCまたはLEP製剤を6カ月使用しても改善しない場合には，抗アンドロゲン薬を追加する．妊娠中の使用は禁忌である（男児の女性化）．OCまたはLEP製剤と併用すると妊娠しないので，問題は起こりにくい．

スピロノラクトン（アルダクトン®A）は，本来アルドステロン拮抗薬であり，利尿作用のある降圧剤である．毛囊細胞内のアンドロゲン受容体でアンドロゲンと拮抗し，5αレダクターゼ活性を抑制する．まれに投与初期に起立性低血圧や高K血症をきたすことがある．

酢酸シプロテロン（androcur®）はアンドロゲン受容体での拮抗と5αレダクターゼ阻害作用を有するが，肝障害や肝細胞癌発生の危険があり，わが国では販売が中止されている．一方，エチニルエストラジオールと酢酸シプロテノンの配合薬であるdian®は，経口避妊薬として個人輸入されている．

フィナステリド（プロペシア®）は男性用の脱毛症治療薬であり，2型5αレダクターゼ活性を選択的に阻害し，DHT産生を抑制する．添付文書上，女性への適応はない．

4）発毛抑制軟膏

エフロルニチン（ヴァニカ®）は発毛に必要な酵素であるornithine decarboxylaseを抑制する．米国食品医薬品局（FDA）でクリーム製剤が認可販売されているが，わが国では未認可である．塗布開始後6〜8週で効果が発現する．美容療法後の再発抑制にも用いられる．

5）美容療法

剃毛や除毛クリーム（チオグリコラート含有）による除毛では，皮膚表面より外部の毛を除去する．

脱毛では，従来の電気融解（electrolysis）に代わり，光脱毛（photoepilation）が主流になった．これは，メラニンを含有する毛囊へレーザーを選択的に吸収させる脱毛法である．短時間で施術でき，多毛改善作用は6カ月持続するが，それ以上の維持には反復の施術が必要である．

●文　献●

1) 水沼英樹，他：本邦における多囊胞性卵巣症候群の新しい診断基準の設定に関する小委員会（平成17〜18年度）検討結果報告．日産婦会誌 2007；59：868-886．
2) Loriaux DL：An approach to the patient with hirsutism. J Clin Endocrinol Metab 2012；97：2957-2968.
3) Martin KA, et al：Evaluation and treatment of hirsutism in premenopausal women：an endocrine society clinical practice guideline. J Clin Endocrinol Metab 2008；93：1105-1120.
4) 沖　利通：多毛症．産と婦 2013；80：253-260．

第4章 疾患・症候

35 子宮内膜増殖症・子宮内膜癌のホルモン療法

髙井 泰

病態

1) 子宮内膜増殖症

子宮内膜増殖症は，子宮内膜が長期間にわたるエストロゲンの持続的刺激（unopposed estrogen）によって過剰増殖をきたした状態である．排卵障害などによる内因性エストロゲンのほか，薬剤などによる外因性エストロゲンによっても発症する．その一部は子宮内膜癌に進展し，癌化までの期間は4年程度とされている[1]．

表1に子宮内膜増殖症の分類を示す．わが国において子宮内膜増殖症が内膜癌に進展する頻度は，EMH-s，EMH-c，AEMH-s，AEMH-cでそれぞれ1.1％，3.5％，8.1％，21.4％であり[2]，これに先立つ海外の報告[1]とほぼ同等だった．その他の多くの報告とあわせて，子宮内膜増殖症が内膜癌に進展するか否かは，細胞異型の有無が重要と考えられている．好発年齢は40歳代で，多くが不正出血を主訴とするが，不妊症の精査中に発見される場合も多い．

2) 子宮内膜癌

わが国における40歳未満の若年子宮内膜癌は全体の子宮内膜癌の6〜7％を占め，その1/3が内膜に限局している．妊孕性温存のためにホルモン療法を行う可能性が考慮されるのは，内膜に限局する高分化型G1類内膜腺癌のみである．なお，手術進行期分類（日産婦2011，FIGO 2008）では筋層浸潤が1/2未満のものをIA期とするため，妊孕性温存が考慮されるのはIA期の中でも一部の軽症例に限られる．

診断

子宮内膜増殖症・子宮内膜癌に対する診断の進め方を図1に示す．

1) 子宮内膜細胞診の対象者

不正出血，月経異常や，子宮内膜癌のリスク因子を有する患者を対象として，子宮内膜細胞診を施行する．

2) 子宮内膜細胞診施行時の留意事項

十分な問診や経腟超音波検査などによって，妊娠を否定してから施行する．

細胞診検査による疼痛や出血等の合併症があること，偽陰性の可能性があり，頸部検診に比べ精度がやや劣ること等について，十分説明を行った上で実施する．

卵巣子宮内膜症性嚢胞や卵管留水症などを有する症例では，上行性感染をきたす可能性について説明し，抗菌薬を内服させることが望ましい．

3) 子宮内膜組織検査の対象者

子宮内膜細胞診異常，不正出血などの症状を有する場合，子宮内膜肥厚ありと判断した場合

表1 子宮内膜増殖症の分類

		細胞異型　なし	細胞異型　あり
構造異常	軽度	単純型子宮内膜増殖症（EMH-s）	単純型子宮内膜異型増殖症（AEMH-s）
構造異常	重度	複雑型子宮内膜増殖症（EMH-c）	複雑型子宮内膜異型増殖症（AEMH-c）

EMH-s：endometrial hyperplasia, simple
EMH-c：endometrial hyperplasia, complex
AEMH-s：atypical endometrial hyperplasia, simple
AEMH-c：atypical endometrial hyperplasia, complex

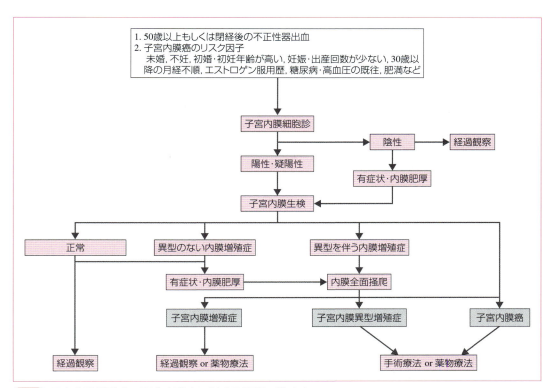

図1 子宮内膜増殖症・子宮内膜癌に対する診断の進め方

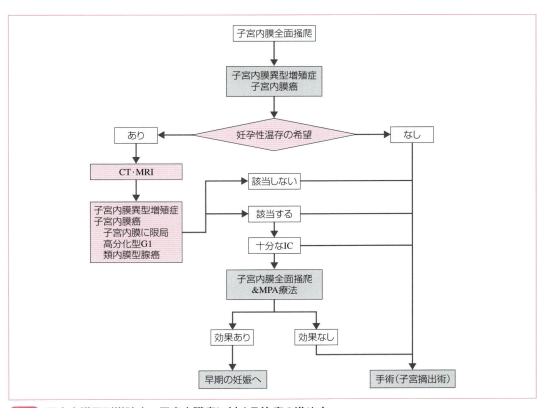

図2 子宮内膜異型増殖症・子宮内膜癌に対する治療の進め方

表2	異型を伴わない子宮内膜増殖症に対する処方例
1. MPA* 10〜20 mg/日 14日間投与・14日休薬 3〜6カ月
2. レボノルゲストレル放出子宮内システム（LNG-IUS；ミレーナ®）52 mg 子宮内に挿入・留置
3. ルナベル®配合錠 ULD 1錠 分1 21日間（7日間休薬）またはヤーズ®配合錠 1錠 分1 28日間

*MPA（medroxyprogesterone acetate）：プロベラ®錠 2.5 mg，ヒスロン®錠 5 mg，プロゲストン 2.5 および 5 mg，ヒスロン H®錠 200 mg，その他ジェネリックがある．

表3	異型を伴う子宮内膜増殖症・子宮内膜癌に対する処方例
MPA 600 mg/日 4〜6カ月間
アスピリン（バイアスピリン®錠 100 mg，バファリン®配合錠 A81 81 mg） 1錠/日 4〜6カ月間

には，内膜組織検査（子宮内膜生検）を行う．子宮内膜異型増殖症と高分化型類内膜腺癌の組織学的鑑別はしばしば困難であるため，子宮内膜生検で細胞異型を認めた場合や，細胞異型がなくても不正出血・過多月経・過長月経・著しい子宮内膜肥厚などを認めた場合には，子宮内膜全面搔爬を施行し，子宮内膜異型増殖症や子宮内膜癌を見落とさないことが重要である．

治療

1）異型を伴わない子宮内膜増殖症

細胞異型を伴わない子宮内膜増殖症（EMH-s および EMH-c）に対しては，原則として細胞診や組織診を用いた経過観察を主体とする．

不正出血や過多月経・過長月経などの症状を認める場合は，ホルモン療法（**表2**）を施行する．酢酸メドロキシプロゲステロン（MPA）だけでなく，レボノルゲストレル放出子宮内システム（LNG-IUS）も子宮内膜増殖抑制作用があり，子宮内膜増殖症に対しても治療効果があることが報告されている．いずれも子宮内膜増殖症への保険適用はないため（**表3**参照），過多月経などの病名が必要である．治療中も適宜，細胞診あるいは組織診を行い，経過観察することが重要である．なお，LNG-IUS 挿入中でも細胞診・組織診は可能である．

性成熟期においては，低用量エストロゲン・プロゲスチン配合薬（ルナベル® ULD，ヤーズ®）の投与を選択することも可能だが，子宮内膜増殖症や過多月経への保険適用はないため，月経困難症の病名が必要である．

閉経後で，出血などの症状と病変が持続する場合には，悪性病変を考慮して子宮全摘を行う．

子宮内膜ポリープを疑う場合，子宮内視鏡検査やソノヒステログラフィーを施行し，子宮内膜ポリープ以外に不妊症の原因を認めない不妊症症例や，不正出血などの症状を訴える症例ではポリープ切除を検討する．

2）子宮内膜異型増殖症・子宮内膜癌

上述したように，子宮内膜異型増殖症（AEMH-s および AEMH-c）は子宮内膜癌に進展するリスクが高いため，本来子宮摘出術が求められる病態である．AEMH および高分化型の類内膜腺癌で妊孕能温存を希望する場合，黄体ホルモン療法を行うことがあるが，**図2**に示したように，厳重な評価とインフォームドコンセント（IC）のもとに行われなければならない．

子宮内膜異型増殖症・子宮内膜癌に対する MPA 療法の注意点

1）症例の適応・条件

子宮内膜異型増殖症および子宮内膜に限局していると考えられる類内膜腺癌（G1 相当）に対する，妊孕性温存を目的とした黄体ホルモン療法は，「子宮体がん治療ガイドライン」において推奨グレード C1 とされている[3]．しかしながら，症例の選択にあたっては，下記に示す適応・条件などに留意する．

①適応は妊孕性温存に限定し，単なる手術回避・子宮温存を目的とする場合は推奨されない．このため，寛解時に妊娠を現実的に望めることが前提であり，通常40歳以下を対象とする．

②CT・MRI などの画像診断を用いても筋層浸潤や頸部浸潤を完全に除外できず，全面搔爬術でも G1 類内膜腺癌以外の組織型を完全に除外できない．

表4 MPAの適応症・副作用

1. 適応症	【一般製剤】 無月経，月経周期異常（希発月経，多発月経），月経量異常（過少月経，過多月経），機能性子宮出血，黄体機能不全による不妊症，切迫流早産，習慣性流早産
	【高用量製剤（H200）】 乳癌，子宮体癌（内膜癌）
2. 重篤な副作用	血栓症：手足の痛み・はれ・むくみ・しびれ，胸の痛み，突然の息切れ・息苦しい，急に視力が落ちる，視野が欠ける，目が痛む，頭痛，片側の麻痺，うまく話せない，意識が薄れる場合はただちに受診する

③動脈硬化，血栓性疾患の既往や合併，心疾患，重篤な肝障害を有する症例はMPAの投与禁忌であり，肥満，糖尿病患者は慎重投与とされている．

2）治療成績

治療開始後8週もしくは12週の間隔で全面搔爬を行い，治療効果を判定する．組織学的に異型腺管が消失していれば，完全寛解（CR）として治療終了を検討する．26週間の投与で異型腺管が残存している場合，子宮摘出を選択することが望ましい．一方，9〜12カ月間の投与でCRに至る例もあるため，一定の細胞効果が認められれば投与期間を延長できる[4]．

国内外の45研究による391症例のレビューによると，子宮内膜異型増殖症と子宮内膜癌に対するCR率はそれぞれ65.8％と48.2％，CR後の再発率はそれぞれ23.2％と35.4％といずれもAEMHが有意に良好で，それぞれ41.2％と34.8％が妊娠に至った[5]．また，39研究559症例のメタ解析では，子宮内膜異型増殖症と子宮内膜癌に対するCR率はそれぞれ85.6％と76.2％，CR後の再発率はそれぞれ26.0％と40.6％であり，それぞれ26.3％と28.0％が生産に至った[6]．

3）有害事象

MPA療法による有害事象には血栓塞栓症がある（表4）．高用量のMPAを長期間投与する場合，予防策としてアスピリンを併用することが一般的である（表3）．

4）寛解症例に対する不妊治療

前述のように本療法の再発率が高いこと，再発までの期間が1〜3年であることから，寛解後早期に不妊治療，特に生殖補助医療（ART）を行うことが望ましい．不妊治療に伴うクロミフェンやゴナドトロピン製剤による排卵誘発は，一般不妊症患者において子宮内膜癌の発症率を増加させないことなどから，「子宮体がん治療ガイドライン」では「考慮される」としている．

一方，未婚などで早期の妊娠を希望しない場合，国内の第Ⅱ相試験ではエストロゲン・プロゲスチン配合薬を継続投与している[7]．また，「子宮体がん治療ガイドライン」では，「3カ月に一度の子宮内膜精査や経腟超音波断層法検査を行うことが考慮される」としている[3]．

●文　献●

1) Kurman RJ, et al：The behavior of endometrial hyperplasia. A long-term study of "untreated" hyperplasia in 170 patients. Cancer 1985；56：403-412.
2) Jobo T, et al：Study on the long term follow-up of endometrial hyperplasia. Int J Clin Oncol 1996；1：163-169.
3) 日本婦人科腫瘍学会：子宮体がん治療ガイドライン2013年版．金原出版，2013：144-159.
4) 三橋　暁，他：子宮体がんの妊孕性温存療法．臨婦産 2013；67：498-504.
5) Gunderson CC, et al：Oncologic and reproductive outcomes with progestin therapy in women with endometrial hyperplasia and grade 1 adenocarcinoma：a systematic review. Gynecol Oncol 2012；125：477-482.
6) Gallos ID, et al：Regression, relapse, and live birth rates with fertility-sparing therapy for endometrial cancer and atypical complex endometrial hyperplasia：a systematic review and metaanalysis. Am J Obstet Gynecol 2012；207：266 e261-212.
7) Ushijima K, et al：Multicenter phase Ⅱ study of fertility-sparing treatment with medroxyprogesterone acetate for endometrial carcinoma and atypical hyperplasia in young women. J Clin Oncol 2007；25：2798-2803.

薬剤一覧

● エストロゲン製剤

一般名	商品名(会社)	剤形：規格単位	適応	用法・用量
エストラジオール(E_2)	エストラーナ(久光)	テープ：0.09 mg, 0.18 mg, 0.36 mg, 0.72 mg	更年期障害・卵巣欠落症状に伴う血管運動神経症状，泌尿生殖器の萎縮症状，閉経後骨粗鬆症	0.72 mg を下腹部や殿部に貼付．2日毎に貼り替え
			性腺機能低下症，性腺摘出または原発性卵巣不全による低エストロゲン症	通常，成人に対しエストラジオールとして 0.72 mg から開始する．下腹部，殿部のいずれかに貼付し，2日毎に貼り替え，症状に応じ増減する．小児では，エストラジオールとして 0.09 mg から開始する．下腹部，殿部のいずれかに貼付し，2日毎に貼り替える．その後，エストラジオールとして，0.18 mg，エストラジオールとして 0.36 mg，エストラジオールとして 0.72 mg へ段階的に増量する．
	ル・エストロジェル(富士製薬)	ゲル：0.06% (1プッシュ 0.9 g 中 E_2 0.54 mg)	更年期障害・卵巣欠落症状に伴う血管運動神経症状	1日1回2プッシュを両腕の手首から肩までの広い範囲に塗擦
	ディビゲル(持田)	ゲル：1 mg/1 g/包		1包を1日1回 左右いずれかの大腿部か下腹部に約 400 cm^2 の範囲に塗布
	ジュリナ(バイエル)	錠：0.5 mg		1日 0.5 mg 分1
			閉経後骨粗鬆症	1日 1.0 mg 分1
エストラジオールプロピオン酸エステル	オバホルモンデポー(あすか-武田)	筋注：5 mg/1 mL	無月経，月経周期異常，月経量異常，月経困難症，機能性子宮出血，子宮発育不全症，卵巣欠落症状，更年期障害，不妊症	1回 1.0～10 mg 1週間～1カ月毎
エストラジオール吉草酸エステル	プロギノン・デポー(富士製薬)	筋注：10 mg/1 mL		1回 5～10 mg 1～4週間毎
	ペラニンデポー(持田)	筋注：5 mg/1 mL, 10 mg/1 mL		1回 5～10 mg 1～4週間毎
エストリオール(E_3)	ホーリン(あすか-武田)	錠：1 mg	更年期障害，腟炎，子宮頸管炎・子宮腟部びらん	1回 0.1～1.0 mg 1日 1～2回
			老人性骨粗鬆症	1日 2.0 mg 分2
		V腟錠：1 mg	腟炎，子宮頸管炎・子宮腟部びらん	1日 0.5～1.0 mg(1/2～1錠) 分1
	エストリール(持田)	錠：0.1 mg, 0.5 mg, 1 mg	更年期障害，腟炎，子宮頸管炎・子宮腟部びらん	1回 0.1～1.0 mg 1日 1～2回
		錠：0.5 mg, 1 mg	老人性骨粗鬆症	1日 2.0 mg 分2
		V腟錠：0.5 mg	腟炎，子宮頸管炎・子宮腟部びらん	1日 0.5～1.0 mg 分1
エストリオールプロピオン酸エステル	エストリールデポー(持田)	注：10 mg/1 mL	更年期障害，腟炎，子宮頸管炎・子宮腟部びらん，分娩時の頸管軟化	1回 5～10 mg 1週～10日間毎 皮下注・筋注
結合型エストロゲン	プレマリン(ファイザー)	錠：0.625 mg	卵巣欠落症状，卵巣機能不全症，更年期障害	1日 1～2錠
			腟炎，機能性子宮出血	1日 1～6錠

● 黄体ホルモン製剤

一般名	商品名(会社)	剤形：規格単位	適応	用法・用量
プロゲステロン	プロゲホルモン（持田）	筋注：10 mg/1 mL, 25 mg/1 mL	無月経，月経困難症，機能性子宮出血，黄体機能不全による不妊症，切迫流早産，習慣性流早産	1日10〜50 mg　1〜2回に分割
	ルテウム（あすか-武田）	筋注：10 mg/1 mL, 25 mg/1 mL		1日10〜50 mg　1〜2回に分割
	ウトロゲスタン（富士製薬）	腟用カプセル：200 mg	生殖補助医療における黄体補充	1回200 mgを1日3回，胚移植2〜7日前より経腟投与する．妊娠が確認できた場合は，胚移植後9週(妊娠11週)まで投与を継続する．
	ルティナス（フェリング）	腟錠：100 mg		1回100 mgを1日2回または3回，採卵日から最長10週間(または妊娠12週まで)腟内に投与
ジドロゲステロン（DYD）	デュファストン（アボット）	錠：5 mg	切迫流早産，習慣性流早産，無月経，月経周期異常，月経困難症，機能性子宮出血，黄体機能不全による不妊症，子宮内膜症	1日5〜15 mg　分1〜3 ・子宮内膜症：1日5〜20 mg
ヒドロキシプロゲステロンカプロン酸エステル（HPC）	プロゲデポー(持田) オオホルミンルテウムデポー（あすか-武田）	筋注：125 mg/1 mL	無月経，機能性子宮出血，黄体機能不全による不妊症，切迫流早産，習慣性流早産	1週1回65〜125 mg
メドロキシプロゲステロン酢酸エステル（MPA）	ヒスロンH（協和発酵キリン）	錠：200 mg	乳癌，子宮体癌(内膜癌)	・乳癌：1日600〜1,200 mg　分3 ・子宮体癌(内膜癌)：1日400〜600 mg　分2〜3
	ヒスロン（協和発酵キリン）	錠：5 mg	無月経，月経周期異常，月経量異常，機能性子宮出血，黄体機能不全による不妊症，切迫流早産，習慣性流早産	1日2.5〜15 mg　分1〜3
	プロベラ（ファイザー）	錠：2.5 mg		
クロマジノン酢酸エステル（CMA）	ルトラール（富士製薬）	錠：2 mg	無月経，月経周期異常，月経量異常，月経困難症，機能性子宮出血，卵巣機能不全症，黄体機能不全による不妊症	1日2〜12 mg　分1〜3
ノルエチステロン（NET）	ノアルテン（塩野義-富士製薬）	錠：5 mg	無月経，月経周期異常，月経量異常，月経困難症，卵巣機能不全症，黄体機能不全による不妊症，機能性子宮出血，月経周期の変更	1日5〜10 mg　分1〜2 ・月経周期延長：1日5 mg　月経予定5日前から投与，月経周期延長希望日まで連続投与 ・月経周期短縮：1日5 mg　卵胞期より数日間連続投与
ジエノゲスト（DNG）	ディナゲスト(持田)	錠：1 mg	子宮内膜症	月経周期2〜5日目より1日2 mg　分2
レボノルゲストレル（LNG）	ノルレボ（あすか-武田）	錠：0.75 mg	緊急避妊	性交後72時間以内に1.5 mg　1回
	ミレーナ（バイエル）	子宮内放出システム：52 mg	避妊，過多月経，月経困難症	子宮腔内に装着

●その他

一般名	商品名(会社)	剤形：規格単位	おもな適応	用法・用量
ダナゾール	ボンゾール（田辺三菱）	錠：100 mg	子宮内膜症，乳腺症	・子宮内膜症：200～400 mg/日 分2．月経周期第2～5日より約4カ月間連続投与 ・乳腺症：200 mg 分2．月経周期第2～5日より，4～6週間連続投与
		錠：200 mg	子宮内膜症	200～400 mg/日 分2．月経周期第2～5日より約4カ月間連続投与

●エストロゲン・プロゲスチン配合薬

商品名(会社)	剤形	エストロゲン	プロゲスチン	適応	用法・用量
E・P・ホルモンデポー（あすか-武田）	筋注：1 mL	エストラジオールプロピオン酸 エステル 1 mg	ヒドロキシプロゲステロンカプロン酸エステル 50 mg	無月経，機能性子宮出血	週1回1 mL
ルテスデポー（持田）	筋注：1 mL（油性注）	エストラジオール安息香酸 エステル 10 mg	ヒドロキシプロゲステロンカプロン酸エステル 125 mg	機能性子宮出血	1回1 mL
ソフィアA（あすか-武田）	配合錠	メストラノール 0.05 mg	ノルエチステロン 1.00 mg	月経周期異常，無月経，月経量異常，月経困難症，月経前緊張症，更年期障害，機能性不妊症，機能性子宮出血，月経周期変更	1日1錠 ・機能性子宮出血，月経周期変更：1日2～4錠 分1～2
ソフィアC（あすか-武田）	配合錠	メストラノール 0.10 mg	ノルエチステロン 2.00 mg	機能性子宮出血，無月経，月経量異常，月経周期異常，月経困難症，卵巣機能不全による不妊症	・機能性子宮出血，無月経：1日1～2錠 7～10日間連続投与 ・月経量異常，月経周期異常，月経困難症：1日1錠 月経周期第5日より約3週間連続投与 ・卵巣機能不全による不妊症：1日1錠 月経周期第5日より約3週間連続投与
ルテジオン（あすか-武田）	配合錠	メストラノール 0.05 mg	クロルマジノン酢酸エステル 2.00 mg	機能性子宮出血，無月経，月経量異常，月経周期異常，月経困難症，月経周期の変更，卵巣機能不全による不妊症	・機能性子宮出血，無月経：1日1～2錠 7～10日間連続投与 ・月経量異常，月経周期異常，月経困難症：1日1錠 月経周期第5日より約3週間連続投与 ・月経周期の変更：短縮：1日1～2錠 月経周期第5日より5日間連続投与，延長：1日1錠予定月経の3日前から延長希望日まで連続投与 ・卵巣機能不全による不妊症：1日1錠 月経周期第5日より約3週間連続投与

商品名(会社)	剤形	エストロゲン	プロゲスチン	適応	用法・用量
プラノバール (あすか-武田)	配合錠	エチニルエストラジオール　0.05 mg	ノルゲストレル 0.5 mg	機能性子宮出血, 月経困難症, 月経周期異常, 過多月経, 子宮内膜症, 卵巣機能不全	・機能性子宮出血：1日1錠　7〜10日間連続投与 ・月経困難症, 月経周期異常, 過多月経, 子宮内膜症, 卵巣機能不全：1日1錠　月経周期第5日より約3週間連続投与
メノエイド (あすか-武田)	コンビパッチ	エストラジオール 0.62 mg	酢酸ノルエチステロン 2.70 mg	更年期障害・卵巣欠落症状に伴う血管運動神経系症状	1枚を3〜4日毎に1回(週2回)下腹部に貼付
ウェールナラ (バイエル)	配合錠	エストラジオール 1 mg	レボノルゲストレル 0.04 mg 含有	閉経後骨粗鬆症	1日1錠
ヤーズ(バイエル)	配合錠	エチニルエストラジオール 0.020 mg	ドロスピレノン 3 mg	月経困難症	1日1錠 28日間連続投与
ルナベル LD (ノーベル-富士製薬)(ノーベル-日本新薬)	配合錠	エチニルエストラジオール 0.035 mg	ノルエチステロン 1 mg	月経困難症	1日1錠 21日間投与, 7日間休薬
ルナベル ULD (ノーベル-富士製薬)(ノーベル-日本新薬)	配合錠	エチニルエストラジオール 0.02 mg	ノルエチステロン 1 mg		1日1錠 21日間投与, 7日間休薬
オーソ M-21 (ヤンセン-持田)	配合錠	エチニルエストラジオール 0.035 mg	ノルエチステロン 1 mg	避妊	1日1錠 21日間投与, 7日間休薬
オーソ 777-21 (ヤンセン-持田)	配合錠	エチニルエストラジオール 白色錠 0.035 mg, 淡橙色錠 0.035 mg, 橙色錠 0.035 mg	ノルエチステロン 白色錠 0.5 mg, 淡橙色錠 0.75 mg, 橙色錠 1 mg	避妊	1日1錠　白色錠7日間, 淡橙色錠7日間, 橙色錠7日間, 計21日間投与, 7日間休薬
シンフェーズ T28 (科研)	配合錠	エチニルエストラジオール 淡青色錠(12錠) 0.035 mg 白色錠(9錠) 0.035 mg 橙色錠(7錠) 0 mg	ノルエチステロン 淡青色錠(12錠) 0.5 mg 白色錠(9錠) 1.0 mg 橙色錠(7錠) 0 mg	避妊	1日1錠　淡青色錠から順番に従い28日間連続投与
アンジュ 21 (あすか-武田)	配合錠	エチニルエストラジオール 赤褐色(6錠) 0.030 mg 白色(5錠) 0.040 mg 黄色(10錠) 0.030 mg	レボノルゲストレル 赤褐色(6錠) 0.050 mg 白色(5錠) 0.075 mg 黄色(10錠) 0.125 mg	避妊	1日1錠　赤褐色錠から順番に従い21日間連続投与, 7日間休薬
アンジュ 28 (あすか-武田)	配合錠	エチニルエストラジオール 赤褐色(6錠) 0.030 mg 白色(5錠) 0.040 mg 黄色(10錠) 0.030 mg 赤色(7錠) プラセボ	レボノルゲストレル 赤褐色(6錠) 0.050 mg 白色(5錠) 0.075 mg 黄色(10錠) 0.125 mg	避妊	1日1錠　赤褐色錠から順番に従い28日間連続投与
トリキュラー 21 (バイエル)	配合錠	エチニルエストラジオール 赤褐色錠(6錠) 0.030 mg 白色錠(5錠) 0.040 mg 淡黄褐色錠 0.030 mg	レボノルゲストレル 赤褐色錠(6錠) 0.050 mg 白色錠(5錠) 0.075 mg 淡黄褐色錠(10錠) 0.125 mg	避妊	1日1錠　赤褐色錠から順番に従い21日間連続投与, 7日間休薬
トリキュラー 28 (バイエル)	配合錠	エチニルエストラジオール 赤褐色錠(6錠) 0.030 mg 白色錠(5錠) 0.040 mg 淡黄褐色錠 0.030 mg 白色錠(7錠) プラセボ	レボノルゲストレル 赤褐色錠(6錠) 0.050 mg 白色錠(5錠) 0.075 mg 淡黄褐色錠(10錠) 0.125 mg 白色錠(7錠) プラセボ	避妊	1日1錠　赤褐色錠から順番に従い28日間連続投与
マーベロン 21 (MSD)	配合錠	エチニルエストラジオール 0.03 mg	デソゲストレル 0.15 mg	避妊	1日1錠　21日間連続投与, 7日間休薬
マーベロン 28 (MSD)	配合錠	エチニルエストラジオール 白色 0.03 mg 緑色錠 プラセボ	デソゲストレル 白色錠 0.15 mg 緑色錠 プラセボ	避妊	1日1錠　白色錠21日間連続投与, 緑色錠7日間, 合計28日間連続投与

●エストロゲン・男性ホルモン配合剤

商品名(会社)	剤形	エストロゲン	テストステロン	適応	用法・用量
ボセルモン（あすか-武田）	水懸注：5.0 mg/1 mL	エストラジオール 0.24 mg	テストステロン 4.76 mg	更年期障害	1日1回または隔日 1～2 mL/回 筋注・皮下注
ボセルモンデポー（あすか-武田）	筋注：50 mg/1 mL	エストラジオール吉草酸エステル 1 mg	テストステロンエナント酸エステル 40 mg テストステロンプロピオン酸エステル 9 mg	更年期障害，骨粗鬆症	2～4週毎 1 mL/回 筋注
プリモジアン・デポー（富士製薬）	筋注：1 mL	エストラジオール吉草酸エステル 4 mg	テストステロンエナント酸エステル 90.2 mg	更年期障害，卵巣欠落症状，骨粗鬆症	2～4週毎 1 mL/回 筋注
ダイホルモン・デポー（持田）	筋注：1 mL	エストラジオール吉草酸エステル 4 mg	テストステロンエナント酸エステル 90.2 mg	更年期障害，卵巣欠落症状，骨粗鬆症	2～4週毎 1 mL/回 筋注

●ゴナドトロピン製剤

一般名	商品名(会社)	単位	適応	用法・用量
ヒト絨毛性性腺刺激ホルモン(hCG)	HCG モチダ（持田）	3,000 単位 5,000 単位 10,000 単位	無排卵症，機能性子宮出血，黄体機能不全症，停留睾丸，造精機能不全による男子不妊症，下垂体性男子性腺機能不全症，思春期遅発症，妊娠初期の切迫流産，妊娠初期に繰り返される習慣性流産，睾丸・卵巣の機能検査（ゴナトロピン 5,000 単位のみ）低ゴナドトロピン性男子性腺機能低下症における精子形成の誘導	・無排卵症：3,000～5,000 単位/日 筋注 ・機能性子宮出血，黄体機能不全症：1,000～3,000 単位/日 筋注 ・妊娠初期の切迫流産，妊娠初期に繰り返される習慣性流産：1,000～5,000 単位/日 筋注 ・停留睾丸：1回 300～1,000 単位，1週 1～3 回を 4～10 週まで，または 1 回 3,000～5,000 単位を 3 日間連続筋注 ・造精機能不全による男子不妊症，下垂体性男子性腺機能不全症，思春期遅発症：500～5,000 単位/日 週2～3 回筋注 ・睾丸機能検査：10,000 単位 1 回または 3,000～5,000 単位を 3～5 日間筋注．1～2 時間後の血中テストステロン値を投与前値と比較 ・卵巣機能検査：1,000～5,000 単位を単独または FSH 製剤と併用投与，卵巣の反応性をみる ・黄体機能検査：3,000～5,000 単位を高温期に 3～5 回，隔日に投与，尿中ステロイド排泄量の変化をみる ・低ゴナドトロピン性男子性腺機能低下症における精子形成の誘導：ヒト絨毛性性腺刺激ホルモンとして，①二次性徴の発現および血中テストステロン値を正常範囲内にするため，1,000 単位を 1 週 3 回皮下注射し，血中テストステロン値が正常範囲内に達しないまたは正常範囲上限を超えた場合には，1,000～5,000 単位を 1
	ゴナトロピン（あすか-武田）	1,000 単位 3,000 単位 5,000 単位		
	ゲストロン（共立-テバ）	5,000 単位		
	プレグニール（MSD）	5,000 単位		

一般名	商品名(会社)	単位	適応	用法・用量
				週2～3回の範囲内で調整する. ②さらに, 精子形成の誘導のため, 本剤1,000～5,000単位を1週2～3回皮下注射するとともに, 遺伝子組換えFSH製剤を併用投与する
ヒト下垂体性性腺刺激ホルモン(hMG)	HMGテイゾー (あすか-武田)	75単位 150単位	間脳性(視床下部性)無月経, 下垂体性無月経の排卵誘発	1日FSHとして75～150単位を連続筋注, 頸管粘液量が約300 mm^{3}以上, 羊歯状形成(結晶化)が第3度の所見を指標として(4～20日, 通常5～10日間), hCGに切りかえる
	HMG「フェリング」 (フェリングファーマ)			
	HMG「F」 (富士製薬)			
	HMG「TYK」 (テバ-大正薬品)	75単位 100単位 150単位		
	ゴナピュール (あすか-武田)	75単位 150単位	間脳性(視床下部性)無月経・下垂体性無月経の排卵誘発 (多嚢胞性卵巣症候群の場合を含む)	1日FSHとして75～150単位を連続皮下注または筋注, 頸管粘液量が約300 mm^{3}以上, 羊歯状形成(結晶化)が第3度の所見を指標として(4～20日, 通常5～10日間), hCGに切りかえる
	フォリルモンP (富士製薬)			
フォリトロピンベータ	フォリスチム (MSD)	●皮下注 50単位：0.5 mL 75単位：0.5 mL 150単位：0.5 mL ●カートリッジ 300単位：0.36 mL 600単位：0.72 mL 900単位：1.08 mL	・複数卵胞発育のための調節卵巣刺激(カートリッジ, 皮下注75, 150単位) ・視床下部-下垂体機能障害に伴う無排卵および希発排卵における排卵誘発(カートリッジ, 皮下注50, 75単位)	・複数卵胞発育のための調節卵巣刺激：1日150または225単位を4日間皮下注または筋注. 卵胞の発育程度を観察しながら用量を調整し(通常75～375単位を6～12日間), 平均径16～20 mmの卵胞3個以上を超音波断層法により確認後, hCG製剤により排卵を誘起 ・視床下部-下垂体機能障害に伴う無排卵および希発排卵における排卵誘発：1日50単位を7日間皮下注または筋注. 卵胞の発育程度により用量を調整し(卵巣の反応性が低い場合は, 7日間毎に25単位を増量), 平均径18 mm以上の卵胞を超音波断層法により確認後, hCG製剤により排卵を誘起
フォリトロピンアルファ	ゴナールエフ (メルクセローノ)	●皮下注 75単位：6 μg 150単位：12 μg ●皮下注ペン 300単位：22.23 μg 450単位：33.34 μg 900単位：66.69 μg	視床下部-下垂体機能障害または多嚢胞性卵巣症候群に伴う無排卵および希発排卵における排卵誘発, 低ゴナドトロピン性男性腺機能低下症における精子形成の誘導	・排卵誘発：1回75単位を連日皮下投与. 卵胞の発育の程度により適宜用量を調節し, 主席卵胞の十分な発育確認後, hCG製剤を投与, 排卵を誘起 ・精子形成の誘導：hCG製剤と併用投与. 血中テストステロン値が正常範囲内にあること, 無精子であることを確認後, 1回150単位1週3回皮下注. 精子形成の誘導が認められない場合には, 1回最大300単位, 1週3回を限度として適宜増量

● GnRH アナログ製剤

一般名	商品名(会社)	剤形：規格単位	適応	用法・用量
ブセレリン酢酸塩	スプレキュア（サノフィ-持田）	点鼻液：0.15%（1瓶10mL中15mg）	子宮内膜症，中枢性思春期早発症，子宮筋腫の縮小および子宮筋腫に基づく過多月経，下腹痛，腰痛，貧血の改善	・子宮内膜症・子宮筋腫：1回あたり左右の鼻腔内に各々1噴霧ずつ(300μg)を1日3回，月経周期1～2日目より投与 ・中枢性思春期早発症：左右の鼻腔に各々1噴霧投与(300μg)を1回投与とし，1日3～6回．効果不十分のときは皮下注射法に切り替える
	スプレキュアMP（サノフィ-持田）	皮下注：1.8mg	子宮内膜症，子宮筋腫の縮小および子宮筋腫に基づく過多月経，下腹痛，腰痛，貧血の改善	4週に1回1.8mg皮下注．初回投与は月経周期1～5日目
酢酸ナファレリン	ナサニール（ファイザー）	点鼻液：0.2%（1瓶5mL中10mg）		1回あたり片側の鼻腔内に1噴霧(200μg)1日2回，月経周期1～2日目より投与
ゴセレリン酢酸塩	ゾラデックス（アストラゼネカ）	デポ：1.8mg(キッセイ)	子宮内膜症	4週毎に1回1.8mgを前腹部に皮下注．初回投与は必ず月経中に
		デポ：3.6mg	前立腺癌，閉経前乳癌	3.6mgを前腹部に4週毎に1回皮下注
	ゾラデックスLA（アストラゼネカ）	徐放デポ：10.8mg	前立腺癌，閉経前乳癌	10.8mgを前腹部に12～13週毎に1回皮下注
リュープロレリン酢酸塩	リュープリン（武田）	注射用：1.88mg 注射用キット：1.88mg	子宮内膜症，過多月経，下腹痛，腰痛および貧血等を伴う子宮筋腫における筋腫核の縮小および症状の改善，中枢性思春期早発症	・子宮内膜症：4週に1回3.75mg皮下注．体重が50kg未満の患者では1.88mg．初回投与は月経周期1～5日目 ・子宮筋腫：4週に1回1.88mg皮下注．体重の重い患者，子宮腫大が高度の患者では3.75mg．初回投与は月経周期1～5日目 ・前立腺癌，閉経前乳癌：4週に1回3.75mg皮下注 ・中枢性思春期早発症：4週に1回30μg/kgを皮下注．180μg/kgまで増量可
		注射用：3.75mg 注射用キット：3.75mg	子宮内膜症，過多月経，下腹痛，腰痛および貧血等を伴う子宮筋腫における筋腫核の縮小および症状の改善，閉経前乳癌，前立腺癌，中枢性思春期早発症	
セトロレリクス酢酸塩	セトロタイド（日本化薬-メルクセローノ）	注射用：0.25mg, 3mg	調節卵巣刺激下における早発排卵の防止	・3mg単回投与法：卵巣刺激開始6または7日目に，3mgを腹部皮下に単回投与．卵胞の発育が不十分等の理由により，投与から5日以内に排卵誘発を行わない場合には，投与5日後から排卵誘発当日まで，0.25mgを1日1回腹部皮下に連日投与 ・0.25mg反復投与法：卵巣刺激開始6日目から排卵誘発当日まで，0.25mgを1日1回腹部皮下に連日投与
ガニレリクス酢酸塩	ガニレスト（MSD）	皮下注シリンジ：0.25mg/0.5mL		FSH製剤投与の6日目から開始し，0.25mgを1日1回皮下に連日投与

●選択的エストロゲン受容体調節薬（SERM）

一般名	商品名(会社)	剤形：規格単位	おもな適応	用法・用量
ラロキシフェン塩酸塩	エビスタ（イーライリリー）	錠：60 mg	閉経後骨粗鬆症	1日1回60 mg
バゼドキシフェン酢酸塩	ビビアント（ファイザー）	錠：20 mg		1日1回20 mg
シクロフェニル	セキソビット（あすか-武田）	錠：100 mg	第1度無月経，無排卵性月経，希発月経の排卵誘発	1日400〜600 mg　分2〜3，5〜10日間投与
クロミフェンクエン酸塩	クロミッド（富士製薬-塩野義）	錠：50 mg	排卵障害に基づく不妊症の排卵誘発	第1クール1日50 mg 5日間，最大1日100 mg 5日間
タモキシフェンクエン酸塩	ノルバデックス（アストラゼネカ）	錠：10 mg, 20 mg	乳癌	・10 mg錠：1日20 mg　分1〜2，最大量1日40 mg ・20 mg錠：1日1回20 mg，最大量1日40 mg
トレミフェンクエン酸塩	フェアストン（日本化薬）	錠：40 mg, 60 mg	閉経後乳癌	1日1回40 mg，既治療例（薬物療法および放射線療法などに無効例）には1日1回120 mg
フルベストラント	フェソロデックス（アストラゼネカ）	筋注：250 mg/5 mL		2筒(500 mg)を初回，2週後，4週後．その後4週毎に1回，左右の殿部に1筒ずつ(250 mg×2)筋注

●アロマターゼ阻害薬

一般名	商品名(会社)	剤形：規格単位	おもな適応	用法・用量
アナストロゾール	アリミデックス（アストラゼネカ）	錠：1 mg	閉経後乳癌	1日1回1 mg
エキセメスタン	アロマシン（ファイザー）	錠：25 mg		1日1回25 mg
レトロゾール	フェマーラ（ノバルティス）	錠：2.5 mg		1日1回2.5 mg

索引

欧文

数字
3β-HSD　80
3β-ヒドロキシステロイド脱水素酵素(3β-hydroxysteroid dehydrogenase：3β-HSD)　80
17β-estradiol　89
17β-hydroxysteroid dehydrogenase type 1　64

A
ACHES　105, 225
AI　122
AMH　88, 89, 91, 108, 161, 167
androstenedione　89
Argonz-del Castillo 症候群　150
ART　161, 164
Asherman 症候群　133

B
β 鎖　43
BBT　153

C
Chiari-Frommel 症候群　150
CLEIA　85
CLIA　84
COC　13
Core premenstrual disorder　180
COS　107, 111, 161, 163, 164
Cu-IUD　223

D
dehydroepiandrosterone sulfate　90
down regulation　35
DSM-V　181
DXA(dual-energy X-ray absorptiometry)法　216

E
E_1　63
E_2　63, 87, 89, 98
E_3　63
EA　179
ECLIA　86
ECP　223, 225
EIA　83
ELISA　84
ER　66, 114
ERα　66, 114
ERβ　66, 114

F
Ferriman-Gallway hirsutism scoring system　228
flare up 現象　162
follicle-stimulating hormone　89
FRAX　217
FSH　8, 87, 89

G
G protein-coupled estrogen receptor 1(GPER1)　68
GnRH　4, 58
——-1　32
——-2　32
——(LHRH)負荷試験　92
——(LHRH)連続負荷試験　92
——アゴニスト　110, 200
——アンタゴニスト　110
——ニューロン　128
GPER1　68
GTP 共役受容体　34

H
Hippo シグナル　169
hMG 負荷試験　94
Holmstrom 療法　139
hot flash　207
HRT　210, 218

I
IRMA　83
IVA　168
IVF-ET　146

K
Kallmann 症候群　132
Kaufmann 療法　139
KNDy Neuron　41

L
laparoscopic ovarian drilling　146
LEP　104, 189, 195, 223, 230
LH　8, 87, 89
LH サージ　12
LNG-IUS　178, 223, 226
LOD　146
low dose estrogen progestin(LEP)　189, 195
luteinizing hormone　89

M
Mayer-Rokitansky-Küster-Hauser 症候群　132
McPhail テスト　120
MD(microdensitometry)法　216
MEA　179
Menorrhagia Multi-Attribute Scale(MMAS)　176
MMAS　176
MRI 検査　203

N
negative feedback　4

O
OC　102, 104, 225, 230
OHSS　108, 111, 158, 160, 161, 162, 163, 164
OI　158
OS　158
ovarian reserve　162

P
p450scc　80
P_4値　153, 154
PA　118
PAEM　121
PCOS　108, 122, 130, 141, 144, 159, 161, 228, 229
PI3K-Akt-Foxo3　169
PMD　180
PMDD　180, 183
PMS　180, 183
POI　158, 161
positive feedback　4
PR　118
PRL　87, 89, 135, 147, 150
PRL 受容体 long form　55
PRL 受容体 short form　55
PRM-associated endometrial changes(PAEM)　121
prolactin　89
PR アンタゴニスト(PA)　118

R
RIA　83

S
SERM　114, 218
Sheehan 症候群　132
SPRM　118
SSRI　184
SSRI/SNRI　210
steroidogenic acute regulatory protein(StAR)　80

T
Tanner の分類　129
testosterone　89
thyroid stimulating hormone　90
tissue specific estrogen complex(TSEC)　115

TRH　135
―― 試験　93
TSH　88, 90, 135
two cell two gonadotropin theory　15, 49, 165

V
Variants PMDs　180
VTE　190, 196, 222

和文

あ
アクチビン　9, 51
アロマターゼ　64, 70
―― 阻害薬(AI)　122
アンドロゲン　17, 227
アンドロステンジオン　88, 89

い
インスリン抵抗性　141, 142
インヒビン　9, 51

え
エクオール　64, 211
エストラジオール(E_2)　63, 87, 89, 98
エストリオール(E_3)　63
エストロゲン　8, 16, 23, 222
エストロゲン・プロゲスチン配合薬　104, 178
エストロゲン・プロゲステロン負荷試験　94
エストロゲン受容体(ER)　66, 114
エストロゲン補充療法　98
エストロン(E_1)　63
エチニルエストラジオール　98

お
黄体　18, 81
黄体化ホルモン/黄体形成ホルモン　89
黄体機能不全　153, 154, 155, 156, 157, 158
黄体退縮　81
黄体賦活療法　156, 157
黄体補充療法　156, 157
オキシトシン　5

か
カウンセリング　211
下垂体後葉　6
下垂体腺腫　61
下垂体前葉　6
下垂体門脈　6
漢方療法　185, 210

き
器質性月経困難症　186
器質性子宮出血　171
キスペプチン　4, 41, 128
基礎体温(BBT)　153
基底層　21
機能性月経困難症　186
機能性子宮出血　99, 171
機能層　21
偽閉経療法 GnRH アゴニスト　110, 178
弓状核　2
競合法　83
緊急避妊　102, 103
―― 薬(ECP)　223, 225
筋層内筋腫　198

く
グラーフ卵胞　12
クロミフェン　158, 159
―― 療法　144

け
経口中絶薬　120
経口避妊薬(OC)　102, 104, 225, 230
経腟超音波検査　203
月経　29
―― 異常　147
―― 前気分不快障害(PMDD)　180, 183
―― 前症候群(PMS)　180
―― モリミナ　133
結合型エストロゲン　98
血栓症　105
血栓塞栓症　235
原始卵胞　165, 169

こ
高アンドロゲン血症　141, 142
抗アンドロゲン薬　231
甲状腺機能異常　208
甲状腺刺激ホルモン(TSH)　88, 90, 135
甲状腺刺激ホルモン放出ホルモン(TRH)　135
向精神薬　210
更年期障害　206
更年期症状　206
高プロラクチン血症　129, 147, 149, 150, 151, 158, 159
抗ミュラー管ホルモン(AMH)　88, 89, 91, 108, 161, 167
骨強度　213
骨代謝マーカー　219
骨密度　213
ゴナドトローフ　6
ゴナドトロピン　159
―― 感受性　10
―― 受容体　45
―― 受容体の相同性　45
―― 製剤　107
―― 療法　145, 158
コレステロール側鎖切断酵素(p450scc)　80

さ
サーカディアンリズム　60
最大骨量(peak bone mass)　213
酢酸メドロキシプロゲステロン　101
サンドイッチ法　83, 85

し
ジエノゲスト　103
子宮鏡下子宮内膜焼灼術(EA)　179
子宮筋腫　112
子宮筋腫核出　200
子宮腺筋症　113
子宮腺筋症核出術　204
子宮全摘術　200, 204
子宮内膜異型増殖症　99
子宮内膜癌　99, 232
子宮内膜細胞診　232
子宮内膜症　112, 186
子宮内膜増殖症　232
子宮内膜日付診　153, 154, 155
シクロフェニル　158, 159
視索上核　3
視索前野　2
室傍核　3
ジドロゲステロン　101
若年成人平均　215
周産期心筋症　59
情報伝達機構　35
漿膜下筋腫　198
静脈血栓塞栓症(VTE)　190, 196, 222
深部静脈血栓症　231
心理テスト　207
心理療法　211

せ
生殖補助医療(ART)　161, 164
性ステロイドホルモン結合グロブリン　65
性腺負荷試験　94
正中隆起　3
正のフィードバック　38
潜在性高 PRL 血症　148
選択的エストロゲン受容体調節薬(SERM)　69, 114, 218
選択的プロゲステロン受容体調節薬

（SPRM） 118
先天性副腎皮質過形成 228, 229
●そ
増殖期 23
早発卵巣不全（POI） 158, 161, 168
●た
ターナー症候群 100
第 1 度無月経 138
第 2 度無月経 139
体外受精・胚移植（IVF-ET） 146
多重プロモーター 70
多胎妊娠 158, 160
脱感作作用 162
脱落膜化 26
ダナゾール 103
多嚢胞性卵巣症候群（PCOS） 108,
　122, 130, 141, 144, 159, 161, 228, 229
多毛症 227
多毛スコア 228
単一排卵機構 11
男性毛型多毛症 227
●ち
着床 26
調節卵巣刺激法（COS） 107, 111, 161,
　163, 164
●て
低用量エストロゲン・プロゲスチン
　配合薬（LEP） 104, 223, 230
低用量経口避妊薬（OC） 104, 222,
　225, 230
低用量漸増療法 145
テストステロン 88, 89
デヒドロエピアンドロステロンサル
　フェート 90
●と
糖鎖修飾 44
銅付加子宮内避妊具（Cu-IUD） 223
ドーパミン 147
──アゴニスト 150, 151
特発性多毛症 228

●な
内膜組織検査 234
●に
乳汁分泌 58
乳汁漏出 147
妊孕性温存 234
●ね
粘膜下筋腫 198
●の
脳室周囲核 2
●は
排卵 12
排卵誘発（OI） 158
白体 18
パラクライン 38
──作用 69
●ひ
ビスホスホネート 218
ヒト閉経期ゴナドトロピン 107
●ふ
フィトエストロゲン 64
フォリスタチン 9
副甲状腺ホルモン 218
プレマリン® 63
プロゲスチン 101, 222
──製剤 118
プロゲステロン 18, 26, 72, 77, 80,
　87, 101
──受容体（PR） 74, 118
──負荷試験 93, 138
プロテイン S 106
プロラクチノーマ 147, 148, 149,
　150
プロラクチン（PRL） 53, 87, 89, 135,
　147
●へ
閉経 206
──後骨粗鬆症 213
●ほ
ホルモン補充療法（HRT） 210, 218

ホルモン療法 204
●ま
マイクロ波子宮内膜アブレーション
　（MEA） 179
マクロプロラクチン 54
──血症 148
●み
ミレーナ® 52 mg（LNG-IUS） 178
●む
無月経 166
無性毛型多毛症 227
●め
メタボリック症候群 143
メトホルミン 144
免疫測定法 83
●や
ヤーズ® 184
薬剤性高プロラクチン血症 62
●ら
卵丘 13
卵丘・卵子複合体（COC） 13
卵巣過剰刺激症候群（OHSS） 108,
　111, 158, 160, 161, 162, 163, 164
卵巣機能不全 170
卵巣刺激（OS） 158
卵巣性無月経 165
卵巣チョコレート嚢胞 192
卵巣予備能（ovarian reserve） 161
卵胞活性化療法（IVA） 168
卵胞刺激ホルモン 89
●り
リコンビナント FSH 107
律動分泌 37, 51
臨床子宮内膜症 193
●れ
レスベラトロール 64
レボノルゲストレル放出子宮内シス
　テム（LNG-IUS） 103, 223, 226, 234

- **JCOPY**〈㈳出版者著作権管理機構　委託出版物〉
  本書の無断複写は著作権法上での例外を除き禁じられています．
  複写される場合は，そのつど事前に，㈳出版者著作権管理機構
  （電話 03-3513-6969，FAX03-3513-6979，e-mail：info@jcopy.or.jp）
  の許諾を得てください．
- 本書を無断で複製（複写・スキャン・デジタルデータ化を含みます）する行為は，著作権法上での限られた例外（「私的使用のための複製」など）を除き禁じられています．大学・病院・企業などにおいて内部的に業務上使用する目的で上記行為を行うことも，私的使用には該当せず違法です．また，私的使用のためであっても，代行業者等の第三者に依頼して上記行為を行うことは違法です．

基礎からわかる女性内分泌　　　　　　　　　　ISBN978-4-7878-2191-1

2016 年 4 月 22 日　初版第 1 刷発行
2017 年 2 月 15 日　初版第 2 刷発行
2018 年 7 月 2 日　初版第 3 刷発行

編 集 者	百枝幹雄	
発 行 者	藤実彰一	
発 行 所	株式会社　診断と治療社	
	〒 100-0014　東京都千代田区永田町 2-14-2　山王グランドビル 4 階	
	TEL：03-3580-2750（編集）　03-3580-2770（営業）	
	FAX：03-3580-2776	
	E-mail：hen@shindan.co.jp（編集）	
	eigyobu@shindan.co.jp（営業）	
	URL：http://www.shindan.co.jp/	
表紙デザイン	株式会社ジェイアイ	
印刷・製本	三報社印刷株式会社	

©Mikio MOMOEDA, 2016. Printed in Japan.　　　　　　　　　　［検印省略］
乱丁・落丁の場合はお取り替えいたします．